Microbiologia Clínica:

156 perguntas e respostas

CB038084

Microbiologia Clínica: 156 perguntas e respostas

Caio Márcio Figueiredo Mendes
Carmen Paz Oplustil
Cássia Maria Zoccoli
Sumiko Ikura Sinto

Projeto gráfico
CLR Balieiro Editores

Capa
Marcos Garuti
João Bosco

Fotolitos/Impressão/Acabamento
Gráfica Ave-Maria

sarvier
Sarvier Editora de Livros Médicos Ltda.
Rua Dr. Amâncio de Carvalho nº 459
CEP 04012-090 Telefax (11) 5571-3439
E-mail: sarvier@uol.com.br
São Paulo – Brasil

Dados Internacionais de Catalogação na Publicação (CIP)
(Câmara Brasileira do Livro, SP, Brasil)

Microbiologia clínica : 156 perguntas e respostas / Caio
Márcio Figueiredo Mendes... [et al.]. -- São Paulo :
SARVIER, 2005.

Outros autores: Carmen Paz Oplustil, Cássia Maria
Zoccoli, Sumiko Ikura Sinto
Vários colaboradores.
ISBN 85-7378-161-0

1. Microbiologia 2. Perguntas e respostas I. Mendes, Caio
Márcio Figueiredo. II. Oplustil, Carmem Paz.
III. Zoccoli, Cássia Maria. IV. Sinto, Sumiko Ikura.

05-8581 CDD-579

Índices para catálogo sistemático:

1. Microbiologia 579

Microbiologia Clínica:
156 perguntas e respostas

CAIO MÁRCIO FIGUEIREDO MENDES
Doutor em Medicina pela Faculdade de Medicina da USP
Docente do Departamento de Moléstias Infecciosas e Parasitárias da FMUSP
Médico Especialista em Microbiologia Clínica do Fleury – Centro de Medicina Diagnóstica
Membro do Grupo de Consultoria em Antimicrobianos e Microbiologia Clínica do Fleury – Centro de Medicina Diagnóstica

CARMEN PAZ OPLUSTIL
Biomédica. Gerente Técnica do Fleury – Centro de Medicina Diagnóstica
Mestre em Microbiologia pelo ICB-USP/São Paulo
Membro do Grupo de Consultoria em Antimicrobianos e Microbiologia Clínica do Fleury – Centro de Medicina Diagnóstica

CÁSSIA MARIA ZOCCOLI
Farmacêutica Bioquímica. Diretora Técnica e Gerente do Setor de Microbiologia do Laboratório Médico Santa Luzia de Florianópolis

SUMIKO IKURA SINTO
Bióloga. Assessora Técnica do Setor de Microbiologia do Fleury – Centro de Medicina Diagnóstica

sarvier
Sarvier Editora de Livros Médicos Ltda.
Rua Dr. Amâncio de Carvalho nº 459
CEP 04012-090 Telefax (11) 5571-3439
E-mail: sarvier@uol.com.br
São Paulo – Brasil

COLABORADORES

AFONSO LUÍS BARTH
Doutor em Microbiologia Clínica pela Universidade de Londres.
Chefe da Unidade de Microbiologia e Biologia Molecular do Serviço de Patologia Clínica do Hospital de Clínicas de Porto Alegre.
Professor Adjunto da Faculdade de Farmácia da Universidade Federal do Rio Grande do Sul.

AMAURI JOSÉ DA SILVA
Biomédico. Analista Clínico Sênior do
Fleury – Centro de Medicina Diagnóstica.

ANA CRISTINA GALES
Professora Adjunta de Infectologia do Curso de Medicina da Universidade São Francisco, Bragança Paulista, SP.
Diretora do Laboratório Alerta da Disciplina de Doenças Infecciosas e Parasitárias, UNIFESP/EPM.

ANDRÉ HSIUNG
Mestre em Ciências pela Faculdade de Medicina da Universidade de São Paulo.
Diretor de Serviços Técnicos/Pesquisa e Desenvolvimento
Hardy Diagnostics Santa Maria – Califórnia – EUA. Consultor em Antiinfectivos da International Health Management Associates, Inc.
Shaumburg, Illinois, EUA.
Consultor em Microbiologia da Sylgen Laboratories, Pasadena, Califórnia, EUA.

ANTONIA MARIA DE OLIVEIRA MACHADO
Doutora em Medicina pela Disciplina de Doenças Infecciosas e Parasitárias da UNIFESP/EPM.
Diretora Técnica do Laboratório Central do Hospital São Paulo – UNIFESP/EPM.

ARNALDO COLOMBO
Professor Titular da Disciplina de Doenças Infecciosas e Parasitárias da UNIFESP.
Diretor do Laboratório Especial de Micologia.
Pesquisador Nível 1 do CNPQ.

CARLOS EMILIO LEVY
Médico Microbiologista Clínico do Centro Infantil Boldrini, Campinas, SP, do Laboratório Ramos de Souza – Hospital Centro Médico de Campinas.
Docente do Departamento de Patologia Clínica da Faculdade de Ciências Médicas da UNICAMP.

CARLOS ROBERTO VEIGA KIFFER
Infectologista.
Doutor em Medicina pela Faculdade de Medicina da USP.
Membro do Grupo de Consultoria em Antimicrobianos e Microbiologia Clínica do Fleury – Centro de Medicina Diagnóstica.

CÍCERO DIAS
Professor Assistente da Fundação da Faculdade Federal de Ciências Médicas de Porto Alegre.
Microbiologista – Hospital Mãe de Deus, Porto Alegre, RS.

EDNEY ROVERE SILVEIRA
Farmacêutico-Bioquímico pela Universidade Federal de Santa Catarina (UFSC).
Analista Clínico do Setor de Microbiologia do Laboratório Médico Santa Luzia (SC).

ELSA MASAE MAMIZUKA
Professora Doutora da Disciplina de Microbiologia Clínica do Departamento de Análises Clínicas e Toxicológicas da Faculdade de Ciências Farmacêuticas da USP.

HELIO SILVA SADER
Doutor em Medicina pela Disciplina de Doenças Infecciosas e Parasitárias da UNIFESP/EPM.
Diretor de Programas Internacionais de Vigilância JMI Laboratories, Iowa, EUA.

IGOR MIMICA
Professor Titular de Microbiologia da Faculdade de Ciências Médicas da Santa Casa de São Paulo.

JORGE LUIZ MELLO SAMPAIO

Médico Patologista Clínico.

Médico Especialista em Microbiologia Clínica do Fleury – Centro de Medicina Diagnóstica.

Membro do Grupo de Consultoria em Antimicrobianos e Microbiologia Clínica do Fleury – Centro de Medicina Diagnóstica.

LAURO SANTOS FILHO

Doutor em Microbiologia pela UFRJ.

Professor Adjunto de Microbiologia Clínica da Universidade Federal da Paraíba.

LIBERA MARIA DALLA COSTA

Pós-Doutorado em Microbiologia-Resistência a Antibióticos no Public Health Laboratory Service, Londres, Inglaterra.

Doutora em Microbiologia pelo ICB/USP, São Paulo.

Pesquisadora do Departamento de Patologia Médica e Básica da UFPR.

Bacteriologista do Laboratório de Microbiologia do HC-UFPR.

LYCIA MARA JENNÉ MIMICA

Professora Adjunta de Microbiologia da Faculdade de Ciências Médicas da Santa Casa de São Paulo.

MARCELO PILONETTO

Mestre em Ciências Farmacêuticas.

Diretor Geral do Laboratório Central de Saúde Pública do Paraná – LACEN/PR.

Professor Adjunto de Microbiologia Clínica – Pontifícia Universidade Católica do Paraná – PUCPR.

Coordenador do Curso de Especialização em Microbiologia – PUCPR.

MARIA GORETH MATOS DE ANDRADE

Farmacêutica-Bioquímica – Especialista em Microbiologia.

Coordenadora do Setor de Microbiologia do Hospital Aliança – Salvador – Bahia.

MARIA RITA ELMOR DE ARAÚJO

Médica Patologista Clínica.

Responsável pelo Setor de Microbiologia do Laboratório de Patologia Clínica do Hospital Sírio Libanês – São Paulo.

MARINÊS DALLA VALLE MARTINO

Professora Assistente da Disciplina de Microbiologia da Faculdade de Ciências Médicas da Santa Casa de São Paulo.

Médica Responsável pelo Serviço de Microbiologia do Laboratório Clínico do Hospital Israelita Albert Einstein.

NINA REIKO TOBOUTI

Farmacêutica-Bioquímica pela Universidade Federal de Santa Catarina (UFSC).

Especialização em Qualidade e Produtividade pela Universidade Federal de Santa Catarina (UFSC).

Gerente de Área de Atendimento Hospitalar do Laboratório Médico Santa Luzia – Florianópolis.

PEDRO ALVES D'AZEVEDO

Doutor em Ciências (Microbiologia) pelo Instituto de Microbiologia Professor Paulo de Góes da Universidade Federal do Rio de Janeiro (UFRJ).

Professor Adjunto do Departamento de Microbiologia e Parasitologia da Fundação Faculdade Federal de Ciências Médicas de Porto Alegre (FFFCMPA).

RAQUEL VIRGINIA ROCHA VILELA

Doutora em Microbiologia pela UFMG.

Diretora do CEM – Centro Especializado em Micologia – Laboratel – Belo Horizonte.

Professora da Faculdade de Medicina da UNINCOR – Universidade de Três Corações.

ULYSSES MORAES OLIVEIRA

Presidente da Sociedade Brasileira de Patologia Clínica/Medicina Laboratorial (2004-2005).

Médico Diretor Científico do Medicina Laboratorial Franceschi.

WALDEMAR FRANCISCO

Professor Assistente Doutor do Departamento de Patologia da Faculdade de Ciências Médicas da Santa Casa de São Paulo.

Professor Assistente Doutor (aposentado) do Departamento de Microbiologia do Instituto de Ciências Biomédicas da USP.

Os autores agradecem

A revisão técnica dos originais a:

Jorge Luiz Mello Sampaio
Médico Patologista Clínico
Médico Especialista em Microbiologia Clínica do
Fleury – Centro de Medicina Diagnóstica

PREFÁCIO

Por que devo ler este livro?

Se fôssemos reunir em uma única frase, a resposta seria: **porque contém questões importantes e freqüentes, com respostas bastante objetivas, fornecidas por renomados especialistas na área de Microbiologia Clínica.**

A admiração e o respeito que temos pelos colaboradores convidados a participar desta obra **"Microbiologia Clínica: 156 perguntas e respostas"** já seriam suficientes para recomendar a leitura, principalmente pela sua grande utilidade prática.

Foram pinçadas pelos autores, com extremo espírito objetivo, matérias de interesse não só para os microbiologistas, mas também para médicos de diversas especialidades além da infectologia, trazendo pontos que vão desde a coleta e processamento de amostras clínicas para a realização dos exames, como também abordagem interpretativa dos possíveis resultados obtidos. A experiência pessoal de cada um dos colaboradores está colocada de forma simples e prática, o que é um importante diferencial com outros livros acadêmicos, nos quais há muita base científica mas falta às vezes transmitir soluções para muitas dúvidas que surgem na rotina diagnóstica em Microbiologia.

No exercício da Microbiologia Clínica e na Medicina, continuamente e em crescente intensidade, é necessário cada vez mais se ter à mão informações atualizadas dos conhecimentos técnicos e interpretativos, específicos dos diversos assuntos abordados neste livro. O informe teórico e prático fornecido nas 156 respostas às perguntas deste livro transfere ao leitor condições para melhor avaliar os procedimentos realizados e interpretar os achados laboratoriais obtidos.

Dessa forma, convidamos microbiologistas, médicos, estudantes e todos aqueles profissionais ligados à área diagnóstica laboratorial a desfrutarem das opiniões e reflexões aqui colocadas, fruto não só do conhecimento científico atualizado dos colaboradores, mas principalmente de poderem transmitir aquilo de mais importante e que raramente podemos encontrar em outras publicações: a experiência pessoal de cada um.

Os autores

APRESENTAÇÃO

Creio com certeza que a divulgação dos princípios básicos da microbiologia clínica no Brasil, sempre em evolução, não seria a mesma sem a atividade incessante deste grupo de microbiologistas clínicos, organizado pelo Dr. Caio Márcio Figueiredo Mendes e formado por Carmen Paz Oplustil e Sumiko Ikura Sinto.

Suas atividades na Universidade de São Paulo e no Fleury-Centro de Medicina Diagnóstica foram fundamentais para que a experiência pudesse ser transmitida para outros profissionais da área. Grande aporte a este trabalho de difusão foi adquirido com a colaboração de Cássia Maria Zoccoli do Laboratório Médico Santa Luzia de Florianópolis.

A divulgação dos conhecimentos deste grupo tem sido feita por meio de apresentações em congressos nacionais e estrangeiros, publicações em revistas nacionais e internacionais.

Quero mencionar aqui a organização de mesas redondas e conferências nos principais congressos brasileiros que divulgam a microbiologia clínica: da Sociedade Brasileira de Patologia Clínica, da Sociedade Brasileira de Análises Clínicas e da Sociedade Brasileira de Microbiologia.

Não poderia deixar de mencionar também as famosas sessões interativas em microbiologia clínica nestes congressos. O grupo foi o pioneiro na organização deste tipo de atividade didática, sempre com enorme sucesso.

Em 2004, Carmen, Cássia, Sumiko, com a colaboração de Nina Reiko Tobouti, lançaram a 2ª edição do livro intitulado Princípios Básicos em Microbiologia Clínica da editora Sarvier, que tem sido um marco extraordinariamente importante para a divulgação e atualização dos conhecimentos na área da microbiologia clínica.

Trata-se de um livro de consulta diária para os profissionais interessados no tema.

Assim parece-me que Microbiologia Clínica: 156 Perguntas e Respostas é o perfeito corolário desta trajetória didática dos insignes colegas.

Baseados na sua experiência nas sessões interativas, decidiram editar um livro em forma de perguntas e respostas, que abrange a maior parte das situações que podem ser observadas no trabalho diário da microbiologia clínica. Os temas abordados vão de coleta e transporte, microbiologia das síndromes infecciosas, testes de resistência, identificação bacteriana, micologia e controle de qualidade.

Os autores convidaram para elaborar as respostas um grupo de 26 conceituados profissionais da área, e com muita experiência conseguiram conciliar critérios microbiológicos para obter um texto uniforme e de fácil leitura e aprendizado.

Parabéns para Caio, Carmen, Cássia e Sumiko por este excelente livro e principalmente parabéns a você microbiologista clínico e caro colega, pois terá um instrumento fundamental para ajudá-lo no seu dia-a-dia.

IGOR MIMICA
Professor Titular
Faculdade de Ciências Médicas da
Santa Casa de São Paulo

ÍNDICE

1. COLETA, TRANSPORTE E PROCESSAMENTO DAS AMOSTRAS CLÍNICAS

Qual o tempo máximo permitido entre a coleta e o processamento inicial de materiais em geral, coletados para diversos exames microbiológicos? 3
Sumiko Ikura Sinto

Por quanto tempo o laboratório deve guardar a amostra clínica após seu processamento e em que condições? 5
Cássia Maria Zoccoli

Qual é o melhor modo de se enviar ao laboratório amostras de líquidos orgânicos (pericárdico, ascítico, pleural, liquor, sinovial etc.) e como devem ser processados para a realização de exames microbiológicos? 6
Maria Goreth Matos de Andrade

Quais materiais clínicos podem ser mantidos refrigerados quando o processamento laboratorial para o exame microbiológico demorar mais que o recomendado, sem que haja interferência nos resultados? 7
Edney Rovere Silveira

Quais as causas comuns de rejeição de amostras clínicas no laboratório de microbiologia? 9
Nina Reiko Tobouti

Qual é a seqüência correta de semeadura de um material clínico nos diferentes meios de cultura? 11
Nina Reiko Tobouti

Qual o procedimento correto para a coleta de material clínico de úlcera de decúbito (escara) para a realização de exame microbiológico? 12
Edney Rovere Silveira

Há necessidade de semear amostras de secreção uretral em ágar-chocolate além de ágar-sangue e ágar Thayer-Martin? 13
Sumiko Ikura Sinto

Existe alguma vantagem na utilização de *swabs* com meio de transporte contendo carvão para a coleta de materiais clínicos? 15
Caio M.F. Mendes

O uso de *swabs* com meio de transporte para a coleta de materiais clínicos pode ser utilizado em que situações? 16
Nina Reiko Tobouti

2. TRATO RESPIRATÓRIO

Quais são os bacilos gram-positivos de importância clínica que podem ser valorizados em amostras de trato respiratório inferior? 21
Cícero Dias

Como processar amostras do trato respiratório em pacientes com fibrose cística e quais os principais microrganismos que devem ser pesquisados? 23
Afonso Luís Barth

Quais antimicrobianos devem ser testados em isolados bacterianos obtidos de pacientes com fibrose cística? 25
Afonso Luís Barth

Deve ser realizado antibiograma de *Staphylococcus aureus* quando isolado em amostras de secreção de orofaringe? 27
Cícero Dias

Como pode ser realizado o diagnóstico microbiológico de infecções por *Chlamydophila pneumoniae*? 28
Maria Rita Elmor de Araújo

Qual a importância de culturas quantitativas no diagnóstico microbiológico de infecções bacterianas do trato respiratório inferior? 30
Cícero Dias

Os exames microscópicos pelo método de Gram e cultura de amostras de escarro são importantes para se estabelecer o diagnóstico de pneumonia? 31
Caio M.F. Mendes

O isolamento de *Streptococcus* beta-hemolítico não pertencente ao grupo A deve ser valorizado em amostras de orofaringe? 33
Cássia Maria Zoccoli

Como pode ser interpretado o resultado de exame de um paciente que apresenta cultura positiva de orofaringe para *Streptococcus pyogenes* e prova rápida negativa para essa bactéria? 34
Jorge Luiz Mello Sampaio

Na suspeita clínica de pneumonia por *Legionella* spp. como deve ser feito o diagnóstico microbiológico? 35
Maria Rita Elmor de Araújo

Qual a importância de se relatar o aspecto morfológico da colônia (mucóide ou não-mucóide) de um isolado de *Pseudomonas aeruginosa*? 37
Afonso Luís Barth

Como devemos proceder para a liberação de um resultado positivo de cultura de secreção traqueal que apresenta vários microrganismos? . 39
Cícero Dias

Quais os principais agentes bacterianos causadores de sinusite e como pode ser feito o diagnóstico microbiológico? 40
Igor Mimica

O laboratório deve seguir com rigor a avaliação da celularidade de uma amostra de escarro para realizar a cultura ou em algumas situações pode realizar o exame mesmo sem as condições ideais da amostra? 41
Afonso Luís Barth

Como podemos fazer corretamente o diagnóstico microbiológico de uma otite? 43
Carlos Emilio Levy

3. TRATO GENITAL

Enterococcus faecalis isolado de material vaginal deve ser considerado e realizado antibiograma? 47
Caio M.F. Mendes

Qual é a diferença entre vaginite e vaginose? Quais os microrganismos que habitualmente são responsáveis por essas duas manifestações? 49
Ulysses Moraes Oliveira

Qual é a melhor maneira de se detectar *Gardnerella vaginalis* em amostras clínicas? A presença dessa bactéria em conteúdo vaginal indica sempre DST (doença sexualmente transmissível)? 51
Waldemar Francisco

Há relevância em realizar cultura de anaeróbios em materiais vaginal e cervical? 53
Cássia Maria Zoccoli

Como pode ser feito o diagnóstico microbiológico de prostatite e como interpretar os resultados? 54
Waldemar Francisco

Como pode ser realizado o diagnóstico microbiológico em amostras urogenitais para *Ureaplasma urealyticum* e *Mycoplasma hominis*? 57
Waldemar Francisco

Em que período da gestação é recomendada pesquisa de *Streptococcus* do grupo B, como deve ser realizada a coleta do material clínico e qual a melhor metodologia laboratorial para sua detecção? 59
Cássia Maria Zoccoli

Como é caracterizada a vaginose citolítica no aspecto clínico-laboratorial? 61
Waldemar Francisco

Como podemos realizar a coleta de material de lesão genital para a pesquisa de *Treponema pallidum* e demais agentes importantes nesse tipo de material clínico? Quais as metodologias diagnósticas que podem ser utilizadas? 63
Waldemar Francisco

Como deve ser processada e interpretada uma cultura de esperma? . 65
Caio M.F. Mendes

4. TRATO URINÁRIO

O isolamento de *Corynebacterium* spp. ou bacilo gram-positivo sugestivo de *Lactobacillus* spp., com contagem ≥ 100.000UFC/ml em uma amostra de urina de jato médio, deve ser considerado? 69
Caio M.F. Mendes

Nos casos de isolamento em cultura de urina de jato médio, de levedura que não seja *Candida albicans*, qual a importância em se identificar a espécie e em que situações devemos realizar teste de avaliação da resistência aos antifúngicos? 71
Arnaldo Colombo

Quais as possíveis interpretações para um resultado negativo de cultura de urina de jato médio que mostra leucocitúria acentuada no exame de sedimento urinário? 73
Caio M.F. Mendes

É realmente importante se fazer correlação do resultado de uma cultura de urina de jato médio com o resultado do exame do sedimento urinário? 75
Maria Goreth Matos de Andrade

Qual a relevância de se pesquisar anaeróbios em amostras de urina? 76
Igor Mimica

Como proceder em casos de cultura de urina de jato médio que mostram resultados positivos (≥ 100.000UFC/ml) de um único microrganismo e ausência de leucocitúria no exame de sedimento urinário? .. 77
Caio M.F. Mendes

Quais os antimicrobianos mais indicados a serem testados para uma infecção urinária causada por bacilos gram-negativos em pacientes hospitalizados e da comunidade? 78
Antonia Maria de Oliveira Machado

Qual a interpretação de um resultado de cultura de urina de jato médio positiva para *E. coli* na contagem de 50.000UFC/ml com ou sem leucocitúria no exame de sedimento urinário? 80
Marinês Dalla Valle Martino

Quanto tempo após o término da antibioticoterapia uma cultura de urina pode ser realizada? 82
Ulysses Moraes Oliveira

Até que ponto é verdadeira a afirmação que para se estabelecer o diagnóstico laboratorial de uma infecção urinária é necessário que a cultura de urina apresente ≥ 100.000UFC/ml de determinado agente? .. 84
Caio M.F. Mendes

No caso de tratamento de infecções do trato urinário em gestantes, quais os antimicrobianos mais seguros e eficazes? 86
Igor Mimica

Em pacientes sondados quando se deve realizar cultura de urina e qual a freqüência? 88
Maria Rita Elmor de Araújo

O que é bacteriúria assintomática em paciente não-sondado? 90
Caio M.F. Mendes

É válida a realização de testes de triagem para selecionar amostras de urina que devem ser submetidas a cultura? 92
Ulysses Moraes Oliveira

Por que a infecção do trato urinário é mais freqüente em pacientes do sexo feminino? 94
Ulysses Moraes Oliveira

5. HEMOCULTURA

Em que situações se torna importante a coleta de novas amostras de hemocultura? 97
Caio M.F. Mendes

Como pode ser feito o diagnóstico microbiológico de infecções relarelacionadas a cateteres? 98
Maria Rita Elmor de Araújo

Quais as recomendações para a realização de hemoculturas em pacientes hospitalizados no que se refere a indicação do exame, número de amostras, intervalo entre as coletas e interpretação dos resultados? 100
Antonia Maria de Oliveira Machado

Devemos ou não colher amostras de sangue para hemocultura também em frascos anaeróbios? 102
Marinês Dalla Valle Martino

Como o número de amostras de sangue colhidas pode ajudar a interpretar o significado de um isolado no exame de hemocultura? 103
Lycia Mara Jenné Mimica

É importante e compensa realizar rotineiramente hemocultura para fungos por uma metodologia de lise-centrifugação? 105
Marinês Dalla Valle Martino

Em laboratórios que não utilizam equipamentos automatizados para hemoculturas qual seria o procedimento de execução do exame? 107
Carmen Paz Oplustil

Como podemos realizar o diagnóstico microbiológico de uma endocardite infecciosa? 109
Antonia Maria de Oliveira Machado

6. TRATO DIGESTÓRIO

Quais os métodos laboratoriais indicados para a detecção de infecções causadas por *Clostridium difficile*? 113
Marinês Dalla Valle Martino

Como deve ser liberado o resultado de *Salmonella* spp. nas rotinas de coprocultura e fluidos corporais habitualmente estéreis, uma vez que a nomenclatura é complexa tendo-se em vista o grande número de sorotipos descritos? 115
Igor Mimica

Como deve ser feita a pesquisa de *Yersinia* spp. em amostras de fezes? 116
Edney Rovere Silveira

Quais os principais métodos não-invasivos que podem ser usados para o diagnóstico de infecção por *Helicobacter pylori*, principais indicações e custo-benefício? 118
Marcelo Pilonetto

A semeadura de amostras de fezes em caldo de enriquecimento pode ser eliminada da rotina de coprocultura? 120
Cássia Maria Zoccoli

Quais as principais infecções humanas causadas por *Aeromonas* spp.? Como pode ser feita sua detecção, identificação e avaliação da resistência aos antimicrobianos? 121
Sumiko Ikura Sinto

Quais são os principais agentes bacterianos causadores de diarréia que que devem ser pesquisados em cultura de fezes e qual a rotina laboratorial mais indicada? 123
Maria Goreth Matos de Andrade

Qual a metodologia laboratorial indicada para o diagnóstico de infecções gastrintestinais causadas por *Campylobacter* spp. e quais as principais espécies envolvidas? 125
Marcelo Pilonetto

7. TESTES DE AVALIAÇÃO DA RESISTÊNCIA AOS ANTIMICROBIANOS

O que são PBPs? 129
Libera Maria Dalla Costa

O que são betalactamases e qual sua importância em bactérias gram-negativas? 131
Helio Silva Sader

Quais os principais mecanismos envolvidos na resistência de *Pseudomonas aeruginosa* a antimicrobianos betalactâmicos, quinolonas e carpenens? 135
Lauro Santos Filho

Qual a importância clínica de se reportar no laudo do antibiograma que a bactéria testada é produtora de ESBL (betalactamase de espectro ampliado)? 136
Helio Silva Sader

Quais os principais mecanismos de resistência em estafilococos e como podem ser detectados no laboratório? 139
Elsa Masae Mamizuka

Quais os principais mecanismos de resistência a antimicrobianos apresentados pelas enterobactérias que requerem atenção especial na realização de testes de sensibilidade e interpretação dos resultados? 142
Helio Silva Sader

No caso de uma cultura positiva para *Streptococcus pyogenes* (grupo A) é necessária a realização do antibiograma? 145
Lycia Mara Jenné Mimica

O que significa realmente um VRE? Quais os mecanismos de resistência presentes? 147
Pedro Alves d'Azevedo

Quais os antimicrobianos utilizados previamente pelos pacientes, em ordem de freqüência, podem selecionar o surgimento de VRSA? 149
Libera Maria Dalla Costa

Quais são os principais mecanismos de resistência em *Streptococcus pneumoniae*? 151
Ana Cristina Gales

É possível que um isolado de *Staphylococcus* spp. não seja detectado como resistente à oxacilina pelo teste de cefoxitina recomendado pelo CLSI/NCCLS, mas o seja quando se testa o disco de oxacilina? .. 153
Ana Cristina Gales

Qual a importância em infecções bacterianas polimicrobianas (mistas) de relatar se algum dos microrganismos isolados é produtor de betalactamase? 155
Caio M.F. Mendes

Como pode ser realizada a determinação da resistência aos antimicrobianos em amostras de *Helicobacter pylori*? 157
Marcelo Pilonetto

Podemos confiar totalmente nos resultados de avaliação de resistência aos antimicrobianos para enterobactérias e estafilococos obtidos por meio de equipamentos automatizados? 159
Jorge Luiz Mello Sampaio

Quando e como deve ser realizado antibiograma de *Streptococcus* do grupo *viridans*? 161
Marinês Dalla Valle Martino

Como deve ser realizado o teste de avaliação da resistência aos antimicrobianos em isolados de *Haemophilus* spp. e *Streptococcus pneumoniae*? 163
Maria Rita Elmor de Araújo

Em que situações clínicas é recomendada a dosagem sérica de antimicrobianos e como pode ser realizada? 165
Elsa Masae Mamizuka

Quais as principais limitações do método de disco-difusão para avaliação da resistência aos antimicrobianos? 166
Maria Goreth Matos de Andrade

O que são inibidores de betalactamases e qual sua importância? 167
Libera Maria Dalla Costa

Se um isolado de *Staphylococcus* spp. se mostrar resistente à oxacilina, por que pode-se extrapolar a resistência a todos os betalactâmicos? .. 169
Elsa Masae Mamizuka

Um isolado de *Streptococcus* do grupo *viridans* que se mostra resistente à penicilina pode também ser considerado resistente às cefalosporinas? ... 170
Cássia Maria Zoccoli

Como podemos avaliar sinergismo ou antagonismo de antimicrobianos? ... 171
Carlos Roberto Veiga Kiffer

O que é concentração inibitória mínima e qual o significado de CIM90 e CIM50? ... 175
Caio M.F. Mendes

Os valores de concentrações inibitórias mínimas de diferentes classes de antimicrobianos podem ser comparados entre si? ... 177
Pedro Alves d'Azevedo

Qual é o mecanismo de ação das quinolonas diante das bactérias gram-positivas e gram-negativas? ... 178
Ana Cristina Gales

No que se refere a bactérias anaeróbias, quais os principais mecanismos de resistência envolvidos? ... 180
Igor Mimica

Quais as espécies bacterianas de isolamento comum na rotina laboratorial que apresentam resistência intrínseca a alguns antimicrobianos? 182
Carmen Paz Oplustil

Quais os antimicrobianos que podem ser utilizados no laboratório de microbiologia como indicadores de resistência e/ou identificação bacteriana? ... 184
Sumiko Ikura Sinto

Quais devem ser os antimicrobianos a serem utilizados na avaliação de resistência de amostras de *Salmonella* spp.? ... 186
André Hsiung

Um isolado clínico de *Acinetobacter* spp. testado simultaneamente em aparelho automatizado e por método de disco-difusão mostrou respectivamente resultados de resistência e de sensibilidade para alguns antimicrobianos. Qual está certo e por quê? ... 188
Jorge Luiz Mello Sampaio

Como deve ser reportado um resultado de avaliação de resistência a antimicrobianos em isolado clínico de *Staphylococcus saprophyticus*? ... 190
Nina Reiko Tobouti

O que é o Teste D? Qual a sua finalidade? ... 191
Edney Rovere Silveira

Se uma enterobactéria apresenta um fenótipo de resistência à amicacina e sensibilidade à gentamicina como deve ser liberado o resultado? 193
Libera Maria Dalla Costa

A característica do elemento genético onde está inserido o gene *mec*A pode auxiliar na diferenciação de amostras de *Staphylococcus aureus* MRSA hospitalar ou comunitário? 195
Sumiko Ikura Sinto

Por que são testados dentre os aminoglicosídeos, nos antibiogramas de isolados de *Enterococcus* spp., apenas gentamicina e estreptomicina em altas concentrações (*high level*)? 197
Pedro Alves d'Azevedo

Qual é o real significado da categoria "intermediário" nos resultados dos testes de avaliação da resistência aos antimicrobianos? 198
Lauro Santos Filho

Em que situações é realmente importante a realização da determinação da concentração inibitória mínima e como podemos realizar no laboratório? 199
Carlos Emilio Levy

No caso de solicitação médica de antibiograma para um isolado bacteriano em que não há ainda padronização oficial (CLSI/NCCLS ou outro comitê internacional) para realizar este teste, como proceder? 201
Libera Maria Dalla Costa

O que é farmacocinética e farmacodinâmica? 202
Carlos Roberto Veiga Kiffer

O que são antimicrobianos bactericidas e bacteriostáticos?................ 204
Carlos Emilio Levy

O que é densidade de uso de antimicrobianos? Como mensurá-la em ambientes hospitalares e comunitários? 207
Carlos Roberto Veiga Kiffer

Quais antimicrobianos são tempo-dependentes e quais são concentração-dependentes? 209
Carlos Roberto Veiga Kiffer

Como muda o espectro de ação antibacteriana nas cefalosporinas de uma geração para outra? 210
Helio Silva Sader

Um isolado MRSA (ORSA) é mais virulento que um MSSA (OSSA)? 213
Ana Cristina Gales

É possível um resultado de antibiograma de enterobactéria mostrar diferença de sensibilidade para os carbapenens? 215
Sumiko Ikura Sinto

Como detectar ESBL (betalactamases de espectro ampliado) em amostras bacterianas produtoras de AmpC? 216
André Hsiung

É necessário realizar teste para a detecção de metalo-betalactamases em *Pseudomonas aeruginosa, Acinetobacter* spp. ou enterobactérias na rotina laboratorial ou o teste de disco-difusão seria suficiente para a detecção de resistência aos carbapenêmicos? 218
Helio Silva Sader

O que é a leitura interpretada de um teste de avaliação da resistência aos antimicrobianos? 221
Cássia Maria Zoccoli

8. IDENTIFICAÇÃO DE MICRORGANISMOS

Qual a conduta ao isolar no laboratório um estafilococo com características morfológicas, culturais e bioquímicas de *Staphylococcus aureus* porém catalase-negativo? 225
Elsa Masae Mamizuka

Pode existir uma cepa de *Streptococcus pneumoniae* resistente à optoquina? 226
Cícero Dias

Qual a importância de se identificar a espécie de isolados clínicos de *Enterococcus* spp. e quais provas bioquímicas devem ser usadas? 228
Pedro Alves d'Azevedo

No caso de isolamento na rotina laboratorial de *Proteus mirabilis* que não produza H_2S, como podemos confirmar esse achado? 230
André Hsiung

Quais os métodos que podem ser utilizados para identificar *Streptococcus pyogenes*? 231
Lycia Mara Jenné Mimica

Como posso suspeitar que um isolado é sugestivo de *Nocardia* spp. e como é feita sua identificação no laboratório? 232
Amauri José da Silva

Quais bactérias pertencem ao grupo HACEK, quais suas características, importância e como pode ser feita sua detecção laboratorial? 234
Marcelo Pilonetto

Em que situações ou materiais clínicos deve ser realizada a identificação em nível de espécie de *Staphylococcus* coagulase-negativo? 236
Afonso Luís Barth

Em que situações pode ser utilizado um número reduzido de testes para a identificação dos microrganismos mais freqüentemente isolados no laboratório de microbiologia? 238
Carmen Paz Oplustil

Quais provas básicas devem ser utilizadas para a identificação de bacilos gram-negativos não-fermentadores da glicose mais freqüentemente isolados na rotina laboratorial? 241
Carlos Emilio Levy

Posso utilizar apenas o método da coagulase em lâmina para distinguir *Staphylococcus aureus* de *Staphylococcus* coagulase-negativo? 244
Amauri José da Silva

9. MICOLOGIA

Qual a importância clínica do isolamento de fungos filamentosos em culturas de escarro? 247
Arnaldo Colombo

Qual é o significado do isolamento de leveduras em culturas de ponta de cateter venoso? 248
Arnaldo Colombo

Quais as indicações clínicas para a realização de testes de avaliação de resistência em leveduras e fungos filamentosos? 249
Arnaldo Colombo

Quais são as orientações de coleta para o diagnóstico de micoses superficiais? 251
Raquel Virginia Rocha Vilela

Como realizar a coleta de lesões cutâneas ulceradas para o diagnóstico de infecções fúngicas? 254
Raquel Virginia Rocha Vilela

Quais as metodologias que podem ser utilizadas para a pesquisa direta e para o isolamento de fungos em diferentes materiais clínicos? 255
Amauri José da Silva

Qual o significado de hemoculturas positivas para fungos filamentosos? Quais as espécies mais comumente isoladas? 257
Raquel Virginia Rocha Vilela

Qual a importância de se diferenciar as espécies de *Candida* quando isoladas em diferentes materiais clínicos? 258
Raquel Virginia Rocha Vilela

Quais os controles de qualidade considerados indispensáveis a serem aplicados na rotina laboratorial de micologia? 260
Raquel Virginia Rocha Vilela

10. MICOBACTÉRIAS

Quais as principais espécies de micobactérias envolvidas em processos infecciosos de importância clínica? 265
Carmen Paz Oplustil

Existe alguma indicação clínica em se solicitar pesquisa de micobactérias em amostra de fezes? Como processar este material no laboratório? 267
Carmen Paz Oplustil

Como pode ser interpretado o teste de PPD como complemento diagnóstico de tuberculose? 269
Carlos Roberto Veiga Kiffer

Quais os métodos laboratoriais que podem ser utilizados para avaliar a suscetibilidade de micobactérias aos antimicrobianos? 271
Carmen Paz Oplustil

Em que situações o laboratório de microbiologia deve ficar atento e pesquisar a presença de micobactérias, independente da solicitação médica específica? 273
Jorge Luiz Mello Sampaio

Quais os materiais clínicos em que para a pesquisa de micobactérias é essencial a centrifugação da amostra? Quais as condições ideais desse procedimento? 275
Carmen Paz Oplustil

Quais as metodologias moleculares aplicáveis ao diagnóstico de infecções por micobactérias? 276
Carmen Paz Oplustil

Quais as indicações e orientações necessárias para o diagnóstico de infecções por micobactérias em amostras de urina quanto à coleta e ao número de amostras? Como deve ser processado este tipo de material para cultura de micobactérias? 280
Antonia Maria de Oliveira Machado

Quais são os melhores métodos disponíveis para o isolamento de micobactérias em amostras clínicas diversas? 282
Carmen Paz Oplustil

Na rotina laboratorial podemos identificar uma cepa de *Mycobacterium bovis* como sendo uma cepa BCG? 283
Jorge Luiz Mello Sampaio

As micobactérias podem crescer nos meios de cultura habituais como ágar-sangue e ágar-chocolate? 285
Sumiko Ikura Sinto

11. CONTROLE DE QUALIDADE

Quais os cuidados indispensáveis na realização de testes de avaliação de resistência aos antimicrobianos pela metodologia de disco-difusão? 289
Cássia Maria Zoccoli

Como é feito o controle de qualidade dos meios de cultura sólidos e líquidos, seletivos e não-seletivos? 293
Sumiko Ikura Sinto

Quais os discos de antimicrobianos que melhor avaliam a qualidade do ágar Mueller-Hinton nos testes de controle de qualidade? 296
Sumiko Ikura Sinto

Qual é a melhor forma de preservação de microrganismos por longos períodos? 298
Nina Reiko Tobouti

Verificação e validação de procedimentos em laboratório de microbiologia: quando e como devemos fazer? 300
Cássia Maria Zoccoli

Quais os indicadores para monitoramento da qualidade que podem ser empregados no laboratório de microbiologia? 302
Cássia Maria Zoccoli

12. DIVERSOS

Qual a importância e aplicação clínica em se realizar bacterioscopia pelo método de Gram em amostra de fezes? 307
Lauro Santos Filho

Afinal, vale a pena fazer a pesquisa direta de antígenos bacterianos no liquor? 308
Marcelo Pilonetto

O que é VPP e VPN de um teste? 310
André Hsiung

Em que situações há indicação para se realizar estudos de vigilância no ambiente hospitalar de ORSA (ou MRSA) e VRE? 312
Lycia Mara Jenné Mimica

Quais os meios de cultura que podem ser utilizados para triagem, isolamento e identificação presuntiva de *Staphylococcus aureus* quando fazemos estudo de portadores? 313
Carlos Emilio Levy

ÍNDICE REMISSIVO 315

1

COLETA, TRANSPORTE E PROCESSAMENTO DAS AMOSTRAS CLÍNICAS

Qual o tempo máximo permitido entre a coleta e o processamento inicial de materiais em geral, coletados para diversos exames microbiológicos?

Sumiko Ikura Sinto

Estabelecer um tempo máximo permitido entre a coleta e o processamento de determinado material clínico é uma tarefa fundamental do laboratório, principalmente quando a coleta é realizada em uma unidade distante da área técnica responsável pela realização do exame. Outro fator importante a ser considerado é a temperatura de transporte (Quadro 1.1).

As amostras devem ser processadas de acordo com a criticidade, definidas como urgente, de rotina ou eletiva. As amostras de sangue, liquor, líquido pericárdico, líquido amniótico, líquido articular (artrite séptica), com suspeita de endoftalmite, cirúrgicas e do trato respiratório inferior são consideradas de urgência e devem ser processadas o mais rápido possível. São consideradas amostras de rotina aquelas que são importantes, mas não envolvem risco de morte ou seqüela grave para o paciente. As eletivas são amostras enviadas para exame microbiológico, mais com a finalidade de confirmação de um diagnóstico que um procedimento de emergência.

Bibliografia consultada

MILLER, J.M. *A Guide to Specimen Management in Clinical Microbiology*. Washington, D.C., American Society for Microbiology, 1996.

Quadro 1.1 – Tempo máximo sugerido entre coleta e processamento das amostras.

Amostras	Coletado em	Transporte
Liquor	Tubo estéril	Ideal: ≤ 2h, TA Tempo máximo permitido: 12h, TA
Líquidos pleural, peritoneal, ascítico, aminiótico, sinovial e outros fluidos corporais	Tubo ou frasco estéril, seringa sem agulha ocluída com *plug* estéril ou frasco de hemocultura	Ideal: ≤ 2h, TA Tempo máximo permitido: 12h, TA
Sangue Medula óssea	Frascos apropriados para hemocultura	Tempo máximo permitido: 12h, TA
Cateter	Frasco ou tubo estéril	Ideal: ≤ 2h, TA Tempo máximo permitido: 6h, TA
Punção de abscesso, fístula, glândula de Bartholin	Tubo estéril, seringa protegida	Ideal: ≤ 2h, TA Tempo máximo permitido: 12h, TA
Fragmento de biópsia em geral	Tubo estéril com solução fisiológica estéril (o suficiente para evitar dessecação)	Ideal: ≤ 2h, TA Tempo máximo permitido: 6h, TA
Fragmento de biópsia gástrica para cultura de *Helicobacter pylori*	Meio de transporte específico	Após 1h: refrigerado Tempo máximo permitido: 24h, conservado a –70°C ou gelo seco
Escarro, lavado broncoalveolar, escovado brônquico, aspirado traqueal	Frasco estéril	Ideal: ≤ 2h, TA Tempo máximo permitido: 12h, refrigerado
Secreções em geral: oral, nasal, nasofaringe, orofaringe, orelha, conjuntival, vaginal, retal, lesão genital, feridas superficiais	*Swab* com meio de transporte	Ideal: ≤ 2h, TA Tempo máximo permitido: 12h, TA
Secreções uretral, cervical, endocervical para cultura de *N. gonorrhoeae*	*Swab* com meio de transporte	Tempo máximo permitido: 6h, TA
Urina de jato médio	Frasco estéril	Tempo máximo permitido: 24h, refrigerada Tempo máximo permitido: 2h, TA
Urina de primeiro jato, esperma, secreção prostática	Frasco ou tubo estéril	≤ 2h, TA Tempo máximo permitido: 2h, TA
Fezes (cultura)	Frasco limpo sem meio de transporte Frasco com meio de transporte (Stuart's, Amies ou Cary-Blair)	≤ 2h, TA Até 24 horas, refrigerado
Fezes (pesquisa de *Clostridium difficile*)	Frasco estéril sem meio de transporte	≤ 1h, TA até 24h, refrigerada > 24h, –20°C

TA = temperatura ambiente (20-25°C), refrigerada: 2-8°C; h = horas. Se possível algumas amostras podem ficar refrigeradas até o processamento.

Por quanto tempo o laboratório deve guardar a amostra clínica após seu processamento e em que condições?

Cássia Maria Zoccoli

Um dos procedimentos de gestão da qualidade em laboratório de microbiologia é a implementação de um sistema no qual se possa monitorar e avaliar as etapas dos processos pré-analítico, analítico e pós-analítico.

As etapas do processo pós-analítico consistem da emissão dos resultados, do gerenciamento das amostras clínicas após seu processamento e da assessoria técnica/científica. No gerenciamento das amostras está contemplado o tempo de armazenamento dos materiais depois de processados (Quadro 1.2), assim como a sistemática de descarte das amostras após a liberação do resultado.

Quadro 1.2 – Tempo de armazenamento dos materiais biológicos após o processamento.

Tipo de amostra	Período de armazenamento/condições
Liquor e líquidos orgânicos	48h/refrigerada 2 a 8°C
Lâminas de coloração de Gram do material biológico (líquidos orgânicos, liquor, secreções em geral etc.)	7 dias/TA
Amostras coletadas com *swab* contendo meio de transporte, ponta de cateter	24h/refrigerada 2 a 8°C
Alíquotas de urina de jato médio	24 a 48h/refrigerada 2 a 8°C
Amostra positiva para *Mycoplasma* em meio de transporte específico	5 dias/refrigerada 2 a 8°C
Fezes em Cary-Blair	72h/refrigerada 2 a 8°C
Escarro (cultura geral)	48h/refrigerada 2 a 8°C
Materiais biológicos para cultura de micobactérias	10 dias/refrigerada 2 a 8°C
Frascos de hemoculturas positivas	30 dias/TA
Placas ou tubos de culturas positivas	10 dias/refrigerada de 2 a 8°C ou TA

TA = temperatura ambiente (20 a 25°C); h = horas.

Bibliografia consultada

NCCLS. *Application of a Quality Management System Model for Laboratory Services*. 3rd ed. Approved Guideline. GP26-A3. Wayne, Pa. NCCLS, 2004.

OPLUSTIL, C.P.; ZOCCOLI, C.M.; TOBOUTI, N.R.; SINTO, S.I. *Procedimentos Básicos em Microbiologia Clínica*. 2ª ed., São Paulo, Sarvier, 2004.

<http://www.emro.who.int/publications/RegionalPublications/Specimen_Collection/>

Qual é o melhor modo de se enviar ao laboratório amostras de líquidos orgânicos (pericárdico, ascítico, pleural, liquor, sinovial etc.) e como devem ser processados para a realização de exames microbiológicos?

Maria Goreth Matos de Andrade

Após a coleta do material solicitado, transferir para um tubo estéril e enviar ao laboratório no máximo em 2 horas em temperatura ambiente. Quando for possível colher volumes maiores que 1ml, inocular diretamente em frasco de hemocultura (no mínimo 1ml e no máximo 10ml) encaminhando em tubo estéril o restante do material para exames complementares. É importante lembrar que anticoagulantes como heparina, EDTA e citrato de sódio são inibidores para alguns microrganismos, mas, dentre eles, o SPS (polietanol sulfonato de sódio) ainda é a melhor escolha. Amostras inoculadas diretamente em frasco de hemocultura, de sistema automatizado, havendo detecção de positividade, realizar bacterioscopia, identificação e antibiograma. Amostras enviadas em tubo estéril centrifugar 3.000-5.000rpm/15 minutos, remover o sobrenadante, deixar cerca de 0,5ml e agitar. Com o sedimento preparar uma lâmina para coloração de Gram e inocular em meios de cultura. Selecionar meios adequados de acordo com a amostra e a suspeita clínica. Utilizar ágar-sangue, meio de tioglicolato (se não tiver sido semeado em frasco de hemocultura), ágar-chocolate, Thayer-Martin (se for líquido sinovial), ágar-sangue anaeróbio e MacConkey e incubar a 35°C por 24 horas em 5 a 10% de CO_2 e atmosfera de anaerobiose. Se apresentar crescimento, realizar identificação e antibiograma. Se negativo com 24 horas, reincubar por mais 48 horas a 35°C.

Bibliografia consultada

KONEMAN, E.W.; ALLEN, S.D.; JANDA, W.M.; SCHRECKENBERGER, P.C.; WINN Jr., W.C. *Color Atlas and Textbook of Diagnostic Microbiology*. 5th ed., Philadelphia, Lippincott-Raven, 1997.

MURRAY, P.R.; BARON, E.J.; PFALLER, M.A.; TENOVER, F.C.; YOLKEN, R.H. *Manual of Clinical Microbiology*. 6th ed., Washington, D.C., American Society for Microbiology, 1995.

MURRAY, P.R.; BARON, E.J.; PFALLER, M.A.; TENOVER, F.C.; YOLKEN, R.H. *Manual of Clinical Microbiology*. 8th ed., Washington, D.C., American Society for Microbiology, 2003.

OPLUSTIL, C.P.; ZOCCOLI, C.M.; TOBOUTI, N.R.; SINTO, S.I. *Procedimentos Básicos em Microbiologia Clínica*, 2ª ed., São Paulo, Sarvier, 2004.

Quais materiais clínicos podem ser mantidos refrigerados quando o processamento laboratorial para o exame microbiológico demorar mais que o recomendado, sem que haja interferência nos resultados?

Edney Rovere Silveira

O uso de sistemas de transporte é uma realidade para laboratórios de microbiologia que processam amostras clínicas coletadas em unidades de atendimento descentralizadas ou em unidades hospitalares, impossibilitando muitas vezes seu processamento inicial logo após a coleta. É importante observar que, dependendo da espécie bacteriana, podem ocorrer variações importantes na preservação da sua viabilidade, de acordo com o tempo e a temperatura de armazenamento e presença de outras bactérias pertencentes à microbiota normal do material.

Conceitos preestabelecidos para o transporte e armazenamento de bactérias fastidiosas e não-fastidiosas à temperatura ambiente devem ser reavaliados, uma vez que a temperatura ambiente para o transporte e armazenamento dessas bactérias pode ultrapassar 25°C na maior parte do ano, no Brasil.

Estudos recentes mostraram que a viabilidade de bactérias fastidiosas transportadas em *swab* com meio de transporte foi melhor quando os *swabs* foram armazenados refrigerados (2 a 8°C), em vez de 25°C.

Algumas bactérias são especialmente sensíveis às condições ambientais, incluindo *Shigella* spp., *Neisseria gonorrhoeae, Neisseria meningitidis, Haemophilus influenzae, Streptococcus pneumoniae* e bactérias anaeróbias. Em nossa rotina, todas as amostras são refrigeradas quando o processamento for realizado posteriormente. As amostras de sangue colhidas em frasco específicos e liquor devem permanecer à temperatura ambiente. A refrigeração da amostra tem como finalidade manter a viabilidade do agente a ser pesquisado e não permitir a multiplicação de microrganismos que fazem parte da microbiota da amostra clínica.

Bibliografia consultada

MURRAY, P.R.; BARON, E.J.; JORGENSEN, J.H.; PFALLER, M.A.; YOLKEN, R.H. *Manual of Clinical Microbiology*. 8th ed., Washington, D.C., American Society for Microbiology, 2004.

NCCLS. *Quality Control of Microbiological Transport Systems*: Approved Standard. NCCLS document. M40-A. Wayne, Pa., 2003.

OPLUSTIL, C.; SINTO, S.; HSIUNG, A.; KIFFER, C.; SAMPAIO, J.; MENDES, C. Performance de dois sistemas comerciais de transporte na preservação de cepas bacterianas. Laes & Haes. nº 153, p. 80-92, 2005.

<http://www.emro.who.int/publications/RegionalPublications/Specimen_Collection/>

Quais as causas comuns de rejeição de amostras clínicas no laboratório de microbiologia?

Nina Reiko Tobouti

Amostras para exame microbiológico que foram coletadas ou transportadas sem as condições adequadas, previamente estipuladas de acordo com o material clínico e tipo de exame, não devem ser aceitas, pois a qualidade do resultado pode ser prejudicada.

No caso de materiais clínicos cuja nova coleta é impossível (material de cirurgia, líquido pleural, lavado broncoalveolar, entre outros), podemos aceitar com restrições e sempre anotar no resultado do exame alguma observação sobre as condições de recebimento da amostra.

O quadro 1.3 descreve alguns critérios de rejeição de amostras que podem ser adotados na rotina laboratorial.

Bibliografia consultada

BARENFANGER, J. Quality. In: Quality out: Rejection Criteria and Guidelines for Commonly Misused Tests. *Clin. Microbiol. Newsletter*, v. 22, nº 9, May 1, 2000.

ISENBERG, H.D. *Clinical Microbiology Procedures Handbook*. 2nd ed., v. 1, Washington, D.C., American Society for Microbiology, 2004.

MILLER, J.M. *A Guide to Specimen Management in Clinical Microbiology*. Washington, D.C., American Society for Microbiology, 1996.

OPLUSTIL, C.P.; ZOCCOLI, C.M.; TOBOUTI, N.R.; SINTO, S.I. *Procedimentos Básicos em Microbiologia Clínica*. 2ª ed., São Paulo, Sarvier, 2004.

SCHRAG, S.; GORWITZ, R.; FULTZ-BUTTS, K.; SCHUCHAT, A. Prevention of perinatal group B streptococcal disease. Revised Guidelines from CDC. *MMWR Recomm. Rep.*, v. 51, p. 1-22, 2002.

Quadro 1.3 – Critérios para a rejeição de amostras no laboratório de microbiologia.

Amostra	**Comentário**
Amostras acondicionadas em fixadores (formalina)	Não processar para cultura
Amostra cervical para a pesquisa de *Streptococcus* do grupo B	Não processar Amostra ideal: *swabs* retal e de intróito vaginal
Amostra de nasofaringe, escarro ou pele para estudo de vigilância para VRE (*vancomicin resistant enterococcus*)	Não processar Amostra ideal: *swab* retal, fezes ou amostra do local onde a bactéria foi isolada previamente (urina, secreção de ferida, entre outras)
Mais de uma amostra coletada no mesmo dia para cultura de escarro, urina, amostra genital, feridas e fezes	Recomenda-se uma amostra/dia
Ponta de cateter venoso em meio de cultura líquido ou em meio de transporte	Não processar
Aspirado gástrico	Processar apenas se for para micobactérias
Amostra coletada com *swab*, sem meio de transporte ou um único *swab* para diversas culturas	Não processar caso o tempo de transporte exceder 1 hora
Urina: – coletada durante 24 horas – contaminada com fezes – coletada há mais de 2 horas e não refrigerada	Não processar
Ponta de cateter de Foley	Não processar
Fezes – coletada há mais de 2 horas sem meio de transporte apropriado	Não processar
Escarro – coletado durante 24 horas – amostra salivar (presença de > 10 células epiteliais/campo e < 25 leucócitos/campo)	Não processar Solicitar nova amostra, exceto para cultura e pesquisa de micobactérias e *Legionella* spp. ou de pacientes com fibrose cística
Anaeróbios: – Amostra não transportada em condições de anaerobiose – Escovado brônquico, úlcera de decúbito (exceto biópsia), lavado gástrico, urina (exceto por punção suprapúbica), secreção prostática, escarro, *swabs* de ileostomia ou colostomia, de conteúdo vaginal e de orofaringe ou nasofaringe	Não processar

Qual é a seqüência correta de semeadura de um material clínico nos diferentes meios de cultura?

Nina Reiko Tobouti

Os meios de cultura basicamente são classificados como seletivos e não-seletivos, de acordo com sua composição. Os meios não-seletivos são livres de inibidores e permitem o crescimento da grande maioria dos microrganismos mais freqüentemente envolvidos em processos infecciosos. Como exemplo podemos citar o ágar-sangue como o meio não-seletivo mais utilizado para o isolamento primário. Os meios seletivos contêm substâncias inibidoras como antibióticos, antifúngicos, corantes, além de suplementos que favorecem o crescimento de alguns microrganismos inibindo outros.

A semeadura deve ser realizada primeiramente do meio não-seletivo, seguida do meio seletivo, evitando, dessa maneira, que substâncias inibidoras sejam transferidas de um meio para o outro. Realizar esfregaço para bacterioscopia após todos os meios terem sido semeados. Nos procedimentos em que é recomendado que as amostras clínicas sejam semeadas em caldo, este deve ser semeado primeiro; se a amostra for colhida em *swab*, então, o caldo fica por último.

Como exemplo podemos citar uma amostra de secreção uretral recebida em *swab* com meio de transporte. Rodar o *swab* em pequena área da superfície de cada meio. Com o auxílio de uma alça bacteriológica, semear por esgotamento em meio de ágar-sangue, em seguida no ágar-chocolate e por último no meio de Thayer-Martin.

Bibliografia consultada

KONEMAN, E.W.; ALLEN, S.D.; JANDA, W.M.; SCHRECKENBERGER, P.C.; WINN Jr., W.C. *Color Atlas and Textbook of Diagnostic Microbiology*. 5th ed., Philadelphia, Lippincott-Raven, 1997.

OPLUSTIL, C.P.; ZOCCOLI, C.M.; TOBOUTI, N.R.; SINTO, S.I. *Procedimentos Básicos em Microbiologia Clínica*. 2ª ed., São Paulo, Sarvier, 2004.

Qual o procedimento correto para a coleta de material clínico de úlcera de decúbito (escara) para a realização de exame microbiológico?

Edney Rovere Silveira

O isolamento de microrganismos a partir de úlcera de decúbito (escara) é notoriamente uma prática laboratorial trabalhosa e se a coleta não for adequada poderá comprometer o resultado do exame.

A coleta com *swab* não é o método mais recomendado e tem pouco valor para o diagnóstico, pois a superfície da ferida pode estar colonizada com a microbiota da pele ou com microrganismos não envolvidos no processo infeccioso, dificultando a detecção do verdadeiro agente etiológico.

Procedimentos para coleta:

A amostra ideal é um fragmento de tecido da margem ou fundo da lesão, obtido após remoção de todo o tecido necrótico.

- Descontaminar as margens e a superfície da pele com solução fisiológica estéril ou solução aquosa de clorexidina a 0,2% seguida de nova limpeza com solução fisiológica estéril. Remover todo o exsudato superficial (desbridamento).
- Não sendo possível obter biópsia do tecido, coletar material purulento ou localizado na parte mais profunda da lesão utilizando, de preferência, uma seringa.
- Como último recurso, utilizar *swab* contendo meio de transporte, coletando amostra da base da úlcera.

É importante ressaltar que a interpretação do resultado desse tipo de cultura é muito controversa e deve ser avaliado cuidadosamente e associado a outros parâmetros clínicos.

Bibliografia consultada

ISENBERG, H.D. *Clinical Microbiology Procedures Handbook*. 2nd ed., Washington, D.C., American Society for Microbiology, 2004.

MILLER, J.M. *A Guide to Specimen Management in Clinical Microbiology*. 2nd ed., Washington, D.C., American Society for Microbiology, 1999.

MURRAY, P.R.; BARON, E.J.; JORGENSEN, J.H.; PFALLER, M.A.; YOLKEN, R.H. *Manual of Clinical Microbiology*. 8th ed., Washington, D.C., American Society for Microbiology, 2004.

OPLUSTIL, C.P.; ZOCCOLI, C.M.; TOBOUTI, N.R.; SINTO, S.I. *Procedimentos Básicos em Microbiologia Clínica*. 2ª ed., São Paulo, Sarvier, 2004.

Há necessidade de semear amostras de secreção uretral em ágar-chocolate além de ágar-sangue e ágar Thayer-Martin?

Sumiko Ikura Sinto

A uretra masculina é habitualmente colonizada por microrganismos da microbiota encontrada na pele e mucosas, como *Staphylococcus* coagulase-negativo, *Streptococcus* do grupo *viridans* e *Corynebacterium* spp., entre outros.

Chlamydia trachomatis e *Neisseria gonorrhoeae* são os agentes considerados mais importantes na população masculina, mas grande parte dos pacientes com quadro clínico de uretrite não está infectada por nenhum destes microrganismos e esta síndrome clínica é referida como uretrite não-gonocócica e não-clamidiana (UNGNC).

Diversos microrganismos têm sido associados com UNGNC e o isolamento de microrganismos como *Haemophilus influenzae, Haemophilus parainfluenzae, Streptococcus agalactiae, Gardnerella vaginalis, Staphylococcus aureus, Candida albicans, Ureaplasma urealyticum* e *Mycoplasma hominis* em amostra uretral deve ser considerado.

Como na rotina microbiológica de secreções do trato genital são utilizados com maior freqüência os meios de ágar-sangue (AS) e ágar Thayer-Martin (TM), o isolamento de *Haemophilus* spp. no AS só será possível se houver também o crescimento de microrganismos que liberem nutrientes que favoreçam o isolamento dessa espécie, crescimento este conhecido por satelitismo, mais bem detectado após 48 horas de incubação em estufa de CO_2. O meio de TM, por ser um meio altamente seletivo, não permite o crescimento de *Haemophilus* spp.

O isolamento desse microrganismo em AS fica na dependência da experiência do microbiologista que está realizando a triagem. Em amostras muito colonizadas com a microbiota local, a detecção do satelitismo fica prejudicada, não havendo conseqüentemente o isolamento de *Haemophilus* spp.

Eventualmente, quando na amostra analisada não houver crescimento de microbiota, as colônias de *Haemophilus* spp. podem ser visualizadas em AS, após 48 horas de incubação, como colônias muito pequenas, semelhantes à *Gardnerella vaginalis* e, neste caso, é importante realizar sempre a coloração de Gram.

Em nossa experiência, acreditamos que o uso do ágar-chocolate se faz necessário, não só para amostras de secreção uretral, mas também para cultura de urina de primeiro jato, esperma e secreção prostática.

Bibliografia consultada

ISENBERG, H.D. Guidelines for performance of genital cultures. In: *Clinical Microbiology Procedures Handbook*. V. 1, Washington, D.C., American Society for Microbiology, 2004.

RIEMERSMA, W.A.; VAN DER SCHEE, C.J.C.; VAN DER MEIJDEN, W.I.; VERBRUGH, H.A.; VAN BELKUM, A. Microbial population diversity in the urethras of healthy males and males suffering from nonchlamydial, nongonococcal urethritis. *J. Clin. Microbiol.*, v. 41, p. 1977-1986, 2003.

Existe alguma vantagem na utilização de *swabs* com meio de transporte contendo carvão para a coleta de materiais clínicos?

Caio M.F. Mendes

A coleta e o transporte adequados de amostras clínicas são fundamentais em qualquer exame microbiológico. O objetivo do uso de *swabs* com meio de transporte é manter a viabilidade dos microrganismos eventualmente presentes por um período de tempo suficiente até o material poder ser processado no laboratório.

Existem diversos tipos de *swabs* comercialmente disponíveis para essa finalidade. *Swabs* contendo carvão foram desenvolvidos há mais de duas décadas, e o principal objetivo da associação com o carvão era o de neutralizar substâncias eventualmente bactericidas como ácidos graxos presentes na amostra biológica e eventualmente no algodão. Durante muitos anos, o uso desses *swabs* foi indicado apesar de a presença do carvão dificultar alguns procedimentos adicionais, entre eles, o exame bacterioscópico pelo método de Gram; nesta eventualidade, era importante usar um *swab* adicional sem carvão.

Posteriormente, *swabs* foram desenvolvidos utilizando-se nova metodologia de fabricação e mostraram excelente resultado, tanto para amostras clínicas como para o transporte de cepas. Desde então, verificou-se que não era mais necessária a adição de carvão a eles. Diversos trabalhos científicos, inclusive brasileiros, mostraram que *swabs* sem carvão são absolutamente confiáveis para a coleta e transporte de diversos materiais clínicos, bem como para o transporte de cepas, porém, dependendo do agente presente, condições de tempo e temperatura devem ser respeitadas.

É importante lembrar que a capacidade de preservação de amostras clínicas e cepas de microrganismos difere entre produtos de uma mesma formulação e marcas distintas, o que sugere que seja feita a validação do produto a ser utilizado pelo laboratório para garantir a qualidade do processo.

Bibliografia consultada

OPLUSTIL, C.; SINTO, S.; HSIUNG, A.; KIFFER, C.; SAMPAIO, J.; MENDES, C. Performance de dois sistemas comerciais de transporte na preservação de cepas bacterianas. Laes & Haes, nº 153, p. 80-92, 2005.

O uso de *swabs* com meio de transporte para a coleta de materiais clínicos pode ser utilizado em que situações?

Nina Reiko Tobouti

A coleta apropriada e um sistema de transporte de amostra eficiente são as etapas mais críticas da fase pré-analítica do exame microbiológico. Vários trabalhos têm mostrado que amostras coletadas com *swabs* são menos adequadas às coletadas por aspiração, principalmente para cultura de anaeróbios.

O uso de *swabs* com meio de transporte para a coleta de materiais clínicos pode ser empregado para a coleta de amostra do trato genital, trato respiratório (orofaringe, nasofaringe e ouvido), ocular e trato digestório (ânus e reto). Para a coleta de secreção de feridas superficiais e profundas, recomenda-se biópsia de tecido ou aspirado.

Ao utilizar *swab* para a coleta e transporte de uma amostra clínica é importante garantir a capacidade do *swab* em manter a viabilidade e a recuperação dos microrganismos aeróbios e anaeróbios.

Vários são os fatores que podem interferir no isolamento de certos microrganismos quando a coleta for realizada com *swab*. Fatores como a própria amostra clínica (viscosidade da amostra, constituição celular etc.), o efeito mecânico ao transferir o microrganismo para o meio de cultura e alguns componentes do próprio *swab* (Quadro 1.4) podem inibir o crescimento de certos microrganismos.

Estudos têm demonstrado que o meio de transporte composto com ágar-gel apresenta melhor desempenho que o meio sem ágar-gel, tanto para o isolamento de bactérias aeróbias quanto anaeróbias. Avaliou-se também que a viabilidade de certas espécies bacterianas foi melhor quando os *swabs* foram conservados refrigerados em vez de conservados à temperatura ambiente. Nem todos os sistemas de transporte disponíveis são capazes de manter as bactérias viáveis por um longo período. Sendo assim, torna-se cada vez mais importante o controle de qualidade dos *swabs* com meios de transporte, a fim minimizar a perda da viabilidade dos agentes presentes no material clínico.

Quadro 1.4 – Tipos de *swab*, suas vantagens e desvantagens.

Tipos de ponta	Vantagens	Desvantagens
Algodão	Baixo custo	Variação de pH a cada lote. Uso limitado devido à presença de ácidos graxos que inibem o crescimento de algumas bactérias
Alginato	Derivado do ácido algínico Dissolve-se em solução de fosfato. Pode ser usado para *Bordetella pertussis*	Tóxico para algumas cepas de herpes, clamídia, HSV, *U. urealyticum*, *N. gonorrhoeae*. Pode interferir no teste de detecção direta de antígeno para *Streptococcus* do grupo A
Dacron	Poliéster. Indicado para provas diretas de pesquisa de antígeno, pesquisa viral e *Streptococcus* do grupo A	Contém ácidos e detergentes inibitórios
Rayon	Fibra orgânica (celulose) Menor efeito inibitório sobre os microrganismos Alta capacidade de absorção Recomendado para coleta de amostras microbiológicas	—

Bibliografia consultada

BLOMGREN, E.; LARSSON, M.; SJOBERG, L. Comparative Study of The Bacteriological, Performance of Commercial Amies Agar Swab Transport devices with a Traditional Stuart Agar Transport System. C-56. In: Abstracts of the 101th General Meeting of the American Society for Microbiology. Orlando, Florida, Washington, D.C., American Society for Microbiology, 2001.

HIRSCHMAN, J.S.; PERRY, J.L. Modification of Swab Applicators Providing Full Compliance with NCCLS Standard M40-A. C-164. In: Abstracts of the 104th General Assembly of the American Society for Microbiology, New Orleans, Louisiana, Washington, D.C., American Society for Microbiology, 2004.

OPLUSTIL, C.; SINTO, S.; HSIUNG, A.; KIFFER, C.; SAMPAIO, J.; MENDES, C. Performance de dois sistemas comerciais de transporte na preservação de cepas bacterianas. Laes & Haes, nº 153, p. 80-92, 2005.

PERRY, J.L. Assessment of swab transport systems for aerobic and anaerobic organism recovery. *J. Clin. Microbiol.*, v. 35, p. 1269-1271, 1997.

PERRY, J.L.; BALLOU, D.R.; SALYER, J.L. Inhibitory properties of a swab transport device. *J. Clin. Microbiol.*, v. 35, p. 3367-3368, 1997.

2

TRATO RESPIRATÓRIO

Quais são os bacilos gram-positivos de importância clínica que podem ser valorizados em amostras de trato respiratório inferior?

Cícero Dias

O grupo de bacilos gram-positivos relacionados à doença humana é vasto e diversificado, sendo constituído por mais de 50 gêneros, incluindo espécies aeróbias e anaeróbias. No entanto, um número relativamente pequeno de espécies causa infecção respiratória. Para muitos microrganismos, a associação com doença respiratória é incerta e ocasional. Há, contudo, espécies mais estreitamente relacionadas com infecções respiratórias, destacando-se *Rhodococcus equi*, *Nocardia* spp. e *Actinomyces* spp.

Rhodococcus equi é um patógeno oportunista que pode ser encontrado em pacientes com imunodeficiência grave. Em esfregaços em lâmina de amostras de escarro, apresenta-se na forma bacilar, podendo também ocorrer formas cocóides. A morfologia da colônia de *R. equi* é diversa, sendo que a coloração rósea ou salmão das colônias pode contribuir para a identificação, embora nem sempre ocorra.

O gênero *Nocardia* é complexo e tem passado por recentes revisões taxonômicas. Em pacientes gravemente imunocomprometidos, as apresentações clínicas mais comuns são a infecção pulmonar invasiva e a doença disseminada. Uma característica microscópica importante no reconhecimento de *Nocardia* spp. é a ácido-resistência pelo método de Kinyoun, com descoloração com H_2SO_4 a 1%, combinada com a morfologia na coloração de Gram: filamentosos, ramificados e gram-positivos. O cultivo deve ser inspecionado por até três semanas, devido ao crescimento lento desses microrganismos.

A forma torácica representa cerca de 15% das actinomicoses, sendo caracterizadas por lesões granulomatosas crônicas que se tornam supurativas, formando abscessos que fistulizam. O pus das lesões pode conter "grânulos de enxofre", detectados macroscopicamente. Uma vez detectados, os grânulos são removidos, esmagados sobre a superfície de uma lâmina e examinados microscopicamente, entre lâmina e lamínula. Os grânulos apresentam extremidades irregulares, e as periferias mostram-se como massas em forma de clava. Após essas observações preliminares, a lamínula é removida, o material é seco, fixado e corado pelo método de Gram. A presença de filamentos gram-positivos, ramificados e não-ramificados, é fortemente indicativa de infecção causada por *Actinomyces* spp. O cultivo deve ser feito em meio de tioglicolato e ágar-sangue anaeróbio em condições de anaerobiose, com exames periódicos por até quatro semanas.

Bibliografia consultada

BROWN, J.M.; McNEIL, M.M. *Nocardia, Rhodococcus, Gordonia, Actinomadura, Streptomyces,* and other aerobic actinomycetes. In: Murray, P.R. et al. *Manual of Clinical Microbiology*. 8th ed., Washington, D.C., American Society for Microbiology, p. 502-531, 2003.

MONCLA, B.J.; HILLIER, S.L. *Peptostreptococcus, Propionibacterium, Lactobacillus, Actinomyces,* and other non-spore-forming anaerobic gram-positive bacteria. In: Murray, P.R. et al. *Manual of Clinical Microbiology*, 8th ed., Washington, D.C., American Society for Microbiology, p. 857-879, 2003.

Como processar amostras do trato respiratório em pacientes com fibrose cística e quais os principais microrganismos que devem ser pesquisados?

Afonso Luís Barth

O material respiratório de pacientes com fibrose cística (FC) deve ser processado para cultura bacteriológica utilizando-se uma bateria de meios de cultura seletivos e não-seletivos. Assim, deve-se utilizar ágar manitol (para *Staphylococcus aureus*), ágar seletivo, tipo PC (*Pseudomonas cepacia agar*) ágar, ou BCSA (*Burkholderia cepacia selective agar*), ou OFPBL (*oxidative-fermentative polymixin B-bacitracin-lactose agar*), para o complexo *Burkholderia cepacia*, ágar MacConkey para outras bactérias gram-negativas (incluindo *Pseudomonas aeruginosa*), ágar-chocolate com suplemento vitamínico (para *Haemophilus influenzae*) e, eventualmente, ágar-sangue. Adicionalmente, podem-se utilizar meios mais seletivos, com alto conteúdo de cetrimida, para *P. aeruginosa* (tipo ágar cetrimida), meios para *Mycobacterium* spp., após descontaminação do material, e meios para cultura de fungos, em especial *Aspergillus* spp.

Devido à heterogeneidade e à alta viscosidade, muitas vezes apresentadas pela secreção respiratória de pacientes com FC, pode-se realizar procedimento de homogeneização do material com igual volume de solução fisiológica estéril em tubo com pérolas de vidro e agitação em vórtex, antes da semeadura nos meios de cultura.

A coloração de Gram direta do material clínico não-homogeneizado pode ser realizada, mas, devido à sua baixa especificidade e à pouca utilidade para triagem e rejeição dos materiais, em especial o escarro, sua utilização rotineira e indiscriminada para todas as amostras é controversa.

Os principais microrganismos associados à doença pulmonar em fibrose cística incluem: *Staphylococcus aureus*, *Pseudomonas aeruginosa* e complexo *Burkholderia cepacia*. Microrganismos que apresentam papel secundário incluem: vírus respiratórios (vírus sincicial respiratório e influenza), *Haemophilus influenzae* e *Aspergillus fumigatus*. Micobactérias de crescimento rápido, *Stenothrophomonas maltophilia* e *Achromobacter* (*Alcaligenes*) *xylosoxidans* têm sido reportados, com freqüência, de materiais respiratórios de pacientes com FC. No entanto, o papel na infecção pulmonar destes últimos microrganismos, bem como dos microrganismos que apresentam similaridade fenotípica com o complexo *B. cepacia* (*Burkholderia gladioli*, *Ralstonia* spp. etc.) em FC não está claramente comprovado.

Cabe ressaltar que, embora a prevalência dos microrganismos isolados no material respiratório de pacientes com FC possa variar conforme a faixa etária, *S. aureus* e, particularmente, *P. aeruginosa* são os patógenos mais prevalentes, em todas as idades, na infecção respiratória em FC (Figura 2.1). A maior prevalência de *P. aeruginosa* e *S. aureus* parece ser uma característica comum à maioria dos pacientes com FC, independente de outras variáveis (país de origem, tipo de mutação, intensidade da doença etc.). Embora o complexo *B. cepacia* possa não ser muito prevalente em FC, muitas vezes a presença desse grupo de bactérias na via respiratória desses pacientes representa um grande problema devido à multirresistência e à alta transmissibilidade de algumas cepas. Além disso, aproximadamente 30% dos pacientes com FC infectados com o complexo *B. cepacia* apresentam a "síndrome *B. cepacia*", uma pneumonia fulminante seguida de sepse, muitas vezes fatal.

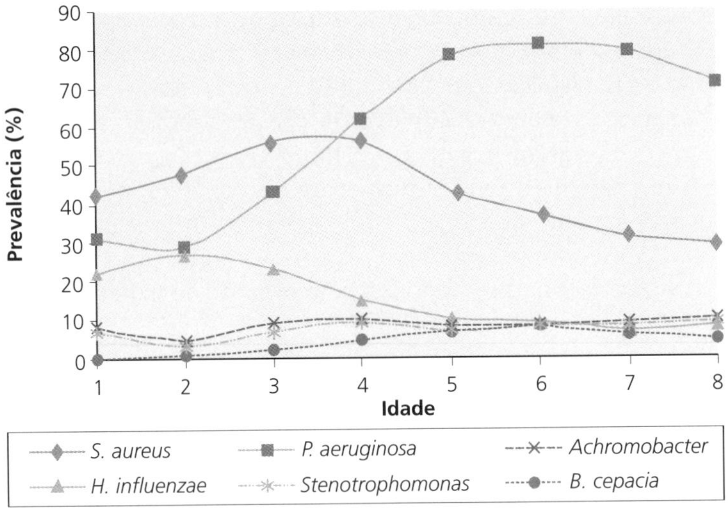

Figura 2.1 – Prevalência de microrganismos em material respiratório (escarro, lavado broncoalveolar e *swab* de orofaringe) de pacientes com fibrose cística conforme faixa etária (Dados da "U.S. Cystic Fibrosis Registry" em 2001 – adaptado da Gibson et al., 2003).

Bibliografia consultada

BARTH, A.L.; PITT, T.L. Microbial pathogens associated with cystic fibrosis: special focus on *Pseudomonas aeruginosa*. *Braz. J. Infect. Dis.*, v. 2(2), p. 43-61, 1998.

CYSTIC FIBROSIS TRUST. Antibiotic treatment for cystic fibrosis. *Report of the UK Cystic Fibrosis Trust Antibiotic Group*. 2nd ed., Kent, U.K., Cystic Fibrosis Trust, 2002.

GIBSON, R.L.; BURNS, J.L.; RAMSEY, B. Pathophysiology and management of pulmonary infections in cystic fibrosis. *Am. J. Respir. Crit. Care Med.*, v. 168, p. 918-951, 2003.

MILLER, M.B.; GILLIGAN, P.H. Laboratory aspects of management of chronic pulmonary infections in patients with cystic fibrosis. *J. Clin. Microbiol.*, v. 41(9), p. 4009-4015, 2003.

SANTANA, M.A.; MATOS, E.; FONTOURA, M.S.; FRANCO, R.; BARRETO, D.; LEMOS, A.C. Prevalence of pathogens in cystic fibrosis patients in Bahia, Brazil. *Braz. J. Infect. Dis.*, v. 7(1), p. 69-72, 2003.

Quais antimicrobianos devem ser testados em isolados bacterianos obtidos de pacientes com fibrose cística?

Afonso Luís Barth

Esta pergunta será respondida considerando os principais patógenos em fibrose cística (FC) (*P. aeruginosa* e *S. aureus*, além do complexo *B. cepacia*) e o teste de sensibilidade por disco-difusão, conforme padronização do *Clinical Laboratory Standards Institute* (CLSI/NCCLS).

S. aureus – o principal antimicrobiano a ser testado é a oxacilina, visto que a freqüência de amostras de *S. aureus* resistentes à oxacilina tem aumentado entre pacientes com FC e indica resistência a todos os antibióticos betalactâmicos. Cabe mencionar que em *S. aureus* a resistência à oxacilina pode ser determinada tanto pelo disco de oxacilina (1µg) como pelo teste com disco de cefoxitina (30µg). Outros grupos de antibióticos a serem testados incluem: quinolonas (ciprofloxacina), aminoglicosídeos (gentamicina), macrolídeos (eritromicina), rifampicina, sulfametoxazol-trimetoprima e glicopeptídeos (vancomicina). Antimicrobianos mais recentemente desenvolvidos como a quinupristina-dalfopristina e linezolida também podem ser testados, particularmente, para pacientes com amostras de *S. aureus* multirresistentes.

P. aeruginosa – os antimicrobianos a serem testados incluem: betalactâmico/inibidor de betalactamase (piperacilina/tazobactam), cefalosporinas (ceftazidima e cefepima), quinolonas (ciprofloxacina), aminoglicosídeos (gentamicina e amicacina) e carbapenens (imipenem e meropenem). Embora nem sempre o teste *in vitro* de *P. aeruginosa* de pacientes com FC apresente boa correlação com a resposta *in vivo*, o documento M100-S15 (CLSI/NCCLS) indica que o teste de disco-difusão apresenta boa confiabilidade. No entanto, cabe ressaltar que esta bactéria somente poderá ser considerada "sensível" a determinado antibimicrobiano *in vitro* após 24 horas de incubação.

Complexo *B. cepacia* – apenas ceftazidima, meropenem, minociclina e sulfametoxazol-trimetoprima são padronizados para o teste de disco-difusão. Outros antimicrobianos (aminoglicosídeos, cefalosporinas, quinolonas etc.) podem ser testados contra o complexo *B. cepacia* utilizando-se métodos de diluição. Esta metodologia também pode ser empregada para outros bacilos gram-negativos não-fermentadores isolados de pacientes com FC (*S. maltophilia, A. xylosoxidans, B. gladioli* etc.).

É possível realizar o teste de avaliação da sensibilidade, pelo método de disco-difusão, para isolados clínicos de bacilos gram-negativos não-fermentadores (em especial complexo *B. cepacia, S. maltophilia* e *A. xylosoxidans*) fazendo a interpretação dos halos de inibição conforme os pontos de corte utilizados para *P. aeruginosa*, mas estes resultados não têm a garantia da padronização do CLSI/ NCCLS. Nesses casos, o laboratório deve informar no laudo do antibiograma que os resultados não são padronizados.

Devido ao freqüente uso de tratamento com combinação de antimicrobianos para pacientes com FC, testes de sinergismo *in vitro* podem ser realizados para determinar qual a combinação de antimicrobianos mais efetiva para determinado microrganismo. Esses testes também não são padronizados e seus resultados devem ser avaliados com cautela, sendo que a Fundação Norte Americana de FC determinou um laboratório de referência para a realização dos testes de sinergismo (<http://synergy.columbia.edu/>).

Cabe salientar que o exame de materiais do trato respiratório de pacientes com FC é um dos processos mais caros e trabalhosos no laboratório de microbiologia. Assim, é proposta como estratégia para a redução de custos a realização, por exemplo, de um antibiograma completo de bactérias de importância clínica em FC apenas a cada três meses. Materiais respiratórios submetidos em intervalos inferiores a três meses seriam avaliados apenas de forma geral (triagem para a presença de possíveis patógenos), sendo que a identificação completa e o antibiograma seriam realizados apenas quando houvesse solicitação explícita do clínico.

Bibliografia consultada

CLSI. *Clinical Laboratory Standards Institute. Performance Standards for Antimicrobial Disk Susceptibility Tests.* NCCLS Document M100-S15. Wayne, Pa. CLSI/NCCLS, 2005.

CF Referral Center for Susceptibility & Synergy Studies. Cystic Fibrosis Foundation. URL acessado em: maio de 2005. <http://synergy.columbia.edu/>

LYCZAK, J.B.; CANNON, C.L.; PIER, G.B. Lung infections associated with cystic fibrosis. *Clin. Microbiol. Rev.*, v. 15(2), p. 194-222, 2002.

Deve ser realizado antibiograma de *Staphylococcus aureus* quando isolado em amostras de secreção de orofaringe?

Cícero Dias

Não. Embora seja um dos patógenos mais versáteis, possuidor de múltiplos mecanismos de virulência, o *S. aureus* não está entre os microrganismos responsáveis por faringites. É importante salientar que este microrganismo pode ser isolado a partir de material obtido da orofaringe de indivíduos normais (portadores). Testes de suscetibilidade somente são indicados quando aplicados a microrganismos envolvidos no processo infeccioso. Ao liberarmos um laudo com teste de suscetibilidade, estaríamos induzindo ao tratamento de uma infecção estafilocócica inexistente e desviando o foco do verdadeiro patógeno. A maioria das faringites é de etiologia viral, não necessitando de tratamento com antimicrobianos. Na investigação bacteriológica de faringites, o foco deve ser dirigido para a detecção de *Streptococcus pyogenes*, outros estreptococos beta-hemolíticos, especialmente os do grupo C, *Arcanobacterium haemolyticum*, além de outros microrganismos que requerem pesquisa específica como *Corynebacterium diphtheriae* e *Neisseria gonorrhoeae*.

Bibliografia consultada

BISNO, A.L. Primary care: acute pharyngitis. *N. Engl. J. Med.*, v. 344, p. 205-211, 2001.

Como pode ser realizado o diagnóstico microbiológico de infecções por *Chlamydophila pneumoniae*?

Maria Rita Elmor de Araújo

As clamídias são agentes etiológicos de doença respiratória em crianças e adultos. *Chlamydia trachomatis* pode causar doença respiratória grave em recém-nascidos. *Chlamydophila psittaci* é primariamente um patógeno animal, mas ocasionalmente pode causar infecções em humanos expostos a animais doentes. *Chlamydophila pneumoniae* causa doença em todos os grupos etários, mas principalmente em adolescentes e adultos jovens. É reconhecida como causa de infecção do trato respiratório e está associada à descompensação em pacientes com asma ou doença pulmonar obstrutiva crônica. Há controvérsia na literatura quanto ao seu papel na fisiopatologia das doenças cardiovasculares.

Amostras de trato respiratório, como lavado broncoalveolar, aspirados ou *swab* de nasofaringe ou orofaringe, aspirados de orelha média ou fragmentos de tecido, são as aceitáveis para o isolamento desses agentes e devem ser transportadas ao laboratório em meio contendo concentrações adequadas de antimicrobianos (gentamicina, vancomicina e nistatina) sob refrigeração em até 12 horas. Armazenamento por tempo mais prolongado requer congelamento a –70°C.

Clamídias podem ser detectadas por técnicas de cultura rápida (*shell vial*) utilizando-se células McCoy para *C. trachomatis* e *C. psittaci* e células Hep-2 para *C. pneumoniae*. A identificação envolve a demonstração de inclusões citoplasmáticas por imunofluorescência ou coloração de Giemsa, sendo preferível a imunofluorescência com anticorpos monoclonais específicos. Amostras de pacientes infectados com *C. pneumoniae* podem não conter microrganismos viáveis para cultura celular e conter pouca ou nenhuma quantidade de antígeno para detecção, o que foi claramente demonstrado com o uso de técnicas de amplificação de ácidos nucléicos, quando se verificou que a sensibilidade da cultura é muito variável e mais baixa do que se imaginava: 50 a 80% quando comparada à positividade de duas metodologias combinadas. A sorologia tem sido o método diagnóstico mais empregado e as técnicas utilizadas são fixação de complemento (FC), enzimaimunoensaio (EIA) ou imunofluorescência indireta. Reatividade cruzada entre espécies de clamídias pode ocorrer, dependendo da metodologia. Imunofluorescência indireta (IFI), atualmente o método de escolha para o sorodiagnóstico de infecção aguda por *C. pneumoniae*, apresenta baixa taxa de reatividade cruzada com outras espécies. Os critérios diagnósticos mais aceitos incluem amostras pareadas de soro com aumento de quatro vezes nos títulos ou amostra única com títulos de IgM ≥ 1/16 ou títulos de IgG ≥ 1/512. A determinação de anticorpos específicos da classe IgA é questionável como marcador de infecção aguda ou crônica, já que sua produção é variável dentro de uma mesma população. Portanto, a sorologia muitas vezes é somente útil para um diagnóstico retrospectivo, pois a viragem sorológica pode levar semanas, e em muitos casos é quase impossível determinar se um título obtido é devido à infecção aguda, prévia ou crônica por *C. pneumoniae*, mesmo levando em conta o quadro clínico.

Diante dessas dificuldades diagnósticas, avaliações clínicas de métodos de amplificação de DNA têm demonstrado que esses métodos são mais sensíveis que a cultura e estão tornando-se o teste de escolha para um diagnóstico rápido. Métodos não-comerciais (*in house*) de amplificação por PCR para *C. pneumoniae* têm limitações e não apresentam protocolos de padronização. Tem havido recentes esforços para a padronização de diferentes estratégias de amplificação tendo como alvo vários genes distintos, assim como métodos mais rápidos, fáceis de manusear, e quantitativos, que envolvem amplificação de RNA ou PCR em tempo real, com resultados bastante promissores.

Bibliografia consultada

APFALTER, P. et al. Comparison of a new quantitative *omp*A-based real-time PCR Taq-Man assay for detection of *Chlamydia pneumoniae* DNA in respiratory specimens with four conventional PCR a ssays. *J. Clin. Microbiol.*, v. 41, p. 592-600, 2003.

BENNEDSEN, M. et al. Performance of three microimmunofluorescence assays for detection of *Chlamydia pneumoniae* immunoglobulin M, G, and A antibodies. *Clin. Diagn. Lab. Immunol.*, v. 9, p. 833-839, 2002.

MAHONY, J.B.; COOMBES, B.K.; CHERNESKY, M.A. *Chlamydia and Chlamydophila*. In: Murray, P.R. et al. *Manual of Clinical Microbiology*. 8th ed., Washington D.C., ASM Press, p. 991-1004, 2003.

VERKOOYEN, R.P. et al. Evaluation of PCR, culture and serology for diagnosis of *Chlamydia pneumoniae* respiratory infections. *J. Clin. Microbiol.*, v. 36, p. 2301-2307, 1998.

Qual a importância de culturas quantitativas no diagnóstico microbiológico de infecções bacterianas do trato respiratório inferior?

Cícero Dias

Em pacientes hospitalizados, com suspeita de pneumonia, especialmente nos submetidos a ventilação mecânica, as culturas convencionais (qualitativas) apresentam elevado valor preditivo negativo, ou seja, uma cultura negativa, na ausência de troca recente na antibioticoterapia, pode afastar com grande probabilidade a pneumonia e direcionar a investigação para um local extrapulmonar. Por outro lado, culturas positivas de secreções traqueais ou de outra secreção respiratória podem somente representar colonização do trato respiratório. Culturas quantitativas de secreções do trato respiratório inferior são utilizadas nesse contexto, ou seja, como uma tentativa de distinguir infecção de colonização, sendo recomendadas em documento recente emitido pela *American Thoracic Society* em conjunto com a *Infectious Diseases Society of America*. Amostras obtidas por fibrobroncoscopia foram originalmente empregadas, sendo que para o lavado broncoalveolar o valor de corte para a valorização dos microrganismos presentes na cultura é $\geq 10^4$UFC/ml (unidades formadoras de colônias), ao passo que para amostras de escovado brônquico o ponto de corte adotado é $\geq 10^3$UFC/ml. A importância do uso de culturas quantitativas foi demonstrada em uma coorte em que pacientes submetidos a coleta por fibrobroncoscopia apresentaram menor mortalidade no 14º dia. Amostras de aspirado traqueal podem também ser avaliadas quantitativamente, com um ponto de corte de $\geq 10^6$UFC/ml. Embora a utilização de culturas quantitativas de aspirado traqueal não tenha sido ainda validada profundamente em ensaios clínicos, a facilidade na obtenção das amostras e a especificidade conferida pelo formato quantitativo tornam esse material clínico uma alternativa atraente na investigação de pneumonias associadas à ventilação mecânica.

Bibliografia consultada

American Thoracic Society and The Infectious Disease Society of America. Guidelines for the management of adults with hospital-acquired, ventilator-associated, and healthcare-associated pneumonia. *Am. J. Respir. Crit. Care Med.*, v. 171, p. 388-416, 2005.

FAGON, J.Y.; CHASTRE, J.; WOLFF, M.; GERVAIS, C.; PARER-AUDAS, S.; STÉPHEN, F.; SIMILOWSKI, T.; MERCAT, A.; DIEHL, J.L.; SOLLET, J.P.; TENAILLON, A. Invasive and noninvasive strategies for management of suspected ventilator-associated pneumonia. *Ann. Intern. Med.*, v. 132, p. 621-630, 2002.

Os exames microscópicos pelo método de Gram e cultura de amostras de escarro são importantes para se estabelecer o diagnóstico de pneumonia?

Caio M.F. Mendes

Esta é uma questão que gera sempre muita polêmica quando é abordada. De modo geral, sabe-se que a grande maioria das pneumonias bacterianas adquiridas na comunidade e que levam à hospitalização tem como etiologia o *Streptococcus pneumoniae*, embora alguns estudos mostrem uma participação bastante variável desse agente (11 a 70%).

É importante salientar que em grande número de casos não se tem resultado de exames microbiológicos, por diversos motivos, principalmente pela não solicitação desses exames pelo clínico e início imediato de terapia empírica.

O diagnóstico etiológico de pneumonia utilizando-se o método de Gram e a cultura é válido quando esses exames são realizados em amostras de boa qualidade (avaliação da celularidade). Sabemos também que nem todos os pacientes são capazes de conseguir uma amostra de escarro adequada para exame microbiológico.

Atenção especial deve ser dada à qualidade da amostra de escarro a ser analisada. Se levarmos em consideração os critérios preconizados por Murray e Washington como parâmetros para uma amostra adequada de escarro, a presença de ≥ 25 leucócitos polimorfonucleares e ≤ 10 células epiteliais (aumento de 100x), a sensibilidade para o exame pelo método de Gram é de 31 a 50% e da cultura de 44 a 60%. Porém, se usarmos critérios preconizados por outros autores, ou seja, considerar uma amostra de escarro como de boa qualidade quando ela apresentar ≥ 10 leucócitos polimorfonucleares para cada célula epitelial (aumento de 100x), a sensibilidade do método de Gram e da cultura para o diagnóstico de pneumonia pneumocócica pode atingir níveis de até 80% e 93%, respectivamente. Desse modo, podemos concluir que a sensibilidade do exame microscópico de escarro pelo método de Gram e respectiva cultura é alta, dependendo logicamente das condições do paciente e da qualidade da amostra.

No caso de pneumonias causadas por *Haemophilus influenzae*, *Moraxella catarrhalis* e *Staphylococcus aureus*, o exame pelo método de Gram e a cultura de escarro têm também praticamente a mesma sensibilidade, desde que as condições da amostra clínica e do paciente sejam semelhantes.

Como de modo geral a resistência bacteriana aos antimicrobianos dos principais agentes causadores de pneumonia é preocupante, parece bastante apropriado que sempre que possível sejam realizados exames microbiológicos (amostras do trato respiratório e sangue), tentando assim se obter um diagnóstico etiológico preciso. Mesmo que uma terapia empírica tenha sido iniciada, o conhecimento posterior do agente causal pode auxiliar o clínico para melhor ajustar a terapia. Nesse sentido, parece bastante plausível que devemos nos esforçar para obter amostras de escarro de boa qualidade nas primeiras horas após o diagnóstico clínico de pneumonia, de preferência antes do início da antibioticoterapia ou, quando não for possível, nas primeiras 24 horas após seu início. Também é bastante interessante revermos os critérios de avaliação da qualidade da amostra de escarro e considerarmos os parâmetros de ≥ 10 leucócitos polimorfonucleares para cada célula epitelial, em aumento de 100x, como o critério mais seguro para maior sensibilidade do método de Gram e da cultura.

Bibliografia consultada

BARTLETT, J.G.; MUNDY, L.M. Community-acquired pneumonia. *N. Engl. J. Med.*, v. 333, p. 1618-1624, 1995.

FANG, G.D.; FINE, M.; ORLOFF, J. et al. New and emerging etiologies for community-acquired pneumonia with implications for therapy: a prospective multicenter study of 359 cases. *Medicine*, v. 69, p. 307-316, 1990.

MURRAY, P.R.; WASHINGTON, J.A. Microscopic and bacteriologic analysis of expectorated sputum. *Mayo Clin. Proc.*, v. 50, p. 339-344, 1975.

MUSER, D.M.; MONTOYA, R.E.T.; WANAHITA, A. Diagnostic value of microscopic examination of Gram-stained sputum and sputum cultures in patients with bacteremic pneumococcal pneumonia. *Clin. Infect. Dis.*, v. 39, p. 165-169, 2004.

O isolamento de *Streptococcus* beta-hemolítico não pertencente ao grupo A deve ser valorizado em amostras de orofaringe?

Cássia Maria Zoccoli

A faringite é definida como uma inflamação da faringe e da orofaringe (faringe e tonsilas). A etiologia é viral em cerca de 40 a 60% dos casos. *Streptococcus* beta-hemolítico do grupo A (*S. pyogenes*) é o agente causal em cerca de 15 a 30% das faringites na população pediátrica, principalmente nas crianças em idade escolar e em 5 a 10% das faringites em adultos. Embora *Streptococcus* beta-hemolítico do grupo A seja a bactéria mais comumente causadora de faringite, outros estreptococos beta-hemolíticos pertencentes aos grupos C e G também podem ser causadores de faringite e devem ser identificados e valorizados se presentes na cultura de orofaringe.

Quadro 2.1 – *Streptococcus* beta-hemolíticos causadores de faringite aguda e manifestações clínicas.

Microrganismo	Manifestações clínicas
Streptococcus do grupo A	Faringite e escarlatina
Streptococcus dos grupos C e G	Faringite. *Streptococcus* do grupo C tem sido reportado como causa de meningite, endocardite e empiema subdural. Pode causar eventualmente glomerulonefrite como complicação pós-infecciosa

Bibliografia consultada

BISNO, A.L.; GERBER, M.A.; GWALTNEY Jr., J.M.; KAPLAN, E.L.; SCHWARTZ, R.H. Practice Guidelines for the Diagnosis and Management of Group A Streptococcal Pharyngitis. *Clin. Infect. Dis.*, v. 35, p. 113-125, 2002.

ISENBERG, H.D. *Clinical Microbiology Procedures Handbook*. 2nd ed., v. 1, Washington, D.C., American Society for Microbiology, 2004.

ROUFF, K.L.; WHILLEY, R.A.; BEIGHTON, D. *Streptococcus*. In: Murray, P.R. et al. *Manual of Clinical Microbiology*. 8th ed., Washington, D.C., American Society for Microbiology, p. 405-421, 2003.

Como pode ser interpretado o resultado de exame de um paciente que apresenta cultura positiva de orofaringe para *Streptococcus pyogenes* e prova rápida negativa para essa bactéria?

Jorge Luiz Mello Sampaio

Os testes rápidos para o diagnóstico de faringites causadas por *Streptococcus pyogenes* baseiam-se no uso de anticorpos monoclonais para a detecção do carboidrato C específico do grupo A de Lancefield, presente na parede celular dessa espécie. Considerando que a maioria das faringites é de etiologia viral e que o *S. pyogenes* é o agente bacteriano mais prevalente de faringites bacterianas, a prova rápida para *Streptococcus pyogenes* representa uma ferramenta essencial para a racionalização do uso de antimicrobianos. Há diversos *kits* no mercado internacional, e suas sensibilidade e especificidade variam de 75,5% a 98,9% e 93% a 100%, respectivamente. Os dois *kits*, disponíveis no mercado nacional, que já utilizamos em nossa rotina, são ClearView StrepA (UNIPATH, limited, England, UK) e Quickvue+ (Quidel Corporation, San Diego, CA). A sensibilidade e a especificidade reportadas para o ClearView StrepA são 90,8% e 96%, enquanto para o Quickvue+ são 95% e 98%, respectivamente. A alta especificidade do teste permite que diante de um resultado positivo seja iniciada a terapêutica antimicrobiana, sendo a cultura de orofaringe, neste caso, dispensável, exceto em pacientes alérgicos aos betalactâmicos, situação na qual haverá necessidade de testar a sensibilidade aos macrolídeos. Considerando que a sensibilidade dos testes não ultrapassa 95%, pois são necessárias cerca de 10.000UFC/ml de *S. pyogenes* para que um teste rápido seja positivo, recomenda-se que em caso de negatividade do teste seja realizada a cultura de orofaringe. Haverá, portanto, situações nas quais o teste rápido será negativo e a cultura positiva para *S. pyogenes*, e os resultados deverão ser liberados tal como foram obtidos.

Bibliografia consultada

GERBER, M.A.; SHULMAN, S.T. Rapid diagnosis of pharyngitis caused by group A streptococci. *Clin. Microbiol. Rev.*, v. 17(3), p. 571-580, 2004.

Na suspeita clínica de pneumonia por *Legionella* spp. como deve ser feito o diagnóstico microbiológico?

Maria Rita Elmor de Araújo

Legionella pneumophila foi descrita em 1977 como agente etiológico da doença dos legionários. O gênero *Legionella* é o único membro da família *Legionellaceae* e responsável (em alguns países) por cerca de 2 a 5% dos casos de pneumonia comunitária. *L. pneumophila* consiste de 15 sorogrupos, sendo o sorogrupo 1 o mais prevalente, seguido dos sorogrupos 4 e 6. Nos Estados Unidos da América, 91% dos isolados tipados pertencem ao sorogrupo 1. Este perfil pode ser diferente em outras regiões como, por exemplo, Austrália e Nova Zelândia, onde 30% dos casos são causados por *Legionella longbeachae*. No Brasil, praticamente não existem dados epidemiológicos a respeito, já que o isolamento desse agente tem sido pouco estudado em nosso meio.

O meio mais utilizado para o isolamento é o BCYE (*Buffered Charcoal Yeast Extract Agar*) e está disponível comercialmente. Amostras utilizadas para cultura incluem escarro, lavado broncoalveolar, aspirado brônquico, biópsia de pulmão ou sangue. O isolamento de *Legionella* spp. de amostras clínicas tem especificidade de 100% e sensibilidade de 25 a 75%. Além da baixa sensibilidade, a desvantagem da cultura é a demora no isolamento que normalmente leva de três dias a cinco dias.

É importante lembrar que 25 a 78% dos pacientes não apresentam tosse produtiva e podem não apresentar infiltrado leucocitário, portanto todas as amostras devem ser processadas, não levando em consideração a celularidade.

A presença de cocobacilos gram-negativos fracamente corados em amostras de trato respiratório pode sugerir *Legionella* spp., mas este agente não é facilmente observado pela coloração de Gram, sendo mais freqüentemente visualizado por imunofluorescência direta (IFD). A sensibilidade desse teste varia de 25 a 75%, o que sugere que não deva ser realizado rotineiramente, mas sim para a confirmação de culturas.

Outro teste de auxílio no diagnóstico é a sorologia, podendo ser realizado por imunofluorescência indireta (IFI), microaglutinação (MAT) e enzimaimunoensaio (ELISA). A sensibilidade desses ensaios varia de 41 a 75%. Poucos pacientes desenvolvem anticorpos contra *Legionella* spp. precocemente ao curso da doença. Apesar de 80% dos títulos para diagnóstico serem observados em até quatro semanas, tem sido reportado soroconversão após dois meses ou mais do início da doença. Títulos de anticorpos são detectados até 48 meses após a infecção em cerca de 33% dos pacientes; portanto, títulos altos em paciente com pneumonia podem ser resultado de infecção pregressa. A não detecção de IgM específica para *Legionella* spp. não exclui a infecção, pois há descrição de infecções em pacientes nos quais se detectou somente IgG.

Estas dificuldades diagnósticas levaram ao desenvolvimento de teste imunocromatográfico de fácil execução para a detecção de antígeno de *Legionella pneumophila* sorogrupo 1 na urina (Binax NOW, Binax, Inc., Portland, ME). O antígeno específico pode ser detectado um a três dias após o início dos sintomas, mesmo em pacientes em uso de antimicrobianos, mas em uma pequena proporção dos pacientes pode permanecer positivo por até um ano. A detecção de ácidos nucléicos por PCR ainda apresenta grande variabilidade quanto a sua sensibilidade e especificidade, não tendo grande aplicabilidade clínica.

Portanto, uma sensibilidade ótima para o diagnóstico de infecções causadas por *Legionella* spp. pode ser alcançada utilizando-se a combinação da cultura, sorologia e detecção de antígeno urinário, até que outras tecnologias sejam desenvolvidas e validadas para uso em rotina.

Bibliografia consultada

DEN BOER, J.W.; YZERMAN, E.P.F. Diagnosis of *Legionella* infection in legionnaires' disease. *Eur. J. Microbiol. Infect. Dis.*, v. 23, p. 871-878, 2004.

MIYASHITA, N. et al. Multiplex PCR for the simultaneous detection of *Chlamydia pneumoniae, Mycoplasma pneumoniae* and *Legionella pneumophila* in community-acquired pneumonia. *Respir. Med.*, v. 98, suppl. 6, p. 542-550, 2004.

STOUT, J.E.; RIHS, J.D.; YU, V.L. *Legionella*. In: Murray, P.R. et al. *Manual of Clinical Microbiology*. 8th ed. Washington, D.C., ASM Press, p. 809-823, 2003.

Qual a importância de se relatar o aspecto morfológico da colônia (mucóide ou não-mucóide) de um isolado de *Pseudomonas aeruginosa*?

Afonso Luís Barth

A *P. aeruginosa* na colonização inicial do trato respiratório de pacientes com fibrose cística (FC) apresenta fenótipo característico da espécie (colônias com bordas irregulares e esverdeadas). Com o passar do tempo, essa bactéria pode produzir um polímero polissacarídeo denominado alginato, o qual confere uma aparência mucóide a sua colônia. Cepas mucóides crescem no tecido respiratório na forma de uma matriz de biofilme (camadas de células aderentes sobre o epitélio), a qual protege as células mais internas de *P. aeruginosa* da ação do sistema imune. Essa forma de crescimento é diferente do crescimento convencional da bactéria *in vitro* (suspensão em caldo ou forma plantônica). Assim, a presença de *P. aeruginosa* mucóide no material respiratório dos pacientes fibrocísticos indica o início da fase crônica do processo infeccioso, o qual é correlacionado com a deterioração significativa da função pulmonar. Pacientes com FC que nunca apresentam *P. aeruginosa* mucóide no material respiratório tendem a ter melhor função pulmonar que pacientes com a variedade mucóide. É importante notar que o fenótipo mucóide é uma característica freqüentemente instável, sendo que muitas amostras de *P. aeruginosa* revertem ao estado não-mucóide durante a cultura *in vitro*.

Embora não esteja claramente definida a associação direta entre cepas mucóides e resistência bacteriana *in vitro*, foi demonstrado que cepas de *P. aeruginosa* mais resistentes aos antimicrobianos que apresentam capacidade de formar biofilme surgem com freqüência aumentada no trato respiratório de pacientes com FC. Além disso, os testes de avaliação da suscetibilidade padronizados (método de disco-difusão e métodos dilucionais) não refletem a característica de crescimento da bactéria (biofilme) no pulmão dos pacientes com FC, mas sim a forma de crescimento plantônico. Foi demonstrado que os resultados dos testes de avaliação da suscetibilidade convencionais (utilizando a forma de crescimento plantônico) podem subestimar a resistência de cepas mucóides de *P. aeruginosa*.

É, portanto, muito importante que o laboratório relate no resultado do exame bacteriológico de material respiratório de paciente com FC quando a *P. aeruginosa* apresentar aspecto mucóide.

Bibliografia consultada

AARON, S.D.; FERRIS, W.; REMOTAR, K.; VANDEMHENN, K.; CHAN, F.; SAGINUR, R. Single and combination antibiotic susceptibilities of planktonic, adherent, and biofilm-grown *P. aeruginosa* isolates cultured from sputa of adults with cystic fibrosis. *J. Clin. Microbiol.*, v. 40(11), p. 4172-4179, 2002.

HØIBY, N. Understanding bacterial biofilms in patients with cystic fibrosis: current and innovative approaches to potential therapies. *J. Cyst. Fibros.*, v. 1(4), p. 249-254, 2002.

LYCZAK, J.B.; CANNON, C.L.; PIER, G.B. Lung infections associated with cystic fibrosis. *Clin. Microbiol. Rev.*, v. 15(2), p. 194-222, 2002.

MILLER, M.B.; GILLIGAN, P.H. Laboratory aspects of management of chronic pulmonary infections in patients with cystic fibrosis. *J. Clin. Microbiol.*, v. 41(9), p. 4009-4015, 2003.

Como devemos proceder para a liberação de um resultado positivo de cultura de secreção traqueal que apresenta vários microrganismos?

Cícero Dias

Pneumonias, em especial as associadas à ventilação mecânica, podem ser polimicrobianas, sendo comum observar-se a presença de múltiplos microrganismos em culturas de aspirado traqueal. Os índices de infecções polimicrobianas são variáveis entre os estudos, havendo indicativos de aumento, especialmente em adultos com síndrome de angústia respiratória.

Métodos de cultura quantitativa, empregando um ponto de corte adequado ($\geq 10^6$UFC/ml para aspirados traqueais), podem contribuir para melhor diferenciar colonizantes de microrganismos verdadeiramente envolvidos no processo infeccioso. Dessa forma, seria possível encaminhar o resultado e a eventual realização de testes de avaliação da suscetibilidade para os microrganismos mais relevantes, de forma seletiva. Laudos contendo resultados de testes de avaliação da suscetibilidade de mais que dois microrganismos podem aumentar a confusão, podendo induzir ao uso do antimicrobiano que elimine o microrganismo mais resistente, mesmo que ele não esteja envolvido no processo. São infreqüentes as situações em que mais que dois microrganismos superam o ponto de corte. Nessas situações, é recomendada uma avaliação caso a caso para a valorização dos microrganismos presentes.

Bibliografia consultada

American Thoracic Society and the Infectious Disease Society of America. Guidelines for the management of adults with hospital-acquired, ventilator-associated, and healthcare-associated pneumonia. *Am. J. Respir. Crit. Care Med.*, v. 171, p. 388-416, 2005.

Quais os principais agentes bacterianos causadores de sinusite e como pode ser feito o diagnóstico microbiológico?

Igor Mimica

A sinusite aguda geralmente ocorre após episódio gripal, sendo que aproximadamente 75% dos casos são de etiologia bacteriana. *Streptococcus pneumoniae* e *Haemophilus influenzae* são responsáveis por mais da metade das infecções bacterianas em crianças ou adultos com quadros agudos. Outros agentes têm menor prevalência: *Streptococcus pyogenes, Moraxella catarrhalis, Staphylococcus aureus* e *Streptococcus viridans*. Os anaeróbios estritos são agentes etiológicos em cerca de 2% dos casos (*Prevotella* spp., *Bacteroides* spp., *Peptostreptococcus* spp. e *Fusobacterium* spp., entre outros). Os anaeróbios e fungos filamentosos são mais freqüentes em casos crônicos.

A sinusite pode ser uma infecção nosocomial e é uma das causas de febre em pacientes sob ventilação mecânica. Nesses casos, geralmente o agente mais prevalente é o *Pseudomonas aeruginosa*.

A obtenção de material para diagnóstico deve ser feita por punção e aspiração de seio maxilar. Amostras obtidas com *swab* nasofaríngeo ou do meato médio obtidas por endoscopia têm pouco valor para o diagnóstico, pois o agente etiológico da sinusite pode não ser o agente predominante na microbiota da nasofaringe. Considerando que a punção de seio maxilar é um procedimento invasivo, todos os agentes etiológicos cultiváveis devem ser pesquisados e valorizados. No laboratório, o material deve ser semeado em meios enriquecidos (ágar-sangue, ágar-chocolate e ágar-sangue suplementado para anaeróbios) e incubado em atmosferas adequadas. A amostra deve ser semeada também em meios seletivos para fungos. Exame bacterioscópico e pesquisa de fungos devem ser realizados, com a finalidade de fornecer resultados preliminares e também como controle de qualidade dos procedimentos de cultura utilizados pelo laboratório.

Bibliografia consultada

FORBES, B.A.; SAHM, D.F.; WEISSFELD, D.F. *Bailey & Scott's Diagnostic Microbiology*. 11th ed., St. Louis, Mosby, 2002.

ISENBERG, H.D. *Clinical Microbiology Procedures Handbook*. 2nd ed., Washington, D.C., American Society for Microbiology, 2004.

SANDE, M.A.; GWALTNEY, J.M. Acute community-acquired bacterial sinusitis: continuing challenges and current management. *Clin. Infect. Dis.*, v. 39, p. S151-158, 2004.

O laboratório deve seguir com rigor a avaliação da celularidade de uma amostra de escarro para realizar a cultura ou em algumas situações pode realizar o exame mesmo sem as condições ideais da amostra?

Afonso Luís Barth

De forma geral, o escarro não é o material mais adequado para o diagnóstico de infecções do trato respiratório inferior (TRI), pois pode estar contaminado com microrganismos da microbiota normal da orofaringe, os quais também podem causar infecção no TRI. No entanto, o isolamento de microrganismo associado a pneumonia, como por exemplo *S. pneumoniae*, *H. influenzae*, *P. aeruginosa*, em amostra de escarro e de boa qualidade, apresenta correlação com o processo infeccioso do TRI. Assim, para que o exame bacteriológico do escarro apresente boa especificidade é importante que o material não tenha contaminação com microbiota normal da orofaringe. Uma forma de avaliar a qualidade do escarro é considerar a quantidade de células epiteliais e leucócitos polimorfonucleares (PMN) no material. Uma amostra adequada deveria apresentar no exame microscópio (aumento total de 100x) pelo menos 25 PMN/campo e não mais que 10 células epiteliais escamosas/campo. Amostras fora dessas determinações deveriam ser rejeitadas pelo laboratório de microbiologia. No entanto, algumas exceções devem ser observadas:

1. Pacientes neutropênicos (como pacientes transplantados de medula óssea) podem não apresentar PMN no escarro e, neste caso, apenas a avaliação da quantidade de células epiteliais deveria ser feita. Amostras de pacientes transplantados não deveriam ser rejeitadas antes do contato com o clínico.
2. Amostras para pesquisa de *Mycoplasma pneumoniae*, *Legionella* spp., *Mycobacterium tuberculosis* e fungos dimórficos não precisam ter sua celularidade avaliada e nunca devem ser rejeitadas.
3. Escarro de pacientes com fibrose cística: alguns autores relatam que a presença de patógenos associados à FC em materiais do trato respiratório superior obtidos a partir de *swab* de orofaringe após tosse, principalmente em pacientes com idade inferior a 5 anos, apresenta alto valor preditivo positivo no trato respiratório inferior. Assim, uma amostra de escarro, mesmo com celularidade que indicasse contaminação com a microbiota da orofaringe, também apresentaria essa característica preditiva. No entanto, a falha no isolamento de um patógeno em material de orofaringe não poderia excluir a presença desse patógeno no trato respiratório inferior. Por outro lado, outros

autores relatam que o *swab* de orofaringe pode apresentar alto valor preditivo negativo para *P. aeruginosa* e *S. aureus* no trato respiratório inferior, mas baixos valores preditivos positivos.

Os dados, portanto, são controversos e os resultados de escarro com celularidade indicativa de contaminação de orofaringe devem ser interpretados com cautela.

Bibliografia consultada

LAROCCO, M.T.; BURGERT, S.J. Infection in the bone marrow transplant recipient and role of the microbiology laboratory in the clinical transplantation. *Clin. Microbiol. Rev.*, v. 10. p. 277-297, 1997.

LYCZAK, J.B.; CANNON, C.L.; PIER, G.B. Lung infections associated with cystic fibrosis. *Clin. Microbiol. Rev.*, v. 15(2), p. 194-222, 2002.

MILLER, M.B.; GILLIGAN, P.H. Laboratory aspects of management of chronic pulmonary infections in patients with cystic fibrosis. *J. Clin. Microbiol.*, v. 41(9), p. 4009-4015, 2003.

OPLUSTIL, C.P.; ZOCCOLI, C.M.; TOBOUTI, N.R.; SINTO, S.I. *Procedimentos Básicos em Microbiologia Clínica*. 2ª ed., São Paulo, Sarvier, 2004.

THOMSON Jr., R.B.; MILLER, J.M. Specimen collection, transport, and processing: Bacteriology. In: Murray, P.R. et al. *Manual of Clinical Microbiology*. 8th ed., Washington, D.C., American Society for Microbiology, 2003.

Como podemos fazer corretamente o diagnóstico microbiológico de uma otite?

Carlos Emilio Levy

Para alcançarmos um diagnóstico microbiológico adequado de otite é necessário conhecermos o nível da infecção (otite externa, orelha e/ou mastoidite), saber o tipo de infecção (aguda ou crônica), conhecer os principais patógenos envolvidos, coletar adequadamente o material e verificar os recursos diagnósticos disponíveis.

Principais patógenos envolvidos

Otite externa (em geral subaguda e crônica) – *Pseudomonas aeruginosa*, enterobactérias, *Staphylococcus aureus* e fungos.

Otite média aguda – vírus: a presença de antígenos virais no líquido de orelha média ocorre em 25% ou mais dos casos agudos em crianças, sendo os mais importantes vírus sincicial respiratório, influenza, enterovírus e rinovírus. Bactérias: *Haemophilus influenzae* tipo b é importante causa em crianças não-vacinadas, *Streptococcus pneumoniae, Moraxella catarrhalis, Streptococcus pyogenes, Staphylococcus aureus* e *Pseudomonas aeruginosa.*

Causas raras – *Chlamydia trachomatis* em crianças com idade inferior a 6 meses, infecção por micobactérias (*M. chelonae*), e *Corynebacterium diphtheriae.*

Otite média crônica supurativa – fungos do gênero *Candida* e anaeróbios (*Bacteroides* spp. *Peptostreptococcus* spp., entre outros).

Coleta adequada do material

É sempre desejável que os procedimentos de coleta sejam realizados por otorrinolaringologista, ou outros profissionais experientes, com visualização adequada e material apropriado para evitar contaminação. Obter material representativo e suficiente para bacterioscopia e cultura. Na otite externa deve-se lavar o conduto auditivo com solução salina morna e a seguir colher com *swab* material para bacterioscopia ou exame direto e outro *swab* com meio de transporte para cultura. Na otite média aguda não-supurada, em geral não está indicada a miringotomia (punção da membrana timpânica) para a obtenção de material pelas dificuldades técnicas e dor causada. Está indicada quando o estado do paciente é grave (raro), falta de resposta à antibioticoterapia e em imunodeprimidos. No caso em que o especialista indique e realize a punção, esta deve ser colhida em seringa ou agulha acoplada a recipiente estéril e sob pressão negativa. O material deverá ser enviado rapidamente ao laboratório (em menos de 2 horas) e realizada a bacterioscopia e cultura.

Na otite média crônica supurada, a proliferação de bactérias da microbiota local, as infecções mistas, a participação de anaeróbios etc. podem dificultar o diagnóstico. Deve-se lavar com solução salina estéril para remover a secreção mais externa, visualizar o conduto médio e colher material por aspiração.

Como recursos diagnósticos temos: bacterioscopia pelo método de Gram, se indicado ou na suspeita de micobactérias fazer Ziehl-Neelsen e cultura em meios específicos; exame direto para a pesquisa de fungos e cultura em ágar Sabouraud, cultura para bactérias em ágar-sangue, ágar-chocolate e ágar MacConkey e, quando solicitado, cultura para anaeróbios em ágar-sangue suplementado e seletivo.

Interpretação correta do resultado e elaboração do laudo

Analisar a bacterioscopia e observar predomínio de bactérias, leucócitos, presença de leveduras ou hifas etc. Comparar os achados da bacterioscopia com os da cultura e verificar:

a) predomínio de algum agente patogênico ou esperado;
b) predomínio de microbiota contaminante (flora mista de estafilococos coagulase-negativo, *S. viridans*, *Corynebacterium* spp. etc.);
c) presença de fungos (aguardar mais tempo para a incubação se necessário);
d) presença de bactérias na bacterioscopia e ausência de crescimento, pode indicar: presença de bactérias anaeróbias, micobactérias, coleta ou transporte inadequado ou uso prévio de antimicrobianos.

Bibliografia consultada

DUNCAN, I.B.R.; BANNATYNE, R.M.; CLANSEN, C.; McCARTHY, L.R. *Cumitech 10.* Laboratory Diagnosis of Upper Respiratory Tract Infections. Washington, D.C., American Society for Microbiology, 1979.

KLEIN, J.O. Otitis externa, otitis media and mastoiditis. In: Mandell, G.L.; Bennett, J.E.; Dolin, R. *Principles and Practices of Infectious Diseases*, 5th ed., New York, Churchill Livingstone, p. 669-675, 2000.

MURRAY, P.R. *ASM Pocket Guide to Clinical Microbiology*, Washington, D.C., ASM Press, 1996.

3

TRATO GENITAL

Enterococcus faecalis isolado de material vaginal deve ser considerado e realizado antibiograma?

Caio M.F. Mendes

A microbiota do trato genital feminino é composta por diversos microrganismos, aeróbios e anaeróbios. Essa microbiota dita como normal varia de acordo com diversos fatores, entre eles idade da paciente, atividade sexual, período menstrual, uso prévio de antimicrobianos ou medicações hormonais, entre outros.

A literatura médica sobre a valorização laboratorial ou clínica de microrganismos habitualmente encontrados no material vaginal é escassa e a grande maioria dos artigos publicados refere-se principalmente à vaginose bacteriana, que é uma situação clínica relativamente comum, afetando cerca de 10 a 30% das mulheres adultas, nas quais ocorre grande aumento da concentração de bactérias anaeróbias e paralelamente pode haver também predomínio de *Mycoplasma* spp., *Ureaplasma urealyticum*, *Gardnerella vaginalis* e *Mobiluncus* spp.

O que ocorre na rotina laboratorial é que, no exame bacteriológico de rotina do material vaginal, utilizam-se meios de cultura que visam à detecção de alguns microrganismos importantes nesse material clínico, como por exemplo *Neisseria gonorrhoeae*, leveduras, *Streptococcus agalactiae* (grupo B) e é evidente que nesses meios também se isolam diversos outros microrganismos que podem fazer parte da microbiota normal, como enterobactérias, bacilos não-fermentadores, *Staphylococcus* spp. e outros *Streptococcus* spp.

No resultado do exame de cultura de material vaginal, em geral, relatam-se os microrganismos que foram isolados, independentemente se são considerados patogênicos ou não. Conseqüentemente, essa questão de se valorizar ou não alguns desses microrganismos encontrados também em pacientes sadias assintomáticas é bastante controversa. Alguns microrganismos são sabidamente patogênicos e devem ser tratados quando detectados, porém, um fato que merece discussão, é que temos algumas pacientes (mulheres adultas ou mesmo crianças) que apresentam sintomatologia evidente de desconforto genital, com corrimento, às vezes até purulento, em que nenhum outro agente daqueles considerados como sabidamente patogênicos tenha sido isolado ou detectado. Nessas situações, o isolamento de determinados microrganismos considerados como parte da microbiota normal da vagina, quando presente em quantidade igual ou superior a 30% do crescimento bacteriano total observado nas placas de cultura, deve merecer consideração, e eventual antibiograma pode até ser realizado após discussão dos resultados com o médico assistente da paciente. Dados não publicados provenientes de experiência clínica de médicos ginecologistas que trataram pacientes sintomáticas com resultados de cultura de material vaginal positivos para *Enterococcus faecalis*, nas quais nenhum outro agente sabidamente patogênico foi detectado, referem melhora clínica. Creio ser importante a realização de estudos clínicos que melhor comprovem esses relatos.

Qual é a diferença entre vaginite e vaginose? Quais os microrganismos que habitualmente são responsáveis por essas duas manifestações?

Ulysses Moraes Oliveira

A vaginose bacteriana é uma entidade polimicrobiana representada por um desequilíbrio no ecossistema vaginal, no qual ocorre diminuição ou ausência dos lactobacilos de Döderlein, aumento na concentração de *Gardnerella vaginalis*, anaeróbios e eventualmente *Mobilluncus* spp. e micoplasmas. A manifestação clínica desse desequilíbrio é corrimento vaginal acinzentado, com odor fétido que exacerba após a menstruação e/ou relação sexual. Na vaginose bacteriana inexiste a resposta inflamatória com presença de leucócitos na mucosa vaginal. À microscopia a fresco e pelo método de Gram, devemos observar a ausência ou número reduzido de leucócitos e a presença de numerosas células epiteliais recobertas por numerosas bactérias coco-bacilares gram-lábeis (*Gardnerella vaginalis*), denominadas de células-guia (indicadoras), assim como a presença de microrganismos facultativos e anaeróbios como *Mobilluncus* spp., *Prevotella* spp., *Peptostreptococcus* spp. Esse aspecto é característico e não deixa dúvidas.

Por vaginite devemos inferir a presença de processo inflamatório caracterizado pelos leucócitos no corrimento vaginal. Os agentes etiológicos mais freqüentes de vaginite são *Trichomonas vaginalis* e *Candida albicans*. A coleta do material deve ser realizada na parede vaginal e no fundo de saco de Douglas, transferida para solução salina e transportada ao laboratório. O diagnóstico pode ser confirmado pela microscopia a fresco do conteúdo vaginal entre lâmina e lamínula, em microscópio óptico comum ou corado pelo método de Gram. A observação microscópica deve ser realizada o mais rápido possível, pois a *Trichomonas vaginalis* pode perder sua mobilidade e dificultar a visualização.

É conhecida a dissociação entre a clínica e o diagnóstico laboratorial, que gira em torno de 60 a 70%. Ou seja: os clínicos suspeitam de vaginite e o laboratório não a detecta. Ou o contrário: o laboratório detecta um dos agentes etiológicos e o médico não tem suspeita clínica. Paralelamente, muitas são as pacientes tratadas de candidíase e o laboratório não detecta a presença de filamentos e muitas vezes nem das leveduras. Sabemos que pode existir candidíase de repetição ou mesmo *Candida* spp. resistente a tratamento, mas temos certeza de que não são tantas como a prática clínica supõe. A cultura do conteúdo vaginal não deve ser indicada nos casos assintomáticos.

Bibliografia consultada

BELDA Jr., W. *Doenças Sexualmente Transmissíveis*. Rio de Janeiro, Editora Atheneu, 1999.

KONEMAM, E.W. *Diagnóstico Microbiológico*. Texto e atlas colorido. 5ª ed., São Paulo, MEDSI, 2001.

MURRAY, P.R. et al. *Manual of Clinical Microbiology*. 8th ed., Washington, D.C., American Society for Microbiology, 2003.

VAN DYCK, E. *Diagnóstico de Laboratório de las Enfermidades de Transmisión Sexual*. Organización Mundial de la Salud, 2000.

Qual é a melhor maneira de se detectar *Gardnerella vaginalis* em amostras clínicas? A presença dessa bactéria em conteúdo vaginal indica sempre DST (doença sexualmente transmissível)?

Waldemar Francisco

A melhor maneira de se visualizar *G. vaginalis*, em diferentes amostras clínicas, é com a microscopia pelo método de Gram. Trata-se de um bacilo pequeno, imóvel, não-capsulado, pleomórfico, gram-variável que forma colônias pequenas, circundadas por zona de hemólise, quando cultivada em ágar com 5% de sangue humano, incubado a 37ºC em atmosfera de 5 a 10% de CO_2. Anteriormente denominada de *Haemophilus vaginalis*, por causa de sua morfologia e requerimentos nutricionais, teve seu nome alterado, pois estudos posteriores demonstraram discrepância entre o *H. vaginalis* e outros membros do gênero *Haemophilus*, tais como sua gram-variabilidade e a presença de granulações características. Foi então sugerido o nome de *Corynebacterium vaginale* para esta bactéria. Por não haver relação genética com os gêneros *Haemophilus* e *Corynebacterium*, com base em estudos de hibridização de DNA, a bactéria foi então reclassificada como um único membro de um novo gênero, *Gardnerella*, em homenagem a Gardner, e denominada de *G. vaginalis*.

O diagnóstico presuntivo laboratorial da vaginose bacteriana deve ser realizado pelo exame direto de esfregaços de material vaginal, corados pelo método de Gram. A pesquisa de *G. vaginalis* pelo método de Papanicolaou, em esfregaços de material vaginal, também tem sido utilizada por alguns autores mas, por esta técnica, os erros chegam a 35% com o somatório de resultados falso-positivos e falso-negativos. Em amostras de conteúdo vaginal, encontramos as *clue-cells* ou células-guia (indicadoras), descritas por Gardner e Dukes como células do epitélio vaginal que possuem um grande número de *G. vaginalis* aderidas à sua superfície, conferindo um aspecto granular na porção citoplasmática e nuclear e apresentando as bordas serrilhadas. Evidentemente que outras bactérias podem cobrir células do epitélio vaginal originando falsas *clue-cells*. Então, observações por microscopia direta a fresco, entre lâmina e lamínula, para a visualização das *clue-cells* podem levar a erros grosseiros. Gardner afirma que "se não for um bacilo gram-variável, não é *G. vaginalis*".

Em amostras de urina, onde a cultura em meios habituais, tais como ágar CLED e ágar MacConkey, é negativa e a análise do sedimento urinário revela poucos leucócitos, mas o paciente possui sintomatologia e não está fazendo uso de antimicrobianos, a presença de *G. vaginalis* deve ser investigada. O exame do sedimento urinário pelo método de Gram poderá revelar a presença de *G. vaginalis*, e a cultura em ágar Vaginalis confirmará o achado. Mais recentemente, além da vaginose bacteriana e infecções urinárias, a *G. vaginalis* tem sido associada a outras complicações em patologia humana. Assim, têm sido relatados bacteriemia, infecção neonatal, abscesso renal, doença inflamatória pélvica, prostatites e balanopostites, entre outras.

O encontro de *G. vaginalis* em conteúdo vaginal não pode ser indicativo absoluto de doença sexualmente transmissível, embora sua transmissão também ocorra através de relações sexuais. Atualmente a vaginose bacteriana não é considerada exclusivamente de transmissão sexual, embora seja mais freqüente entre indivíduos sexualmente ativos. A *G. vaginalis* pertence à microbiota vaginal normal de muitas mulheres, com ou sem atividade sexual. Vários ensaios epidemiológicos têm evidenciado o desenvolvimento da infecção em mulheres que não têm atividade sexual, inclusive em adolescentes e crianças. Assim, a *G. vaginalis* já foi isolada de conteúdos vaginais de meninas com idade inferior a 9 anos e de adolescentes que nunca tiveram contato sexual. Pouco se conhece acerca da prevalência de *G. vaginalis* em nossa população. Em nosso meio, foram isoladas *G. vaginalis* em 31,1% de mulheres com sintomatologia e em 10,5% das que não apresentavam sintomas. De forma geral, a prevalência de *G. vaginalis* na população feminina da comunidade parece ser de 33%, enquanto ela se situa ao redor de 10% naquelas que não apresentam sintomas.

Bibliografia consultada

DI PAOLA, G.R. et al. *Haemophilus vaginalis* vaginitis in young girls. *Obstet. Gynecol. Lat. Am.*, v. 38, p. 71, 1980.

FRANCISCO, W. *Gardnerella vaginalis* no trato genito-urinário em São Paulo, capital: Aspectos epidemiológicos e de diagnóstico laboratorial. Tese de doutorado. Instituto de Ciências Biomédicas da USP, São Paulo, 1990.

GARDNER, H.L. et al. *Haemophilus vaginalis* vaginitis. A newly defined specific infection previously classified "nonspecific" vaginitis. *Am. J. Obstet. Gynecol.*, v. 69, p. 962, 1955.

McCORMACK, W.M. et al. Vaginal colonization with *Corynebacterium vaginale* (*H. vaginalis*). *J. Infect. Dis.*, v. 136, p. 740-745, 1977.

WANDERLEY, M.S. et al. Vaginose bacteriana em mulheres com infertilidade e em menopausadas. *Rev. Bras. Ginecol. Obstet.*, v. 23, p. 641, 2001.

WEST, R.R. et al. Prevalence of *Gardnerella vaginalis*: an estimate. *Bras. Med. J.*, v. 296, p. 1163-1164, 1988.

Há relevância em realizar cultura de anaeróbios em materiais vaginal e cervical?

Cássia Maria Zoccoli

A cultura de anaeróbios de rotina em amostras de materiais vaginal e cervical não é recomendada, pois a microbiota vaginal normal é composta por uma variedade de bactérias anaeróbias e aeróbias. O total de bactéria/ml presente no trato genital feminino é de 10^8-10^9/ml, tanto no material endocervical quanto no vaginal e a proporção entre elas é de três a cinco bactérias anaeróbias para uma bactéria aeróbia.

As amostras do trato genital feminino que podem ser processadas para cultura de anaeróbios são: material de laparoscopia, aspirado endometrial obtido por aspiração ou curetagem após descontaminação, material de biópsia, aspirados de abscessos e DIU (dispositivo intra-uterino), mais especificamente para pesquisar *Actinomyces* spp. e *Eubacterium nodatum*, sendo que outros anaeróbios também podem ser valorizados.

Bibliografia consultada

ISENBERG, H.D. *Clinical Microbiology Procedures Handbook*. 2nd ed., v. 1, Washington, D.C., American Society for Microbiology, 2004.

Como pode ser feito o diagnóstico microbiológico de prostatite e como interpretar os resultados?

Waldemar Francisco

As prostatites podem ser classificadas em prostatite bacteriana aguda, bacteriana crônica e não-bacteriana, também denominada de prostatite crônica idiopática. A prostatite bacteriana aguda é pouco comum em comparação com a bacteriana crônica, sendo a não-bacteriana a mais freqüente. Cerca de 50% dos homens apresentarão algum episódio, relacionado com a próstata, durante sua vida. A microbiologia na prostatite bacteriana crônica é a mesma da aguda e incluem os microrganismos referidos no quadro 3.1.

Quadro 3.1 – Prevalência das bactérias causadoras de prostatites.

Escherichia coli	80%
Klebsiella spp. *Enterobacter* spp. *Proteus* spp. *Enterococcus* spp. *Pseudomonas aeruginosa* *Staphylococcus aureus* Outros (*Corynebacterium* spp. *Staphylococcus* coagulase-negativo)	20%

Estudos mais recentes mostram que a prostatite não-bacteriana pode ter uma etiologia infecciosa pois apresenta cultura de rotina negativa, mas, quando se utilizam meios de cultura específicos, podem ser isolados *Chlamydia trachomatis*, *Ureaplasma urealyticum*, *Mycoplasma hominis*, *Candida* spp., *Cryptococcus neoformans* e outros fungos. O diagnóstico microbiológico da prostatite aguda geralmente é mais fácil que o da prostatite crônica. Para a prostatite não-bacteriana, devem-se utilizar meios de cultura especiais, métodos imunoenzimáticos de detecção de alguns microrganismos e também metodologias moleculares. Um dos problemas que nos defrontamos em alguns casos é a interpretação correta dos resultados obtidos, devido à presença conjunta de microrganismos que podem fazer parte da microbiota normal da uretra. A infecção bacteriana da próstata pode ocorrer como resultado de uma infecção ascendente da uretra ou por refluxo de urina infectada nos ductos prostáticos na uretra posterior.

Há também uma associação entre prostatite bacteriana e infecção urinária, podendo resultar em aumento do número de leucócitos e macrófagos na secreção prostática. As culturas quantitativas seqüenciais podem confirmar o diagnóstico da prostatite bacteriana. Uma das técnicas utilizadas para se obter culturas seqüenciais do trato inferior urinário foi descrita por Stamey e Meares. Por meio dessa técnica, considerada padrão-ouro, para se localizar a infecção, são coletadas três amostras de urina e secreção após massagem prostática, na seguinte ordem: urina de primeiro jato, urina de jato médio, secreção prostática e urina após massagem prostática. Para tanto, orienta-se o paciente para reter a urina por 3 a 4 horas, sendo que as amostras devem ser coletadas com rigorosa anti-sepsia.

Todas as amostras de urina devem ser coletadas em um volume preestabelecido: urina de primeiro jato – 10ml (U_1); despreza-se cerca de 200ml seguintes e coleta-se 10ml do jato médio (U_2); faz-se a massagem prostática e coleta-se algumas gotas de secreção prostática (SP) e a seguir coleta-se os primeiros 10ml de urina após massagem prostática (U_3). Todas as amostras são submetidas a cultura quantitativa.

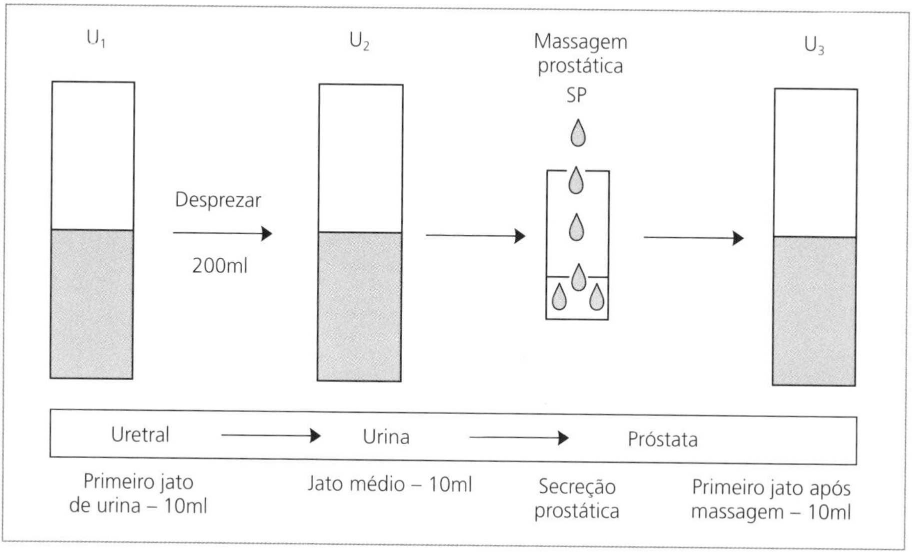

Figura 3.1 – Esquema de coleta seqüencial das amostras para o diagnóstico de prostatite.

A prostatite bacteriana é confirmada pela presença de bactérias na secreção prostática (SP) e na amostra de urina pós-massagem prostática (U_3). Caso haja presença de bactérias na amostra U_1 e U_2, para se confirmar a prostatite bacteriana é necessário que nas amostras de SP e U_3 a quantidade de bactérias isoladas seja muito superior. O critério universalmente aceito para o diagnóstico de prostatite crônica é um aumento de pelo menos 10 vezes no número de microrganismos nas últimas duas amostras (SP e U_3). Uma outra metodologia mais simples para o diagnóstico de prostatites é a cultura e o exame microscópico da urina em duas amostras: antes (U_2) e após massagem prostática (U_3). A concordância dessa metodologia mais simples é de 91%, quando comparada com a metodologia completa.

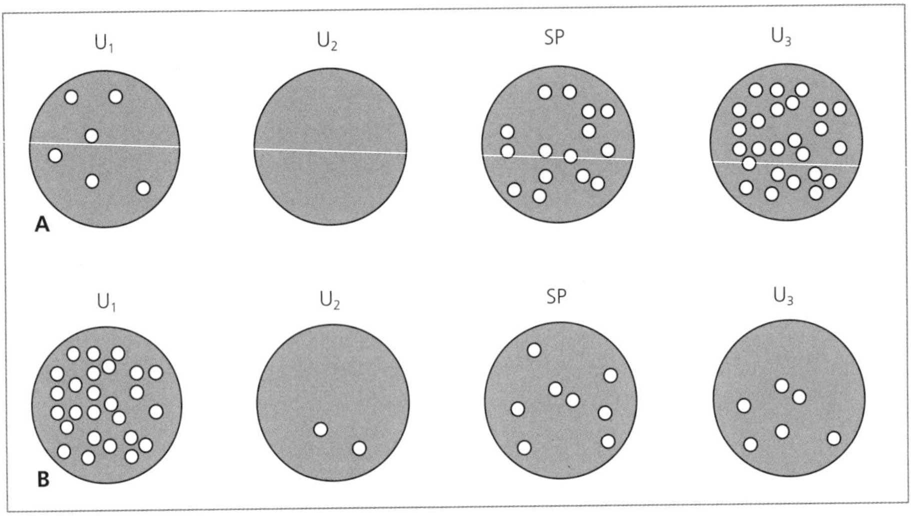

Figura 3.2 – Exemplo de interpretação das culturas semeadas conforme a técnica preconizada por Stamey e Meares. As amostras de urina e de secreção prostática são semeadas quantitativamente. **A**) A presença de bactérias nas amostras SP e U_3, enquanto nas amostras U_1 e U_2 não há crescimento ou este é insignificante, é altamente sugestiva de prostatite bacteriana. **B**) A presença de bactérias na amostra U_1, enquanto as demais amostras não apresentam crescimento significativo, é fortemente sugestiva de colonização uretral.

Bibliografia consultada

MEARES Jr., E.M.; STAMEY, T.A. Bacteriologic localization patterns in bacterial prostatitis and urethritis. *Invest. Urol.*, v. 5, p. 492, 1968.

MEARES Jr., E.M. Prostatitis. *Med. Clin. North Am.*, v. 75, p. 405, 1991.

NICKEL, J.C. The pre and post test (PPMT): a simple screen for prostatitis. *Tech. Urol.*, v. 3, p. 38, 1997.

RES Jr., E.M. Acute and chronic prostatitis: diagnosis and treatment. *Infect. Dis. Clin. North Am.*, v. 1, p. 855, 1987.

SCHAEFFER, A.J. et al. Prevalence and significance of prostatic inflammation. *J. Urol.*, v. 125, p. 215, 1981.

Como pode ser realizado o diagnóstico microbiológico em amostras urogenitais para *Ureaplasma urealyticum* e *Mycoplasma hominis*?

Waldemar Francisco

Os micoplasmas são bactérias desprovidas de parede celular, pleomórficas e somente crescem em meios hipertônicos, contendo 20% de soro de cavalo e extrato de levedura. O método de Gram não tem valor na pesquisa dessa bactéria, uma vez que não apresenta parede celular. Alguns micoplasmas são habitantes normais do trato geniturinário, sobretudo em mulheres, e alguns autores referem que em ambos os sexos a presença de micoplasma no trato genital está diretamente relacionada com o número de parceiros sexuais. Pelo menos 12 espécies têm sido isoladas de amostras humanas. Em amostras urogenitais, o *Mycoplasma hominis* e o *Ureaplasma urealyticum* são os mais freqüentemente isolados.

O *U. urealyticum* utiliza como fonte de energia a uréia, e suas colônias em meios sólidos possuem diâmetro de 10-20µm, enquanto o *M. hominis* utiliza arginina e possui colônias com 100µm de diâmetro. *M. hominis* pode ser isolado de 30 a 70% das mulheres assintomáticas e está fortemente associado a infecção das trompas ovarianas, abscessos tubovarianos, vaginites e uretrites, enquanto o *U. urealyticum* é encontrado em 40 a 80% das mulheres sexualmente ativas e tem sido associado à ocorrência de doenças pulmonares em recém-nascidos de baixo peso. No homem está associado a casos de uretrite não-gonocócica e infertilidade.

Como fazem parte da microbiota genital normal, as culturas para serem interpretadas necessitam ser quantitativas, utilizam-se placas de microtitulação, e podem ser realizadas de diversos materiais, tais como material vaginal, endocervical, secreção uretral, urina de primeiro jato, esperma, líquido prostático, placenta, endométrio e outros. Títulos iguais ou superiores a 10^3UTC/ml (unidades trocadoras de cor/ml) são considerados clinicamente significativos. A coleta do material deve ser realizada com alça bacteriológica ou com *swab* em A3. O material é então semeado quantitativamente nos meios U9 para *U. urealyticum* e M42 para o *M. hominis*, iniciando-se com a diluição 10^3 até 10^8 em placa de microtitulação, tomando-se o cuidado de cobrir cada orifício com óleo mineral estéril. Deve-se incubar a 37°C por até cinco dias para a leitura final. Quando há crescimento de *Ureaplasma*, a cor do meio U9 altera-se de amarelo para vermelho, pela utilização da uréia, e o meio M42, de amarelo para âmbar, pela utilização da arginina, com o crescimento de *M. hominis*. Como controle, é recomendada a semeadura, dos diferentes materiais, em meio sólido A7, para a visualização das colônias. *M. hominis* possui aspecto de ovo frito, e o *U. urealyticum*, colônias escuras como se fossem apenas a gema do ovo.

Existem alguns *kits* comerciais para a detecção desses agentes que apresentam o mesmo princípio do descrito anteriormente, como: Mycoplasma DUO (Sanofi-Pasteur), para a detecção e o SIR *Mycoplasma* (Sanofi-Pasteur) para a realização do teste de avaliação da suscetibilidade. Outro *kit* comercial disponível é o Mycoplasma IST2 (bioMérieux), que contém meio de transporte, *kit* para titulação e detecção, e o teste de avaliação da suscetibilidade a alguns antimicrobianos. As técnicas de biologia molecular permitem a detecção e a quantificação desses patógenos, mas têm custo elevado.

Bibliografia consultada

BEBEAR, C. et al. Methodes d'exploration des infections à mycoplasmes. *Ann. Biol. Clin.*, v. 47, p. 415, 1989.

SEGONDS, C. et al. Mycoplasmas et grossesse-étude préliminaire. *J. Gynecol. Obstet. Biol. Reprod.*, v. 21, p. 385, 1992.

SHEPARD, M.C. et al. Differencial agar medium (A7) for identification of *Ureaplasma urealyticum* in primary cultures of clinical material. *J. Clin. Microbiol.*, v. 3, p. 631, 1976.

Em que período da gestação é recomendada a pesquisa de *Streptococcus* do grupo B, como deve ser realizada a coleta do material clínico e qual a melhor metodologia laboratorial para sua detecção?

Cássia Maria Zoccoli

Apesar dos avanços em medidas preventivas e cuidados em neonatologia, o *Streptococcus* do grupo B, ou *Streptococcus agalactiae*, continua uma das principais causas de infecção neonatal grave. O índice de colonização (vagina e/ou reto) é semelhante em grávidas e não-grávidas e sua taxa de prevalência pode variar de 10 a 30%, de acordo com a população estudada.

A recomendação do CDC (*Centers for Disease Control and Prevention*) é que seja realizada a pesquisa dessa bactéria em todas as gestantes entre a 35ª e 37ª semanas de gestação, com a realização de cultura específica para esse agente em materiais vaginal e retal. Esse período demonstrou melhor sensibilidade e especificidade na detecção do agente em mulheres que permaneceram colonizadas na ocasião do parto.

Como a colonização materna pode ser transitória, o valor preditivo de culturas obtidas antes de cinco semanas da data prevista para o parto é muito baixo, não sendo clinicamente útil. Mulheres colonizadas durante uma gestação poderão não estar colonizadas em gestações futuras, mas a realização dessa pesquisa nas semanas finais de gestação (35ª-37ª) é sempre importante.

O *S. agalactiae* é um coco gram-positivo, beta-hemolítico, de crescimento rápido nos meios usualmente utilizados na rotina microbiológica, porém o não-isolamento dessa bactéria nesses meios habituais não exclui sua presença. É recomendável, para maior segurança, o uso de meios seletivos no processamento da amostra. Esse microrganismo é encontrado como parte da microbiota do trato digestório e/ou do geniturinário.

Metodologia laboratorial

Local de coleta – vagina e reto. Existe um aumento de 5-27% na detecção do *S. agalactiae* quando ambos os locais são pesquisados. Segundo CDC, a cultura de material cervical para *S. agalactiae* não é recomendada.

Procedimento de coleta – colher um *swab* do intróito vaginal (terço inferior e sem espéculo) e outro do reto (inserir através do esfíncter anal). Colocar os *swabs* em meio de transporte não-nutritivo (Amies ou Stuart com ou sem carvão). As amostras podem ser transportadas refrigeradas (2 a 8°C) ou em temperatura ambiente.

Processamento da cultura

- Meios de cultura seletivos que podem ser utilizados: caldo Todd-Hewitt (suplementado com 8μg/ml de gentamicina e 15μg/ml de ácido nalidíxico), caldo LIM (meio base Todd-Hewitt suplementado com 10μg/ml de colistina e 15μg/ml de ácido nalidíxico) ou caldo Trans-Vag (meio base Todd-Hewitt suplementado com 8μg/ml de gentamicina, 15μg/ml de ácido nalidíxico e 5% de sangue de carneiro).
- Inocular os *swabs* em meio seletivo e incubar por 18-24 horas. A não utilização desses meios pode fornecer resultados falso-negativos. Os meios seletivos podem aumentar em até 50% a positividade das culturas. Estudos têm demonstrado que a semeadura simultânea em meio sólido seletivo (CNA ágar) e meio seletivo em caldo aumenta a detecção de *S. agalactiae* em 15%, já que a presença de *Enterococcus faecalis* no meio seletivo líquido pode inibir o crescimento do *S. agalactiae*.
- As amostras que apresentarem turvação no meio seletivo em caldo, subcultivar em ágar-sangue e identificar as colônias suspeitas.

Identificação – as colônias de *S. agalactiae* em ágar-sangue podem apresentar ou não beta-hemólise, são de tamanho médio, circulares, convexas, translúcidas e acinzentadas. O teste da catalase é negativo; o de CAMP, positivo; e o de aglutinação para pesquisa do antígeno específico do grupo b de Lancefield, positivo.

Teste de resistência aos antimicrobianos – testar penicilina, clindamicina e eritromicina. A detecção deste microrganismo por meio de testes rápidos, seja por aglutinação do látex, seja por imunoensaio, apresenta baixa sensibilidade e, portanto, ainda não é recomendado como procedimento de rotina. A amplificação do DNA pode ser realizada em sistema de reação em cadeia pela polimerase (PCR), com detecção em tempo real (*real-time* PCR). Os resultados são obtidos cerca de 1 hora após a coleta, sendo a especificidade e a sensibilidade comparáveis àquelas da cultura tradicional. A limitação do método é a de ter disponível durante as 24 horas do dia um equipamento com custo elevado e mão-de-obra qualificada para executar e interpretar os testes.

Bibliografia consultada

ISENBERG, H.D. *Clinical Microbiology Procedures Handbook*. 2nd ed., v. 1, Washington, D.C., American Society for Microbiology, 2004.

SCHRAG, S.; GORWETZ, R.; FULTZ-BUTTS, K.; SCHUCHAR, A. Prevention of Perinatal Group B Streptococcal Disease. Revised Guidelines from CDC. *MMWR Recomm. Rep.*, v. 51, p. 1-22, 2002.

Como é caracterizada a vaginose citolítica no aspecto clínico-laboratorial?

Waldemar Francisco

A vaginose citolítica é uma infecção pouco conhecida, mas causa comum de queixas cíclicas vulvovaginais em mulheres na idade reprodutiva. Não é uma infecção verdadeira, podendo ser caracterizada como uma inflamação sem infiltração leucocitária, pois essa condição resulta de um crescimento exacerbado de lactobacilos que colonizam normalmente a vagina. Muitas vezes é erroneamente diagnosticada clinicamente como candidíase, devido ao fato de a história e o exame físico serem muito semelhantes. Entretanto, essa infecção tem o padrão de recorrência dos sintomas na fase lútea do ciclo. Freqüentemente, a paciente apresenta prurido, dispareunia (dor durante a relação sexual), disúria vulvar e sintomas cíclicos mais pronunciados durante a fase lútea. Não é uma doença sexualmente transmissível nem indicado um tratamento-padrão com antimicrobianos. Em estudo realizado no Departamento de Microbiologia da Faculdade de Medicina da Universidade Marmara em Istambul, em 210 mulheres com sintomatologia genital sugestiva de candidíase vulvovaginal, 7,1% foram diagnosticadas como vaginose citolítica. Os critérios diagnósticos incluem ausência de *Trichomonas vaginalis*, *Gardnerella vaginalis* ou *Candida* spp. no exame microscópico a fresco e após coloração; número muito aumentado de lactobacilos (bacilos de Döderlein); evidência de citólise pela presença de fragmentos de células epiteliais e/ou núcleos celulares livres; presença de leucorréia discreta ou mesmo pequeno número de polimorfonucleares e pH vaginal entre 3,5 e 4,5. A maioria dos autores recomenda duchas vaginais com bicarbonato de sódio em solução aquosa (50g em 1 litro de água morna), duas a três vezes por semana.

Resumindo, no diagnóstico clínico-laboratorial da vaginose citolítica há prurido vulvar com corrimento vaginal branco, fluido, leitoso e sem odor fétido. O pH vaginal está ao redor de 3,5 a 4,5. No exame bacterioscópico, pelo método de Gram, é importante afastar a possibilidade da presença de outros agentes, principalmente os causadores de vaginites e vaginose bacteriana, verificar o número bastante aumentado de lactobacilos, poucos leucócitos, presença de células superficiais, muitos restos celulares e núcleos soltos. Este quadro caracteriza a vaginose citolítica.

Bibliografia consultada

CERIKCIOGLU, N. et al. Cytolytic vaginosis: misdiagnosed as candidal vaginitis. *Infect. Dis. Obstet. Gynecol.*, v. 12(1), p. 13, 2004.

CIBLEY, L.J. et al. Cytolytic vaginosis. *Am. J. Obstet. Gynecol.*, v. 165, p. 1245, 1991.

Como podemos realizar a coleta de material de lesão genital para a pesquisa de *Treponema pallidum* e demais agentes importantes nesse tipo de material clínico? Quais as metodologias diagnósticas que podem ser utilizadas?

Waldemar Francisco

Para ambos os sexos, devem-se fazer três procedimentos de coleta. Coletar primeiramente o material purulento que recobre as lesões, mesmo que não seja visível, raspando cuidadosamente as bordas ativas das lesões, com o auxílio de uma alça bacteriológica. Preparar um esfregaço fino e homogêneo, evitando ao máximo o atrito demasiado entre a alça e a lâmina de vidro, para não alterar a morfologia dos microrganismos eventualmente presentes. Esta preparação, após coloração de Gram, permitirá a pesquisa do *Haemophilus ducreyi* que, por se tratar de microrganismo piogênico, encontra-se com maior probabilidade no pus das bordas ativas das lesões. Ao exame microscópico apresenta-se como cocobacilos gram-negativos, intra e/ou extracelulares, formando arranjos em paliçada ou em cadeias paralelas (tipo corrente de bicicleta), invariavelmente está associado a cocos gram-positivos, no material das lesões.

O segundo procedimento destina-se à pesquisa do *Treponema pallidum*, no qual se deverá limpar a lesão com gaze estéril, em seguida promover uma irritação para provocar a migração dos treponemas que se encontram no interior do tecido para o fundo da lesão. A melhor forma para provocar esta irritação, sem que haja sangramento, o que acontece com freqüência por tratar-se de lesão friável e o que acarreta dificuldades para o observador, é promover uma irritação química, que pode ser feita encostando-se sobre a lesão uma gaze umedecida com um solvente orgânico volátil (éter). Logo em seguida adicionar uma gota de solução fisiológica sobre a lesão, para fornecer a condição indispensável para a sobrevida dessa bactéria, que sempre migra para locais mais úmidos. Aguardar cerca de 30 segundos, recoletar a gota e depositá-la sobre uma lâmina, cobrir com lamínula, que deverá ser selada com parafina ou esmalte, caso a leitura não se processe imediatamente ou se necessário transportá-la. Nessa lâmina poderemos observar a presença do *T. pallidum*, através de microscopia, utilizando o condensador de campo escuro. Morfologicamente, são espiroquetas com cerca de 0,2μm de espessura por 5-15μm de comprimento, com 6 a 14 espiras, sendo que cada espira possui em média 1μm, regularmente espaçadas, apresentam movimento rotatório em torno de seu eixo longitudinal e movimento de translação. Esses movimentos são lentos e repetitivos, não havendo alteração no tamanho das espiras durante a movimentação. Deve-se também preparar esfregaço, recoletando outras gotas da lesão, para a coloração pelo método de Fontana-Tribondeau, a ser examinado em microscópio comum.

O último procedimento destina-se à citologia; dessa forma, coletaremos o material promovendo um raspado do fundo da lesão e preparando esfregaços finos e homogêneos. Essa lâmina, após coloração específica (Leishman ou Giemsa), permitirá a observação das células de Tzansk (células com inclusão viral), bem como de presença de *Klebsiella* (*Calymmatobacterium*) *granulomatis*, agente do granuloma venéreo. Essa bactéria pode ser visualizada também pelo método de Gram, pois trata-se de um bacilo gram-negativo envolvido por uma cápsula avantajada e visualizado no interior de macrófagos, nos quais massas hialinas, formadas pela fusão das cápsulas, mostram no seu interior as bactérias.

Além das metodologias tradicionais para a visualização dos diferentes agentes, pode-se também utilizar imunofluorescência direta com anticorpos monoclonais e técnicas de biologia molecular, especialmente a PCR.

Bibliografia consultada

CAMARGO, M.E. Sífilis. In: Ferreira, et al. *Diagnóstico Laboratorial das Principais Doenças Infecciosas e Auto-Imunes*. São Paulo, Guanabara Koogan, p. 127-132, 1996.

WHO. Treponemal infection: report of a WHO Scientific Group. Technical report series 674, Geneva, World Health Organization, 1982.

Como deve ser processada e interpretada uma cultura de esperma?

Caio M.F. Mendes

A cultura de esperma deve ser processada em um prazo não superior a 2 horas após a coleta do material clínico. O material, coletado em frasco estéril, deve ser homogeneizado e semeado em meios de cultura adequados, principalmente ágar-sangue, ágar-chocolate e ágar Thayer-Martin (para isolamento de *Neisseria gonorrhoeae*). Os procedimentos de semeadura da amostra devem ser realizados com alça calibrada (10µl) para obtermos um resultado quantitativo do isolamento bacteriano. Os meios de cultura são incubados a 35°C por 48 a 72 horas, sendo que a primeira leitura das placas sempre é feita após 18 a 24 horas de incubação. Caso haja crescimento de dois ou mais microrganismos, a contagem bacteriana total pode ser descrita na forma de porcentagem de crescimento para cada isolado separadamente.

Em algumas situações é também importante a pesquisa de outros agentes que podem ser clinicamente importantes, como por exemplo *Mycoplasma* spp. e *Ureaplasma urealyticum*. O procedimento laboratorial para a pesquisa destes microrganismos requer meios especiais de cultura. O correto nessa situação é realizar culturas quantitativas, expressas em UTC (unidades trocadoras de cor). São considerados significativos somente resultados positivos com contagens iguais ou superiores a 10^3UTC/ml, lembrando-se também que a correlação clínica é importante para fins terapêuticos. Outros agentes podem também ser pesquisados em situações pontuais, e para isso há necessidade de solicitações médicas específicas. Nos referimos aqui, por exemplo, à pesquisa de fungos, micobactérias e *Chlamydia trachomatis*.

Seja qual for o exame solicitado, recomenda-se também um exame microscópico direto do esperma para pesquisar e quantificar a presença de leucócitos e eritrócitos ou até mesmo detectar a presença de leveduras e tricomonas.

Em nossa experiência, correlacionando-se os achados laboratoriais com os dados clínicos, considera-se que contagens bacterianas iguais ou inferiores a 5.000UFC/ml são normais (a não ser para microrganismos sabidamente patogênicos, como *Neisseria gonorrhoeae*, situações em que qualquer contagem deve ser valorizada). Contagens bacterianas superiores a 5.000UFC/ml devem ser valorizadas. O exame deve ser interpretado de modo global, ou seja, microrganismo(s) isolado(s), contagem bacteriana, celularidade da amostra e sempre que possível com alguns dados clínicos do paciente.

Uma parcela de urologistas não considera o exame cultura de esperma com finalidade diagnóstica de prostatite e costuma seguir a metodologia descrita por Stamey e Meares, que utiliza a cultura de secreção prostática e a de três amostras de urina (primeiro jato, jato médio e urina pós-massagem prostática). No entanto, a cultura de esperma é também útil em casos de pacientes que estão em investigação de infertilidade. Geralmente, quando se aprofunda a avaliação de um paciente com alguma alteração no espermograma, a cultura sempre é importante e deve ser solicitada pelo clínico.

Bibliografia consultada

MEARES, E.M.; STAMEY, T.A. The diagnosis and management of bacterial prostatitis. *Br. J. Urol.*, v. 44, p. 175-179, 1979.

4

TRATO URINÁRIO

O isolamento de *Corynebacterium* spp. ou bacilo gram-positivo sugestivo de *Lactobacillus* spp., com contagem ≥ 100.000UFC/ml em uma amostra de urina de jato médio, deve ser considerado?

Caio M.F. Mendes

Resultados de cultura de urina raramente mostram isolamento único de bacilos gram-positivos em contagens significativas. Em casos de pacientes sintomáticos, cujo sedimento urinário mostra leucocitúria, o isolamento de microrganismos com essas características merece investigação, especialmente nos casos em que há crescimento de *Corynebacterium* spp.

A espécie do gênero *Corynebacterium* que pode estar implicada em infecções crônicas e recorrentes do trato urinário é *Corynebacterium urealyticum*. Essas infecções ocorrem principalmente em idosos, imunocomprometidos e naqueles submetidos a cateterismo vesical de demora ou manipulações do trato urinário. Esses pacientes podem apresentar quadros de cistite com depósitos de cristais na mucosa vesical e intensa reação inflamatória. O exame da urina evidencia pH elevado (acima de 7,5), leucocitúria significativa, cristais de fosfato triplo (estruvita) e, na maioria das vezes, cultura negativa. A negatividade da urocultura é explicada pelo fato de que essa espécie é lipofílica e não cresce em ágar CLED ou ágar MacConkey. Seu isolamento pode ser realizado em ágar-sangue de carneiro incubado a 35°C por até 48 horas. As colônias são pequenas e a atividade hidrolítica da uréia é rápida e intensa. *C. urealyticum* é usualmente resistente aos betalactâmicos e sulfametoxazol-trimetoprima e tem sensibilidade variável para fluoroquinolonas, macrolídeos e tetraciclina. O antimicrobiano utilizado no tratamento pode ser a vancomicina, associada à acidificação da urina e à remoção endoscópica das incrustações da mucosa, quando necessário. O isolamento de *Lactobacillus* em urina não tem implicação clínica e correlaciona-se quase sempre com contaminação da amostra com material vaginal. No caso de culturas positivas para *Lactobacillus* spp., quase sempre a repetição da urocultura em amostra coletada com maior rigor de anti-sepsia resulta em negatividade e leucocitúria dentro dos limites da normalidade. Esses casos, em sua maioria absoluta, correspondem a pacientes do sexo feminino com leucorréia. As espécies de *Lactobacillus* são consideradas parte da microbiota normal da uretra e vagina e são utilizadas por alguns clínicos como tratamento pró-biótico em pacientes com infecção urinária de repetição por *Escherichia coli*. Há dois relatos de infecção urinária por *Lactobacillus* spp. bem documentados em pacientes que apresentaram bacteriemia concomitante. Um dos pacientes utilizava *Lactobacillus* spp. como tratamento pró-biótico e o outro apresentava obstrução ureteral. Considerando esses aspectos, a valorização de uroculturas positivas para *Lactobacillus* spp. prescinde de persistência da positividade em amostras de urina coletadas com rigorosa anti-sepsia e se possível por cateterismo vesical.

Bibliografia consultada

DICKGIESSER, U.; WEISS, N.; FRITSCHE, D. *Lactobacillus gasseri* as the cause of septic urinary infection. *Infection*, v. 12(1), p. 14-16, 1984.

LAGROU, K.; VERHAEGEN, J.; JANSSENS, M.; WAUTERS, G.; VERBIST, L. Prospective study of catalase-positive coryneform organisms in clinical specimens: identification, clinical relevance, and antibiotic susceptibility. *Diag. Microbiol. Infect. Dis.*, v. 30(1), p. 7-15, 1998.

LAND, M.H.; ROUSTER-STEVENS, K.; WOODS, C.R.; CANNON, M.L.; CNOTA, J.; SHETTY, A.K. *Lactobacillus* sepsis associated with probiotic therapy. *Pediatrics*, v. 115(1), p. 178-181, 2005.

Nos casos de isolamento em cultura de urina de jato médio, de levedura que não seja *Candida albicans*, qual a importância em se identificar a espécie e em que situações devemos realizar teste de avaliação da resistência aos antifúngicos?

Arnaldo Colombo

O isolamento de *Candida* spp. na urina, independente da contagem de colônias obtida, tem significado clínico incerto, podendo significar: contaminação de coleta/processamento, colonização do sistema de sondagem vesical (se presente), colonização do trato geniturinário, infecção baixa ou pielonefrite. Algumas vezes, em pacientes críticos com fatores de risco para fungemia, tendo em vista a limitação de sensibilidade de hemoculturas no diagnóstico de candidemia, a candidúria pode ser a primeira manifestação da sepse por *Candida* spp. Sendo assim, apesar de a grande maioria dos casos de candidúria estar relacionada a episódios de contaminação ou colonização, situações em que não há necessidade da identificação do fungo ao nível de espécie, em alguns casos clínicos específicos este achado deve ser mais bem explorado.

Na vida real podemos fazer algumas sugestões:

- Pacientes ambulatoriais não devem ter sua primeira cultura de urina positiva para leveduras identificadas em nível de espécie, a menos que o clínico solicite. Havendo um resultado positivo, mais de 90% das vezes o médico não vai necessitar da informação da espécie para tratar seu paciente. Caso o médico tenha suspeita de infecção urinária por leveduras em paciente ambulatorial, ele deverá confirmar que esta candidúria é persistente e não transitória. A maneira mais segura de comprovar a persistência da levedura na urina é realizar duas culturas consecutivas, com intervalo de 24 horas. Nesse caso, havendo a segunda cultura positiva, esta colônia deverá ser identificada em nível de espécie.
- Para pacientes hospitalizados, a interpretação da relevância clínica do achado de candidúria (e a decorrente necessidade de definir a espécie) deverá ser feita caso a caso, na dependência de dados clínicos e epidemiológicos. Nesse sentido, algumas populações de risco merecem tratamento especial:
  a) Sempre identificar em nível de espécie leveduras obtidas de pacientes cujo risco de evolução para infecção sistêmica é alta: pacientes neutropênicos, transplantados renais (três primeiros meses), aqueles que serão submetidos a procedimentos cirúrgicos ou invasivos de trato geniturinário.

b) Em pacientes sépticos, sem diagnóstico etiológico, em que a suspeita clínica de candidíase sistêmica esteja presente, sugerir a coleta de hemoculturas e identificar as colônias isoladas da amostra de urina, em nível de espécie. Esse paciente é candidato a ser tratado empiricamente de candidíase invasiva, situação na qual o conhecimento da espécie é importante na escolha terapêutica.

Nesse contexto, na tentativa de criar uma rotina geral no laboratório, uma sugestão é identificar em nível de espécie apenas amostras originárias de cultura de pacientes de maior risco: pacientes de UTI (unidades de terapia intensiva), da onco-hematologia e submetidos a transplantes de órgãos.

Se há controvérsias na definição de quais situações clínicas o diagnóstico de espécie de leveduras encontradas na urina é pertinente, mais difícil ainda é sugerir uma política única de realização de testes de avaliação da suscetibilidade a antifúngicos em amostras de urina. Na tentativa de simplificar o gerenciamento desse problema, pode-se sugerir que em unidades hospitalares, onde há evidências de que a resistência a fluconazol seja um problema relevante, todas as amostras de urina para as quais seja indicada a identificação de espécie da levedura seja também realizado o teste de avaliação da suscetibilidade ao fluconazol. Em hospitais de menor complexidade, ou onde a resistência a azólicos é inexistente ou baixa (< 5%), deixar a solicitação de testes de suscetibilidade a critério do clínico, que terá condições de avaliar qual o cenário real de risco de seu paciente.

Quais as possíveis interpretações para um resultado negativo de cultura de urina de jato médio que mostra leucocitúria acentuada no exame de sedimento urinário?

Caio M.F. Mendes

Leucocitúria (piúria) é a presença de um número elevado de leucócitos polimorfonucleares na urina. É uma evidência de resposta inflamatória no trato urinário, e não significa obrigatoriamente infecção urinária.

Na rotina laboratorial, resultados de exames de cultura de urina que apresentam leucocitúria e cultura negativa ocorrem com relativa freqüência, em torno de 2 a 5% do total de exames de cultura de urina realizados, sendo esse achado mais comum no sexo feminino e em crianças. Diversas são as possibilidades da ocorrência de resultados negativos de cultura de urina cujo exame do sedimento urinário mostra leucocitúria, seja discreta (> 10.000 e ≤ 100.000 leucócitos/ml), seja acentuada (> 100.000 leucócitos/ml). Dentre as possibilidades mais comuns, podemos citar o uso prévio de antimicrobianos, acarretando em algumas situações inibição do crescimento bacteriano em pacientes com infecção urinária. Alguns antimicrobianos, dependendo da dosagem, podem apresentar níveis urinários em concentrações inibitórias, durante alguns dias após sua administração. Outra situação relativamente comum se deve a uma coleta inadequada da amostra de urina, levando à contaminação com material genital. Essa contaminação, por ocasião da coleta da amostra de urina, muitas vezes é acompanhada também por células do epitélio vaginal e por leucócitos. Isso pode levar a um resultado de cultura negativa com piúria, pois parte da microbiota habitual do trato genital, especialmente em pacientes do sexo feminino, é composta por microrganismos que nem sempre são capazes de crescer nos meios habitualmente empregados para a realização de cultura de urina.

Entre outras causas de leucocitúria com culturas negativas, podemos citar: tuberculose do trato urinário, infecções por *Chlamydia trachomatis*, infecções por *Mycoplasma* spp. e/ou *Ureaplasma urealyticum*, calculose renal (mesmo assintomática), nefrites tubulointersticiais, glomerulonefrites proliferativas lúpicas ou não, processos inflamatórios paravesicais, processos traumáticos vesicais (como ocorre no pós-operatório de cirurgias envolvendo a bexiga), pós-operatório de prostatectomia e estado febril (principalmente em crianças).

Para interpretação mais segura de um exame de cultura de urina, seria importante ter algumas informações adicionais, tais como motivo da realização do exame, sintomatologia do paciente; se assintomático, tem algum risco para infecção?

De qualquer forma, a presença de leucocitúria tem alta sensibilidade (95%), mas baixa especificidade (70%) para indicar infecção do trato urinário. Por outro lado, a presença de bactérias no exame microscópico direto tem baixa sensibilidade (40 a 70%), mas apresenta alta especificidade (85 a 95%) para infecção do trato urinário.

Bibliografia consultada

HOBERMAN, A.; WALD, E.R.; REYNOLDS, E.A.; PENCHANSKY, L.; CHARRON, M. Pyuria and bacteriuria in urine specimens obtained by catheter from young children with fever. *J. Pediatr.*, v. 124, p. 513-519, 1994.

STAMM, W.E. Measurement of pyuria and its relation to bacteriuria. *Am. J. Med.*, v. 75 (Suppl 1B), p. 53-58, 1983.

TAMBYAH, P.A.; MAKI, D.G. The relationship between pyuria and infection in patients with indwelling urinary catheters. *Arch. Intern. Med.*, v. 160, p. 673-682, 2000.

É realmente importante se fazer correlação do resultado de uma cultura de urina de jato médio com o resultado do exame do sedimento urinário?

Maria Goreth Matos de Andrade

Sim. Pois a análise dos dois exames associados melhora a acurácia diagnóstica. O estudo do sedimento urinário é rapidamente disponível e a presença de piúria em pacientes sintomáticos é indicador muito sensível de infecção do trato urinário. O achado de piúria associado à bacteriúria com contagem ≥ 100.0000UFC/ml confirma o diagnóstico. Sabemos que a presença de leucócitos na urina reflete a possibilidade de uma resposta inflamatória do trato urinário e que podemos ter situações em que o paciente apresenta urocultura negativa com piúria. É importante observar que há situações em que o paciente pode apresentar infecção do trato urinário com contagem normal ou discretamente elevada de leucócitos. Nesses casos, pensar em condições clínicas que reduzem a resposta inflamatória (leucopenia, drogas imunossupressoras). No entanto, a ausência de piúria e bacteriúria na urina, sem uso concomitante de antimicrobianos, praticamente afasta o diagnóstico de ITU. Em mulheres com síndrome uretral aguda, em que há leucocitúria, contagens bacterianas tão baixas quanto 10.000UFC/ml devem ser valorizadas.

Bibliografia consultada

GOLDMAN, L.; BENNETT, J.C. *Tratado de Medicina Interna*. 21ª ed., Rio de Janeiro, Guanabara Koogan, 2001.

KOCK, V.H.; ZUCCOLOTTO, S.M. Infecção do trato urinário: em busca de evidências. *Jornal de Pediatria (Rio de Janeiro)*, v. 79 (Supl.1), Porto Alegre, 2003.

MURRAY, P.R.; BARON, E.J.; PFALLER, M.A.; TENOVER, F.C.; YOLKEN, R.H. *Manual of Clinical Microbiology*. 8th ed., Washington, D.C., American Society for Microbiology, 2003.

OPLUSTIL, C.P.; ZOCCOLI, C.M.; TOBOUTI, N.R.; SINTO, S.I. *Procedimentos Básicos em Microbiologia Clínica*. 2ª ed., São Paulo, Sarvier, 2004.

RUSSO, C.J.; WALCK, J.A.; GRACELY, E.J. Do clumped leukocytes on standard urinalysis predict urinary tract infection in children? *Acad. Emerg. Med.*, v. 11, Number 5, p. 565, 2004.

Qual a relevância de se pesquisar anaeróbios em amostras de urina?

Igor Mimica

Embora a flora normal do intestino, vagina e pele seja rica em bactérias anaeróbias estritas, estas raramente causam infecção urinária. A cultura de urina para a pesquisa de anaeróbios só deve ser feita em casos muito especiais, como:

- malformações anatômicas;
- fístulas enterourinárias;
- presença de leucocitúria, bacteriúria (detectada pela bacterioscopia), cultura negativa e o paciente não está em uso de antimicrobianos.

O fato de os anaeróbios dos gêneros *Bacteroides* e *Peptostreptococcus* fazerem parte da microbiota normal da uretra humana torna as amostras de urina coletadas por micção espontânea ou cateterismo vesical inadequadas para o diagnóstico das infecções urinárias causadas por esses agentes. A amostra de urina para cultura de anaeróbios deve ser obtida por punção suprapúbica.

Bibliografia consultada

FOXMAN, B. Epidemiology of urinary tract infections: incidence, morbidity, and economic costs. *Am. J. Med.*, v. 113, p. 5S-13S, 2002.

KUNIN, C. *Urinary Tract Infections*. 5th ed., Philadelphia, Williams and Wilkins, 1997.

WILSON, M.L.; GAIDO, L. Laboratory diagnosis of urinary tract infections in adult patients. *Clin. Infect. Dis.*, v. 38, p. 1150-1157, 2004.

Como proceder em casos de cultura de urina de jato médio que mostram resultados positivos (≥ 100.000UFC/ml) de um único microrganismo e ausência de leucocitúria no exame de sedimento urinário?

Caio M.F. Mendes

Apesar de ser muito comum a associação de infecção urinária com leucocitúria, podemos ter infecção do trato urinário (ITU) sem presença de leucocitúria significativa. Resultados de cultura de urina com contagem bacteriana ≥ 100.000UFC/ml e com isolamento de um único microrganismo devem ser considerados significativos, mesmo na ausência de leucocitúria, principalmente se o paciente estiver sintomático. É importante lembrar que no paciente assintomático é relativamente comum termos resultados sem leucocitúria significativa e contagem bacteriana elevada, fato mais comum em mulheres; é o que se chama comumente de "bacteriúria assintomática". Em algumas situações, resultados de cultura de urina com contagens inferiores a 100.000UFC/ml podem ser valorizados, independentemente se há ou não leucocitúria.

Em situações em que há dúvida, é recomendável repetir o exame em outra amostra de urina, em até 72 horas, sem uso de medicação antimicrobiana, para melhor avaliação. A repetição tem como fundamento excluir a possibilidade de bacteriúria transiente, fato relativamente comum em mulheres jovens e sadias. Os critérios microbiológicos para o diagnóstico de infecção urinária em homens são semelhantes, mas nossa experiência e de outros autores mostram que nos casos em que o isolado é uma enterobactéria, em quantidade ≥ 100.000UFC/ml, não há necessidade de repetição do exame, pois em mais de 90% das vezes há concordância dos resultados.

Bibliografia consultada

GLECKMAN, R.; ESPOSITO, A.; CROWLEY, M.; NATSIOS, G.A. Reliability of a single urine culture in establishing diagnosis of asymptomatic bacteriuria in adult males. *J. Clin. Microbiol.*, v. 9, p. 596-597, 1979.

HOOTON, T.M.; SCHOLES, D.; STAPLETON, A.E. et al. A prospective study of asymptomatic bacteriuria in sexually active young women. *N. Engl. J. Med.*, v. 343, p. 992-997, 2000.

Quais os antimicrobianos mais indicados a serem testados para uma infecção urinária causada por bacilos gram-negativos em pacientes hospitalizados e da comunidade?

Antonia Maria de Oliveira Machado

As infecções do trato urinário (ITU) manifestam-se em qualquer idade, são menos freqüentes em meninos, exceto em associação com anormalidades anatômicas ou funcionais. Há maior prevalência em meninas até 6 anos de idade, mulheres jovens com vida sexual ativa e pacientes idosos, e geralmente são causadas por bactérias gram-negativas aeróbias presentes na flora intestinal. Infecções recorrentes tornam-se um problema em 25 a 30% das mulheres que apresentam uma primeira infecção. As ITU são responsáveis por 40% das infecções hospitalares, e geralmente estão associadas ao uso de cateter vesical.

A etiologia bacteriana é usualmente demonstrada para a maioria dos episódios de infecção do trato urinário, sendo a *E. coli* o patógeno mais isolado (70 a 95%) nas infecções não complicadas de origem comunitária, seguida de *Staphylococcus saprophyticus* (5 a 20%) e, menos freqüentemente, *Proteus mirabilis, Klebsiella* spp. e *Enterococcus* spp. Nas complicadas e/ou recorrentes e hospitalares, os agentes mais freqüentes são as enterobactérias, os não-fermentadores (*Pseudomonas aeruginosa, Acinetobacter* spp.), os enterococos e raramente os estafilococos.

Devido ao importante aumento nas taxas de resistência bacteriana ocorrida nos últimos anos, existe uma tendência à utilização de antimicrobianos que exerçam menor pressão seletiva e, por outro lado, a disseminação de resistência bacteriana tem exigido a utilização de antimicrobianos mais potentes e com espectro mais ampliado.

O laboratório deve, seguindo as normas para interpretação do teste de avaliação da sensibilidade apresentadas pelo CLSI/NCCLS, testar os seguintes antimicrobianos: ácido nalidíxico, amicacina, ampicilina, cefalotina, ceftriaxona, ciprofloxacina, gatifloxacina, gentamicina, sulfametoxazol-trimetoprima, norfloxacina e nitrofurantoína. Nas infecções hospitalares e/ou mais graves: ácido nalidíxico, amicacina, ampicilina/sulbactam, cefepima, ceftazidima, ceftriaxona, ciprofloxacina, gatifloxacina, gentamicina, imipenem, meropenem, ertapenem e norfloxacina. Para as infecções urinárias hospitalares causadas por *Pseudomonas aeruginosa* multirresistente devemos detectar a concentração inibitória mínima (CIM) para polimixina B, pois seria uma opção terapêutica importante a ser considerada.

Bibliografia consultada

SANFORD, J.P.; GILBERT, D.N.; SANDE, M.A. Guide to antimicrobial therapy, 2001.

SBI e SBU Projeto Diretrizes 13 de julho de 2004.

STAMM, W.E.; NORRBY, R. Urinary tract infections: disease panorama and challenges. *J. Infect. Dis.*, v. 183(S1), p. S1-S4, 2001.

Qual a interpretação de um resultado de cultura de urina de jato médio positiva para *E. coli* na contagem de 50.000UFC/ml com ou sem leucocitúria no exame de sedimento urinário?

Marinês Dalla Valle Martino

O crescimento bacteriano a partir de uma urocultura além de infecção do trato urinário (ITU) pode ser devido à contaminação externa do trato urinário, colonização da porção distal da uretra e colonização assintomática na urina da bexiga.

A importância da urocultura estabeleceu-se inicialmente com os trabalhos de Kass e Finland; para esses autores, os resultados quantitativos na cultura poderiam fazer a discriminação entre ITU e contaminação, sendo que, em amostras de jato médio de urina, valores acima de 100.000UFC/ml são compatíveis com ITU, enquanto valores entre 10.000 e 100.000UFC/ml são considerados suspeitos. Vários critérios quantitativos foram descritos na literatura desde então, e na dependência do patógeno, número de culturas que o microrganismo foi isolado, número de agentes na amostra, sexo e presença de clínica de infecção, entre outros, os valores inferiores a 10^5UFC/ml passam a ser valorizados.

A leucocitúria, por sua vez, é a expressão da resposta inflamatória à agressão microbiana ao urotélio ou parênquima renal. Para que essa inflamação seja documentada, a análise da urina recém-emitida é fundamental, já que sua estocagem em temperatura ambiente pode levar à lise de leucócitos. A piúria depende também do fluxo da urina e do pH, e pode persistir após tratamento adequado de ITU. A densidade urinária é outro dado que pode ser utilizado para avaliar se houve administração ou ingestão de grande quantidade de líquidos, ocasionando assim diminuição da leucocitúria e bacteriúria, pois esses valores são expressos em unidades por mililitro. Existem situações em que os leucócitos na urina podem ser observados sem que sejam indicadores de ITU. Entre elas são descritas: desidratação, traumatismos, resposta inflamatória a agentes químicos, glomerulopatias e até em infecções gastrintestinais, do trato respiratório e pós-vacinação antipoliomielite.

A situação descrita acima relata um resultado com isolado único e com quantificação que pode representar ITU, dependendo do critério utilizado. O agente *Escherichia coli* é característico desse quadro e na presença de leucocitúria o diagnóstico fica reforçado.

Como não se conhecem a clínica do paciente, nem dados antecedentes como uso prévio de antimicrobianos, pela possibilidade de se tratar de ITU, o teste de sensibilidade também deveria acompanhar o resultado final.

Bibliografia consultada

KASS, E.H. Bacteriuria and the diagnosis of the urinary tract. *Arch. Intern. Med.*, v. 100, p. 709-714, 1957.

MARTINO, M.D.V.; TOPOROVSKI, J.; MIMICA, L.M.J.; ANDRADRE, O.; MEDEIROS, E.; MIMICA, I. Avaliação de métodos laboratoriais no diagnóstico das infecções urinárias. *J. Brasil. Nefrol.*, v. 20(3), p. 378-380, 1998.

PEZZLO, M.; YORK, M.K. Aerobic bacteriology. Urine cultures. In: Isenberg, H.D. *Clinical Microbiology Procedures Handbook*. 3.12.1, 2nd ed., Washington, D.C., American Society for Microbiology, 2004.

Quanto tempo após o término da antibioticoterapia uma cultura de urina pode ser realizada?

Ulysses Moraes Oliveira

As infecções do trato urinário podem ser tratadas com diferentes antibióticos. O efeito bactericida depende da concentração inibitória mínima da droga na corrente sangüínea, a qual depende da via de administração e eliminação e da concentração atingida em cada tecido. Essa exposição é o verdadeiro determinante do tempo de tratamento e da erradicação do patógeno das vias urinárias em última instância. Como regra farmacocinética básica, tinha-se como preceito que com a interrupção da medicação, após cinco meias-vidas, não mais existiria medicação na corrente circulatória e conseqüentemente nem na urina. A partir desse conceito, foi estabelecido que 48 horas seriam um período de tempo adequado para a coleta de amostra de urina após término de tratamento antimicrobiano, para que a cultura não sofresse interferência do fármaco. Todavia, esta regra, embora possa ser válida para alguns antimicrobianos, não pode ser generalizada, uma vez que há inúmeras opções terapêuticas disponíveis, com inúmeras vias de administração e com diversos perfis farmacocinéticos. Como, por exemplo, as fluoroquinolonas, em que as de segunda geração quase só estão presentes na urina, com níveis séricos e teciduais baixíssimos. Em contrapartida, as de quarta geração são em sua maioria de eliminação hepática (quase sem presença na urina).

Para antibióticos com meias-vidas de 8 horas, a medicação deixa de existir na corrente sangüínea após 40 horas. Nas drogas utilizadas de 12 em 12 horas, como a vida média é maior, podem permanecer mais tempo. Mas, para ambas, após 48 horas, a concentração é ineficaz para impedir o crescimento dos agentes etiológicos.

Portanto, entendemos que é possível coletarmos uma amostra de urina para controle de cura após 48 horas sem medicação. Todavia, deve-se estar atento a pacientes em uso de drogas com meia-vida prolongada (fator da droga) e com condições clínicas que requeiram tratamento por longos períodos de tempo (fatores do paciente ou do patógeno). Nesses casos, um período maior que 48 horas pode ser necessário para a coleta de cultura de urina após tratamento.

Bibliografia consultada

BIRNBAUMER, D. The new antibiotics. *Emerg. Med. Clin. North Am.*, v. 18(4), p. 671-708, 2000.

NICOLLE, L.E. Urinary tract infection: traditional pharmacologic therapies. *Dis. Mon.*, v. 49(2), p. 111-128, 2003.

OWENS Jr., R.C. Clinical use of the fluoroquinolones. *Med. Clin. North Am.*, v. 84(6), p. 1447-1469, 2000.

Até que ponto é verdadeira a afirmação que para se estabelecer o diagnóstico laboratorial de uma infecção urinária é necessário que a cultura de urina apresente ≥ 100.000UFC/ml de determinado agente?

Caio M.F. Mendes

Sabemos que o critério mais usado e tradicional para se definir uma infecção urinária (bacteriúria significativa) é a presença de ≥ 100.000UFC/ml. Esse critério foi estabelecido há mais de 40 anos, inicialmente somente para mulheres com quadro de pielonefrite aguda ou assintomáticas com infecções urinárias de repetição. Posteriormente, esse mesmo critério foi também instituído para se diagnosticar infecção urinária em qualquer outra situação. Porém, com o decorrer do tempo, foi sendo observada uma grande quantidade de pacientes com infecção urinária que, ao realizarem exames de cultura de urina, apresentavam contagens bacterianas inferiores a 100.000UFC/ml.

Em nossa rotina laboratorial, é relativamente freqüente obtermos resultados de exames de cultura de urina com contagens inferiores a 100.000UFC/ml, acompanhados ou não de leucocitúria, em pacientes com sinais clínicos de infecção urinária. No caso de pacientes com sintomatologia característica, esses resultados devem ser valorizados. Porém, nos pacientes assintomáticos ou em crianças de menor idade, nas quais para a coleta da amostra de urina foi utilizado saco coletor, precisamos ter mais cautela na interpretação e conseqüente valorização desse tipo de resultado. Existem algumas situações em que contagens bacterianas baixas ocorrem, por interferência de outros fatores. Sabe-se que o uso prévio de antimicrobianos pode às vezes proporcionar resultados de cultura de urina com contagens baixas, inferiores a 100.000UFC/ml, eventualmente levando a resultados negativos de cultura. Outro fator que também pode influenciar na contagem bacteriana é a hidratação exagerada do paciente antes da coleta da amostra de urina.

Em minha experiência pessoal, nos casos em que a cultura de urina apresenta resultado positivo com um único microrganismo característico como causador de infecção urinária e com contagem intermediária, na faixa de > 10.000UFC/ml e < 100.000UFC/ml, o resultado deve ser liberado, inclusive o antibiograma quando solicitado, independentemente da quantidade de leucócitos presentes. Sempre que possível, é importante entrar em contato com o médico do paciente para discutir o resultado. Alguns autores consideram que resultados positivos de cultura de urina, em amostras coletadas com o uso de sonda vesical, devem ser sempre valorizados, mesmo em contagens a partir de 10^2UFC/ml.

Bibliografia consultada

CLARRIDGE, J.E.; JOHNSON, J.R.; PEZZLO, M.T. *Cummitech 2B: Laboratory Diagnosis of Urinary Tract Infections*. Washington, D.C., American Society for Microbiology, 1998.

KASS, E.H. Bacteriuria and the diagnosis of infections of the urinary tract. *Arch. Intern. Med.*, v. 100, p. 709-714, 1957.

VAN NOSTRAND, J.D.; JUNKINS, A.D.; BARTHOLDI, R.K. Poor predictive ability of urinalysis and microscopic examination to detect urinary tract infection. *Am. J. Clin. Pathol.*, v. 113, p. 709-713, 2000.

WILSON, M.L.; GAIDO, L. Laboratory diagnosis of urinary tract infections in adult patients. *Clin. Infect. Dis.*, v. 38, p. 1150-1158, 2004.

No caso de tratamento de infecções do trato urinário em gestantes, quais os antimicrobianos mais seguros e eficazes?

Igor Mimica

Os antimicrobianos, assim como as demais medicações, são classificados em cinco categorias quanto ao seu efeito na gestação. A categoria A inclui medicações que comprovadamente não oferecem risco, mas nenhum antimicrobiano pertence a essa classe. A classe B agrupa medicações cujos estudos não mostram riscos para a gestação em animais, mas em humanos não mostram adequação. Também pertencem a essa classe B medicações cujos estudos evidenciam toxicidade para animais, mas não para humanos. A classe B é utilizada rotineiramente em gestantes. Pertencem à classe C as medicações cujos estudos em animais mostram toxicidade e estudos em humanos não se mostraram adequados, mas o benefício de seu uso pode exceder o risco. As medicações pertencentes à classe D apresentam risco para a gestação em humanos, mas o benefício de seu uso pode superar o risco. Pertencem à classe X as medicações que causam anormalidades em fetos humanos e cujos riscos excedem os benefícios.

Os betalactâmicos são as drogas mais seguras para uso na gestação, pois atuam na estrutura bacteriana (parede celular) sem homólogo em células eucarióticas. Existe consenso para que tanto a infecção urinária sintomática como a assintomática devem ser tratadas o mais precocemente possível durante a gravidez. Assim, a pielonefrite e o parto prematuro podem ser prevenidos. As drogas mais utilizadas no tratamento das infecções urinárias em gestantes são amoxicilina, ampicilina, cefalexina e nitrofurantoína. As cefalosporinas de terceira geração podem ser utilizadas caso não seja possível a administração por via oral ou a bactéria seja resistente às drogas anteriormente citadas. Devem ser evitados sulfametozaxol/trimetoprima, fluoroquinolonas e tetraciclinas.

Bibliografia consultada

KUNIN, C. *Urinary Tract Infections*. 5th ed., Baltimore, Williams and Wilkins, 1997.

MANDELL, G.L.; BENNET, J.F.; DOLIN, R. *Principles and Practices of Infectious Diseases*. 5th ed., New York, Churchill Livingstone, 2000.

Quadro 4.1 – Antimicrobianos utilizados em tratamento de infecções urinárias e risco para gestação.

Classe	Aminoglicosídeos	Betalactâmicos	Fluoroquinolonas	Outros
B		Penicilinas Penicilinas/inibidores de betalactamases Cefalosporinas Meropenem Ertapenem		Nitrofurantoína Fosfomicina
C		Imipenem	Ciprofloxacina Levofloxacina Gatifloxacina Moxifloxacina	Sulfametoxazol/ trimetoprima
D	Amicacina Gentamicina			

Em pacientes sondados quando se deve realizar cultura de urina e qual a freqüência?

Maria Rita Elmor de Araújo

Cerca de 15 a 25% dos pacientes hospitalizados são submetidos a cateterismo vesical em algum momento durante a internação. A maioria permanece sondada por um curto período, e aproximadamente 10 a 30% desenvolve bacteriúria, número significativamente maior que o encontrado em pacientes hospitalizados não-cateterizados (1%). As infecções do trato urinário relacionadas a cateter representam mais de 40% das infecções adquiridas no hospital e são a segunda maior causa de bacteriemia em pacientes hospitalizados. A maioria dos microrganismos envolvidos deriva da própria microbiota intestinal e perineal do paciente ou das mãos dos profissionais de saúde durante a inserção ou manipulação do cateter vesical e do sistema coletor. A maioria dos cateteres urinários é coberta por uma camada espessa de biofilme intra e extraluminal. Este pode ser um grande interferente nas culturas de urina coletadas por punção do cateter com agulha, pois muitas vezes o material do biofilme aderido à superfície do cateter é também coletado juntamente com a amostra de urina levando a culturas positivas que apenas representam a colonização do dispositivo.

Stark e Maki estudaram pacientes sondados cultivando amostras de urinas coletadas diariamente. Os resultados mostram que mesmo contagens muito baixas eram altamente preditivas de infecção relacionada ao cateter urinário, pois os níveis de bacteriúria ou candidúria quase que uniformemente aumentavam para $\geq 10^5$UFC/ml dentro de 24 a 48 horas.

A maioria dos clínicos usa o critério de $> 10^5$UFC/ml para considerar bacteriúria significativa em amostras de micção isolada em pacientes não-sondados. No entanto, uma vez que se identifica um microrganismo na urina de paciente sondado, a menos que se inicie a antibioticoterapia, a progressão para concentrações $> 10^5$UFC/ml ocorre, freqüentemente, dentro de 72 horas. Sendo assim, muitos autores consideram concentrações $> 10^2$ ou 10^3UFC/ml, em urina coletada com agulha pelo dispositivo de amostragem do cateter urinário, como indicativo de infecção. Não é incomum encontrar múltiplos patógenos em urina de pacientes cateterizados.

A coleta de amostras de urina para cultura desses pacientes somente deve ser indicada quando houver suspeita de quadro infeccioso associado, e nunca de forma rotineira. A cultura de vigilância somente deve ser realizada quando preconizada pela Comissão de Infecção Hospitalar para monitoramento de pacientes recém-admitidos vindos de outras instituições, para propor medidas de isolamento de portadores de patógenos resistentes. Em pacientes cateterizados, o encontro de bacteriúria pode representar colonização da sonda, principalmente se houver presença de biofilme na amostragem. Nesses casos, é interessante que se faça a troca da sonda e coleta de nova amostra para confirmação. A leucocitúria pode ou não estar presente em pacientes assintomáticos, sendo fundamental a correlação clínica com sinais e sintomas de infecção local ou sistêmica para melhor definição diagnóstica.

Bibliografia consultada

MAKI, D.G.; TAMBYAH, P.A. Engineering out the risk of infection with urinary catheters. *Emerg. Infect. Dis.*, v. 7, n. 2, p. 342-47, 2001.

STARK, R.P.; MAKI, D.G. Bacteriuria in the catheterized patient. What quantitative level of bacteriuria is relevant? *N. Engl. J. Med.*, v. 311, p. 560-564, 1984.

WARREN, J.W. Nosocomial urinary tract infections. In: Mandell, Douglas e Bennett's *Principles and Practices of Infectious Diseases*. 5th ed., Philadelphia, Churchill Livingstone, p. 3028-3038, 2000.

WONG, E.S. et al. *Guideline for Prevention of Catheter Related Urinary Tract Infections*. Atlanta, Centers for Diseases Control, 1981.

O que é bacteriúria assintomática em paciente não-sondado?

Caio M.F. Mendes

Bacteriúria assintomática ou infecção urinária assintomática é o isolamento de quantidade significativa de qualquer microrganismo em cultura de amostra de urina coletada de modo adequado de um paciente sem nenhum sinal ou sintoma evidente de infecção urinária.

Para se fazer o diagnóstico microbiológico correto de uma bacteriúria assintomática é necessário realizar-se coleta de amostra de urina (jato médio em crianças maiores de 3 anos ou adultos), isenta de contaminação e semear esta amostra em meios de cultura adequados o mais rapidamente possível, ou armazenar sob refrigeração (2 a 8°C) para se evitar replicação bacteriana.

É importante salientar que é relativamente comum o surgimento de bacteriúria em pacientes submetidos à sondagem vesical, sendo que, com o decorrer do tempo de permanência da sonda, aumenta a probabilidade do surgimento de bacteriúria, de tal modo que praticamente 100% dos pacientes com sonda permanente irão apresentar bacteriúria. Dessa forma, a leucocitúria é evidência de uma resposta inflamatória do trato geniturinário e um achado relativamente comum em pacientes com bacteriúria assintomática. A leucocitúria pode estar presente em cerca de 30% das mulheres jovens com bacteriúria assintomática, em cerca de 30 a 70% das grávidas, 70% das mulheres diabéticas, 90% em pacientes idosos, 90% dos pacientes submetidos a hemodiálise e 50 a 100% daqueles em uso de sondas de longa duração. De qualquer forma, a presença ou ausência de piúria não diferencia uma infecção urinária sintomática de uma assintomática.

O diagnóstico de bacteriúria assintomática deve ser baseado na cultura de urina coletada de modo adequado para se evitar a possibilidade de qualquer tipo de contaminação externa.

- Para mulheres assintomáticas, bacteriúria é definida como duas culturas consecutivas de urina, jato médio, com isolamento do mesmo microrganismo em contagem ≥ 100.000UFC/ml.
- No homem uma única cultura de urina, jato médio, com a presença de um único microrganismo na contagem de ≥ 100.000UFC/ml é suficiente para se caracterizar bacteriúria assintomática.

No homem e na mulher uma única cultura de urina, colhida através de sonda, que apresenta um único microrganismo na contagem de ≥ 100.000UFC/ml é suficiente para se caracterizar bacteriúria assintomática.

A bacteriúria assintomática é relativamente comum, mas sua prevalência na população varia com a idade do paciente, sexo e eventual presença de outras anormalidades. Alguns pesquisadores consideram que bacteriúria assintomática acompanhada de piúria não é indicação de terapia antimicrobiana, mas há situações em que a persistência desse quadro merece terapia antimicrobiana específica.

Gestantes devem ser avaliadas pelo menos uma vez no início da gravidez e tratadas se exame positivo. Exames de cultura de urina para a detecção de bacteriúria recorrente devem ser realizados após terapia inicial.

Bibliografia consultada

BACHMAN, J.W.; HEISE, R.H.; NAESSONS, J.M.; TIMMERMAN, M.G. A study of various tests to detectc asymptomatic urinary tract infections in an obstetric population. *JAMA*, v. 270, p. 1971-1974, 1993.

HOOTON, T.M.; SCHOLEES, D.; STAPLETON, A.E. et al. A prospective study of asymptomatic bacteriuria in sexually active young women. *N. Engl. J. Med.*, v. 343, p. 992-997, 2000.

NICOLLE, L.E. Urinary tract infections in long-term care facilities. SHEA Long Term Care Committee. *Infect. Control. Hosp. Epidemiol.*, v. 22, p.167-175, 2001.

STEWARD, D.K.; WOOD, G.L.; COHEN, R.L.; SMITH, J.W.; MACKOWIAK, P.A. Failure of the urinalysis and quantitative urine culture in diagnosing symptomatic urinary tract infections in patients with long-term urinary catheters. *Am. J. Infect. Control.*, v. 13, p. 154-160, 1985.

É válida a realização de testes de triagem para selecionar amostras de urina que devem ser submetidas a cultura?

Ulysses Moraes Oliveira

Clinicamente, as infecções do trato urinário podem causar ardor à micção, polaquiúria, urgência urinária e perda urinária devido a esforço. Mas alguns pacientes são assintomáticos, ou melhor, não se apresentam com esses sintomas clássicos. A resposta do hospedeiro pode também ser diversa, com leucocitúria, hematúria, ambas ou sem nenhuma das duas. Dentro dessa variabilidade, o diagnóstico de certeza somente pode ser obtido realizando a cultura de urina. Entendemos que nada pode substituir uma urocultura. Mas os testes de triagem podem agregar algum valor ao clínico para a decisão em urgências. Correlacionam-se bem quando o crescimento é igual ou superior a 10^5UFC/ml de urina, mas não tão bem na presença de pequena contagem de colônias.

A coloração de Gram é rápida e econômica e o encontro de uma ou mais bactérias por campo de imersão, em amostra de urina não centrifugada, correlaciona-se bem com a contagem superior a 10^5UFC/ml de urina.

A pesquisa da esterase leucocitária é um marcador de leucócitos íntegros ou lisados. Quando positiva, em urina recém-emitida correlaciona-se com a presença de infecção urinária, mas a pesquisa negativa não significa ausência de infecção, pois existem pacientes sem leucocitúria. A contaminação da urina com material vaginal pode gerar resultados falso-positivos.

Muitas bactérias uropatogênicas são capazes de reduzir o nitrato a nitrito (*E. coli*, *Klebsiella* spp., *Enterobacter* spp., *Proteus* spp., *Staphylococcus* spp. e espécies de *Pseudomonas*) e então gerar testes de nitrito positivos em amostras de urina com contagem de colônias superior a 100.000 colônias/ml de urina, mas *Enterococcus* spp. é incapaz de reduzir o nitrato. Resultados de nitrito positivos podem ocorrer quando houver contaminação da coleta com material vaginal ou quando houver proliferação bacteriana no frasco com a urina.

Devido à baixa sensibilidade e especificidade destes métodos, é sempre importante a realização da cultura de urina, pois é de fácil execução, baixo custo e fornece informação de grande valor para os clínicos. A semeadura em placas ágar-sangue, ágar MacConkey, ágar CLED, assim como o laminocultivo permitem a contagem de colônias e a identificação bacteriana.

Bibliografia consultada

HENRY, J.B. *Clinical Diagnosis and Management by Laboratory Methods*. 20th ed., Philadelphia, W.B. Saunders Company, 2001.

JOHNSON, C.C. Definitions, classification and clinical presentation of urinary tract infections. *Med. Clin. North Am.*, v. 75, p. 241-252, 1991.

Por que a infecção do trato urinário é mais freqüente em pacientes do sexo feminino?

Ulysses Moraes Oliveira

As bactérias que colonizam o trato digestório são as mesmas que causam a extensa maioria das infecções do trato urinário (ITU), tanto cistite quanto pielonefrite, em ambos os sexos. A maior prevalência de ITU na mulher deve-se ao fato de ser mais fácil a colonização da mucosa vaginal. Hábitos de higiene, relação sexual, vestimentas, dentre outras, podem facilitar essa colonização. A literatura é extensa e a explicação mais aceita é que essa colonização se deve a uma seleção natural de cepas de *E. coli* capazes de expressar uma fímbria (fímbria tipo 1) em sua superfície. Essas fímbrias aderem a receptores específicos presentes na superfície das células da mucosa vaginal, do epitélio periuretral e da uretra. Após colonização vaginal, essas cepas multiplicam-se e assim aderem e ascendem até a mucosa periuretral e uretra e atingem a bexiga.

Há ainda um grupo de pacientes que tem cistite de repetição. São na maioria mulheres e apresentam maior número de receptores na mucosa, fato que as torna mais suscetível à colonização e à infecção. Importante entender que, clinicamente, podem ser várias infecções e não exclusivamente tratamento ineficaz.

Na primeira infância, a maior prevalência em meninas pode ser facilmente explicada por razões exclusivamente anatômicas e a contaminação fecal.

5

HEMOCULTURA

Em que situações se torna importante a coleta de novas amostras de hemocultura?

Caio M.F. Mendes

A partir do momento em que para o diagnóstico de um processo infeccioso já foram realizadas duas ou três punções (entende-se por punção a coleta em paciente adulto, de cerca de 20ml de sangue venoso e distribuição deste volume em dois frascos de hemocultura, sejam ambos aeróbios ou um aeróbio e outro anaeróbio), é bastante discutível o valor de se realizar novas culturas de sangue. Na eventualidade de serem solicitadas novas amostras de hemocultura, estas devem ser coletadas no mínimo após 48 ou 72 horas após a realização das hemoculturas iniciais, pois em nossa experiência quase a totalidade dos verdadeiros patógenos é isolada nas primeiras 72 horas. Vários estudos já mostraram que a repetição de hemoculturas nessa situação é desnecessária, com exceção de pacientes com quadro clínico suspeito de endocardite e que estavam em uso prévio de antimicrobianos por ocasião das coletas iniciais de hemoculturas. É também comum serem solicitadas amostras adicionais quando o paciente apresenta novos episódios de bacteriemia, persistência do quadro febril e/ou leucocitose.

Os resultados dessas repetições, mesmo após as situações clínicas citadas, são de pouco valor, pois cerca de 95% das vezes em que se realizam hemoculturas adicionais não há diferença nos resultados.

Bibliografia consultada

TABRIZ, M.S.; RIEDERER, K.; BARAN Jr., J.; KHATIB, R. Repeating blood cultures during hospital stay: practice pattern at a teaching hospital and a proposal for guidelines. *Clin. Microbiol. Infect.*, v. 10(7), p. 624-627, 2004.

Como pode ser feito o diagnóstico microbiológico de infecções relacionadas a cateteres?

Maria Rita Elmor de Araújo

O uso de cateteres garante o acesso vascular para auxiliar no tratamento, mas coloca os pacientes em risco de infecção, tanto no local de inserção como também podendo causar bacteriemia, tromboflebites, endocardites e outras infecções metastáticas (abscesso pulmonar ou cerebral, osteomielite e endoftalmite). A maioria das infecções graves está associada a cateteres venosos centrais (CVC), especialmente os utilizados em UTI, que são acessados múltiplas vezes ao dia para medidas hemodinâmicas e coleta de amostras para exames laboratoriais, aumentando assim o risco de contaminação e infecção.

Os microrganismos mais prevalentes em infecções relacionados a cateteres são: *Staphylococcus* coagulase-negativo (SCN), seguido de *Staphylococcus aureus, Enterococcus* spp., bacilos gram-negativos e leveduras. Há também tendência ao aumento de isolados de *S. aureus* resistentes à oxacilina e *Enterococcus* spp. resistentes à vancomicina e às enterobactérias produtoras de betalactamase de espectro estendido (ESBL). A cultura de rotina de todos os cateteres removidos deve ser desencorajada e recomenda-se que somente sejam processados cateteres provenientes de pacientes com suspeita de infecção da corrente sangüínea.

A técnica mais amplamente utilizada para o diagnóstico de infecção relacionada a cateter é o método descrito por Maki, de rolamento do segmento distal do cateter (5cm) na superfície de uma placa de ágar-sangue e determinação do número de colônias (UFC) após 24 horas de incubação (é recomendável fazer nova observação da placa de ágar-sangue após 48 a 72 horas). Essa técnica avalia de forma semiquantitativa apenas a superfície externa do cateter. Considera-se o crescimento de ≥ 15UFC como sugestivo de infecção relacionada ao cateter. Na ausência da cultura semiquantitativa, a infecção relacionada ao cateter pode ser diagnosticada quando há drenagem de secreção purulenta na junção da pele com o cateter. A técnica mais sensível é a cultura quantitativa do cateter, onde o segmento de cateter é imerso em caldo e sonicado (ultra-som) para a liberação dos microrganismos aderidos nas superfícies intra e extraluminal. Em seguida são feitas culturas quantitativas a partir do caldo pós-sonicação. O crescimento de ≥ 1.000UFC/ml na ausência de sinais inflamatórios sugere colonização, e na presença destes, infecção relacionada ao cateter.

O crescimento de < 15UFC (técnica de Maki) ou < 1.000UFC/ml (técnica de sonicação) é considerado indeterminado. Ambas as metodologias requerem a retirada do dispositivo vascular, que em cerca de 80% dos casos resultam em culturas negativas.

Em paralelo, testes diagnósticos mais conservadores para preservar o cateter, principalmente nos pacientes com difícil acesso venoso ou com cateteres de longa permanência, têm sido utilizados com relativo sucesso e compreendem a cultura de amostras de sangue pareadas e simultaneamente obtidas, uma através do cateter central e outra de veia periférica. Em estudos já realizados, foi demonstrado que se a contagem de colônias por mililitro da amostra de sangue obtida pelo cateter for 5 a 10 vezes maior que a da amostra de sangue obtida da veia periférica, há alto valor preditivo de bacteriemia relacionada ao cateter (a cultura quantitativa pode ser realizada pelo método de lise-centrifugação – Isolator, Whampole Laboratories, Cranbury, NJ). Partindo desse princípio, amostras de igual volume coletadas pareadas de cateter e veia periférica podem ser inoculadas simultaneamente em frascos de hemoculturas de sistemas automatizados de monitoração contínua. O tempo para a detecção de positividade é diretamente proporcional ao inóculo inicial; portanto, se a diferença no tempo de positividade entre o frasco colhido do cateter e da veia periférica for maior que 2 horas, parece estar relacionado a infecções devido ao cateter. Essa metodologia apresenta sensibilidade variável de acordo com o tipo de cateter, tempo de permanência e presença de outros focos infecciosos a distância, mas apresenta um alto valor preditivo negativo principalmente para cateteres de longa permanência, o que pode evitar em muitos casos a retirada desnecessária do cateter.

Bibliografia consultada

BOUZA, E. et al. A European perspective on intravascular catheter-related infections: report on the microbiology workload, aetiology and antimicrobial susceptibility (ESGNI – 005 Study). *Clin. Microbiol. Infect.*, v. 10, p. 838-842, 2004.

CLERI, D.J.; CORRADO, M.L.; SELIGMAN, S.J. Quantitative culture of intravenous catheters and other intravascular inserts. *J. Infect. Dis.*, v. 141, p. 781-787, 1980.

MAKI, D.G.; WEISE, C.E.; SARAFIN, H.W. A semiquantitative culture method for identifying intravenous-catheter-related infection. *N. Engl. J. Med.*, v. 296, p. 1305-1310, 1977.

ROGERS, M.S.; OPPENHEIM, B.A. The use of continuous monitoring blood culture system in the diagnosis of catheter related sepsis. *J. Clin. Pathol.*, v. 51, p. 635-637, 1988.

O'GRADY, N.P. et al. Guidelines for the prevention of intravascular catheter related infections (RR10). *MMWR*, v. 51, p. 1-26, 2002.

Quais as recomendações para a realização de hemoculturas em pacientes hospitalizados no que se refere a indicação do exame, número de amostras, intervalo entre as coletas e interpretação dos resultados?

Antonia Maria de Oliveira Machado

As principais indicações para a coleta de hemocultura são: suspeita de bacteriemia (transitória, intermitente ou contínua), sepse, febre de origem indeterminada, comprometimento hemodinâmico sem causa conhecida, ou a combinação destes. Os preditores de bacteriemia também podem ser úteis na solicitação de hemoculturas, como temperatura ≥ 37,8°C ou hipotermina (≤ 36°C), freqüência cardíaca ≥ 90 batimentos/min, leucocitose ≥ 12.000 células/mm^3, uso de cateter venoso central, tempo de hospitalização ≥ 10 dias, apesar de serem parâmetros limitados nos pacientes em uso de antibioticoterapia. A solicitação do exame em pacientes com antibioticoterapia poderá ser justificada quando estes apresentarem evidências de falha terapêutica.

A taxa de contaminação durante a coleta deverá ser inferior a 3%, por isto rigorosa anti-sepsia deverá ser feita no local da punção, assim como da tampa do frasco usando álcool a 70% antes da inoculação do sangue. Não é recomendada a coleta de sangue para hemocultura direto de cateter central, sendo exceções o recém-nascido com cateter em artéria umbilical e o paciente submetido recentemente a transplante de medula ou com cateter implantado de longa duração. O momento ideal da coleta de hemocultura é antes do início da antibioticoterapia e antes do pico febril, se houver febre. A escolha do momento para a punção é irrelevante em situações clínicas em que há suspeita de bacteriemia contínua, como ocorre nas endocardites, sepse etc., sendo possível coletar amostras em punções diferentes, com intervalo de 15 minutos. Nas bacteriemias transitórias é importante valorizar o início do estado febril e em pacientes que estão em antibioticoterapia o momento ideal da coleta deverá ser antes da próxima dosagem do medicamento. Um conceito importante quando se fala em hemocultura é referir uma amostra como sendo o volume de sangue obtido de uma punção que é inoculado em um ou mais frascos. A maioria das bacteriemias é de baixa magnitude, sendo menores no adulto que nas crianças, principalmente se o paciente estiver em uso de antibioticoterapia. Com base nessas informações é recomendado realizar duas punções em locais distintos e coletar 20 a 30ml distribuindo 10ml por frasco, nas primeiras 24 horas. Na criança, a magnitude da bacteriemia tende a ser maior, por isso o volume é menor que no adulto, de 3 a 5ml por punção. Diante da grande variedade de frascos para hemocultura disponíveis no mercado, para isolamento de bactérias aeróbias, anaeróbias, fungos, micobactérias e ainda frascos com inibidores de antimicrobianos, a escolha depende da suspeita clínica. A padronização para a coleta é de dois frascos por punção, sendo um para isolamento de microrganismos aeróbios e um para anaeróbios. O aumento na prevalência de fungemia e a baixa incidência de bacteriemia por anaeróbios podem justificar a coleta de dois frascos para aeróbios, pois estes recuperam muitos bacilos gram-negativos não-fermentadores e leveduras.

Vários fatores interferem na interpretação do resultado da hemocultura, e não apenas se o resultado é positivo ou negativo. Ao interpretar um resultado positivo, devemos avaliar as condições clínicas do paciente, se está hospitalizado ou não, se é imunocomprometido, se foi submetido a procedimentos invasivos e se há correlação do resultado com outros dados microbiológicos. Se o resultado for negativo, será compatível se o paciente realmente não apresentar dados clínicos sugestivos, mas é importante também avaliar a possibilidade de a bacteriemia ser causada por microrganismos que não são rotineiramente isolados, por exemplo *Brucella* spp. e *Leptospira* spp. Algumas generalizações podem ser feitas; por exemplo, a recuperação de *Bacillus* spp., *Corynebacterium* spp., *Propionibacterium acne* e *Staphylococcus* coagulase-negativo em apenas um frasco de hemocultura usualmente indica contaminação de coleta. Estes mesmos microrganismos podem ser considerados patógenos quando isolados de múltiplas culturas de sangue, ou mesmo apenas uma amostra em pacientes com clínica sugestiva de bacteriemia, especialmente de pacientes imunocomprometidos, em uso de cateter venoso central ou portadores de próteses. Por outro lado, microrganismos como enterobactérias, *P. aeruginosa, S. pyogenes, S. pneumoniae* e *S. aureus* raramente são considerados contaminantes. Portanto, o resultado da hemocultura deve ser interpretado correlacionando com as condições clínicas do paciente.

Bibliografia consultada

COCKERILL, F.R. et al. Optimal testing parameters for blood cultures. *Clin. Infect. Dis.*, v. 38, p. 1724-1730, 2004.

GRACE, C.J. et al. Usefulness of blood culture for hospitalized patients who are receiving antibiotic therapy. *Clin. Infect. Dis.*, v. 32, p. 1651-1655, 2001.

JAIMES, F. et al. Predicting bacteremia at the bedside. *Clin. Infect. Dis.*, v. 38, p.357-362, 2004.

LAMY, B. et al. What Is the relevance of obtaining multiple blood samples for culture? A comprehensive model to optimize the strategy for diagnosing bacteremia. *Clin. Infect. Dis.*, v. 35, p. 842-850, 2002.

REIMER, L.G. et al. Update on detection of bacteremia and fungemia. *Clin. Microbiol. Rev.*, v. 10(3), p. 444-465, 1997.

Devemos ou não colher amostras de sangue para hemocultura também em frascos anaeróbios?

Marinês Dalla Valle Martino

Alguns dados da literatura mostram que a bacteriemia por anaeróbios é evento raro. Estes índices são atribuídos ao reconhecimento e ao tratamento precoces dessas infecções, além da melhoria da profilaxia cirúrgica e do uso empírico de antimicrobianos com boa atividade para anaeróbios. Existem também alguns relatos, somados à situação anterior, que estão voltados para justificar a contra-indicação do uso do frasco anaeróbio rotineiro em hemoculturas, a saber:

- Isolamentos de anaeróbios raramente influenciam o tratamento.
- A maior parte dos pacientes com bacteriemia por anaeróbios detectada somente em frascos anaeróbios tinha sinais e sintomas que sugeriam um local onde bactérias anaeróbias eram uma possível etiologia.
- O uso de dois frascos aeróbios em adição com um anaeróbio seletivamente poderia detectar 84% das bacteriemias por anaeróbios.

Por outro lado, um estudo comparando a coleta de um frasco aeróbio e um anaeróbio contra dois frascos aeróbios mostrou dados superiores em relação ao total de isolados, bem como para agentes específicos, como é o caso de *Staphylococcus aureus*. O frasco anaeróbio tem como vantagem não só o isolamento de bactérias anaeróbias estritas, mas também de bactérias anaeróbias facultativas. Como a coleta de dois frascos eleva a positividade das amostras pelo aumento do volume colhido, a menos que a população de risco seja mais suscetível a um determinado grupo de agentes (como fungos), um frasco aeróbio e outro anaeróbio ainda é a associação que cobre a maior parte dos possíveis agentes importantes nas bacteriemias. Para pacientes pediátricos, todavia, prefere-se a coleta de todo o material em um só tipo de frasco, que é o aeróbio.

Bibliografia consultada

ENOCH, D.A.; SIMPSON, A.J.; KIBBLER, C.C. Predictive value of isolating *Pseudomonas aeruginosa* from aerobic and anaerobic blood cultures bottles. *J. Med. Microbiol.*, v. 53, p. 1151-1154, 2004.

FREDMAN, S.B. Utility of anaerobic blood cultures in a pediatric emergency department. *Pediatr. Emerg. Care*, v. 20(7), p. 433-436, 2004.

REIMER, L.G.; WILSON, M.L.; WEINSTEIN, M.P. Update on detection of bacteremia and fungemia. *Clin. Microbiol. Rev.*, v. 10(3), p. 444-465, 1997.

RILEY, J.A.; HEITER, B.J.; BOURBEAU, P.B. Comparison of recovery of blood culture isolates from two BacT/ALERT FAN aerobic blood culture bottles with recovery from one FAN aerobic bottle and one FAN anaerobic bottle. *J. Clin. Microbiol.*, v. 41(1), p. 213-217, 2003.

Como o número de amostras de sangue colhidas pode ajudar a interpretar o significado de um isolado no exame de hemocultura?

Lycia Mara Jenné Mimica

O objetivo da hemocultura é o diagnóstico etiológico de bacteriemia ou de fungemia pelo cultivo de amostras de sangue em meios adequados em condições aeróbias e eventualmente anaeróbias. O número de amostras coletadas é fator importante no momento da interpretação dos resultados. De modo geral, naqueles casos de indicação precisa do exame em que há bacteriemia, uma amostra isolada apresenta sensibilidade em torno de 80%, enquanto em três amostras essa sensibilidade pode chegar a 95%. Entende-se por amostra o volume de sangue obtido de uma punção venosa que é inoculado em um ou mais frascos.

Alguns microrganismos quando isolados em hemocultura sugerem contaminação e não infecção verdadeira, como nos casos de isolamento de *Staphylococcus* coagulase-negativo, bacilos tipo difteróides, *Micrococcus* spp., *Bacillus* spp., *Propionibacterium* spp. e até mesmo alguns *Streptococcus* do grupo *viridans*. Nessas situações, o número de amostras positivas pode ajudar na valorização ou não dos resultados. Por exemplo, três amostras positivas para *Staphylococcus* coagulase-negativo pode ter grande valor preditivo positivo de infecção. Assim, o número de amostras e frascos positivos para o mesmo agente devem ser sempre analisados com os dados clínicos do paciente, visando confirmar a infecção. O número de frascos positivos quando analisados isoladamente não permite a diferenciação entre contaminantes e patógenos, pois segundo Reimer et al., analisando um par de frascos de uma punção, 49% dos patógenos e 68% dos contaminantes cresceram em apenas um frasco, enquanto 51% dos patógenos e 32% dos contaminantes cresceram em ambos os frascos. Ao analisar os resultados de hemocultura, devem ser levados em consideração a condição clínica do paciente, o microrganismo isolado e o número de frascos positivos.

Bibliografia consultada

BARON, E.J.; WEINTEIN, M.P.; DUNNE, W.M.; YAGUPSKY, P.; WELCH, D.F.; WILSON, D.M. *Blood Cultures IV. Cumitech 1C* Washington, D.C., American Society for Microbiology, 2005.

ISENBERG, D.H. *Clinical Microbiology Procedures Handbook*. 2nd ed., Washington, D.C., American Society for Microbiology, 2004.

MIRRETT, S.; WEINSTEIN, M.P.; REIMER, L.G.; WILSON, M.L.; RELLER, B. Relavance of the number of positive bottles in determining clinical significance of coagulase-negative Staphylococci in blood cultures. *J. Clin. Microbiol.*, v. 39, p. 3279-3281, 2001.

REIMER, L.G.; WILSON, M.L.; WEINSTEIN, M.P. Update on detection of bacteriemia and fungemia. *Clin. Microbiol. Rev.*, v. 10, p. 444-465, 1997.

RICHTER, S.S.; BEEKMANN, S.E.; CROCO, J.L; DICKEMA, D.J.; KOONTZ, F.P. Minimizing the workup of blood culture contaminants: implementation and evaluation of a laboratory-based algorithm. *J. Clin. Microbiol.*, v. 40. p. 2437-2444, 2002.

É importante e compensa realizar rotineiramente hemocultura para fungos por uma metodologia de lise-centrifugação?

Marinês Dalla Valle Martino

As infecções fúngicas cada vez mais vêm ganhando importância. Essas infecções associam-se a fatores predisponentes nos pacientes como imunodepressão, administração de antibióticos de largo espectro, presença de cateteres vasculares e uso de terapêuticas mais agressivas. Portanto, um suporte laboratorial adequado é necessário para a identificação etiológica dessas infecções.

Dentre as metodologias disponíveis, a lise-centrifugação é tida como o método de referência para a recuperação de fungos do sangue. As vantagens do método estariam principalmente relacionadas ao processo de lise (saponina) que libera microrganismos dos fagócitos, o que eleva o número de células fúngicas viáveis. Esse sistema tem como desvantagem a contaminação no processamento das amostras.

Dentre os fungos, a *Candida* spp. permanece como o agente mais freqüente e pode ser isolada em diferentes meios utilizados em metodologias manuais e também automatizadas. O uso da lise-centrifugação é importante para a detecção de *Blastomyces* spp., *Coccidioides immitis, Histoplasma capsulatum* e *Cryptococcus neoformans,* mas estes agentes podem também ser detectados por métodos automatizados. Vários dos fungos citados anteriormente requerem período de incubação mais prolongado. Existe, entretanto, uma advertência ao não-aumento do período de incubação de forma indiscriminada, já que muitos clínicos esperam para interromper a terapêutica, um resultado de hemocultura negativa. Portanto, esse aumento no tempo de resultado do teste pode predispor ao aumento de tempo de terapia inadequada. A *Malassezia furfur,* agente importante em pacientes recebendo nutrição parenteral prolongada (NPP), particularmente crianças recebendo NPP rica em lípides, é mais bem isolada em meio enriquecido com óleo de oliva. Fungos contaminantes como o *Aspergillus* spp. e o *Penicillium* spp. podem também causar infecções em imunodeprimidos. Pelo potencial de contaminação do procedimento de lise-centrifugação, devem ser avaliados ainda mais rigorosamente. Por exemplo, o isolamento de *Aspergillus* spp. em uma única amostra obtida por lise-centrifugação é indicador comum de pseudo-aspergilemia.

A lise-centrifugação não é uma técnica disponível nos laboratórios como método de eleição para hemoculturas em geral, portanto a opção pelo seu uso implicaria a utilização de mais um frasco. O Hemolisobac (Probac, São Paulo, Brasil) é uma alternativa disponível no mercado nacional.

Pelo exposto anteriormente, a lise-centrifugação não é um método que promove custo-benefício quando utilizada de forma rotineira. Como opções, os usuários de sistemas automatizados podem fazer a combinação de outros frascos para o isolamento de fungos em hemoculturas, como por exemplo frasco aeróbio e fungo (Bactec Myco/F Lytic, BD Diagnostic Systems, Sparks, Md). Para os que utilizam o Hemobac trifásico (Probac do Brasil), o meio Sabouraud já faz parte de uma das lâminas do laminocultivo.

Portanto, para a introdução de um procedimento mais específico para a identificação de fungos, incluindo-se a metodologia de lise-centrifugação e também o aumento do período de incubação, deve-se considerar uma população de risco bem definida para esse tipo de infecção.

Bibliografia consultada

ARCHIBALD, L.N.; DOBBIE, H.; KAZEMBE, P.; NWANYANWU, O.; MCKNIGHT, C.; BYRNE, T.; ADDISON, R.M.; BELL, M.; RELLER, L.M.; JARVIS, W.R. Utility of paired BACTEC MYCO/F LYTIC blood culture vials for detection of bacteremia, mycobacteremia, and fungemia. *J. Clin. Microbiol.*, v. 39(5), p. 1960-1962, 2001.

FREITAS, A.L.P.; BARTH, A.L. Role of concentration process in the recovery of *Candida albicans* from blood. *Rev. Microbiol.*, v. 30(1), p. 54-58, 1999.

MORRELI Jr., R.M.; WASILAUSKAS, B.L.; STEFFEE, C.H. Performance of fungal blood cultures by using the isolator collection system: is it cost-effective? *J. Clin. Microbiol.*, v. 34(12), p. 3040-3043, 1996.

REIMER, L.G.; WILSON, M.L.; WEISNTEIN, M.P. Update on detection of bacteremia and fungemia. *Clin. Microbiol. Rev.*, v. 10(3), p. 444-465, 1997.

SIMONEAU, E.; KELLY, M.; LABBE, A.C.; ROY, J.; LAVERDIERI, M. What is the clinical significance of positive blood cultures with *Aspergillus* spp. in hematopoietic stem cell transplant recipients? A 23 year experience. *Bone Marrow Transplant.*, v. 35(3), p. 303-306, 2005.

Em laboratórios que não utilizam equipamentos automatizados para hemoculturas qual seria o procedimento de execução do exame?

Carmen Paz Oplustil

Laboratórios que utilizam meios de cultura tradicionais devem seguir um esquema de processamento diferente, dependendo do meio empregado. Vamos considerar dois tipos de meios de cultura, o meio líquido (Hemobac, Probac, São Paulo, SP; Hemoprov, NewProv, Pinhais, PR, entre outros) e o meio líquido com um laminocultivo acoplado (Septi-Check, Becton Dickinson; Biosciences; Signal, Oxoid, Inc., Ogdensburg, NY; ou Hemobac Trifásico, Probac, São Paulo, SP). Não abordaremos o método de lise-centrifugação por entender que é uma técnica manual com processamento específico.

Os frascos de hemocultura convencionais devem ser examinados de forma visual diariamente para verificar se existe algum tipo de turvação, hemólise ou formação de discretas colônias suspensas no meio (flóculos). Independente desse exame visual do frasco, é recomendado que sejam feitos subcultivos em meios sólidos e esfregaço em lâminas para microscopia pelo método de Gram. Um esquema prático para o processamento de hemoculturas manuais está descrito na figura 5.1.

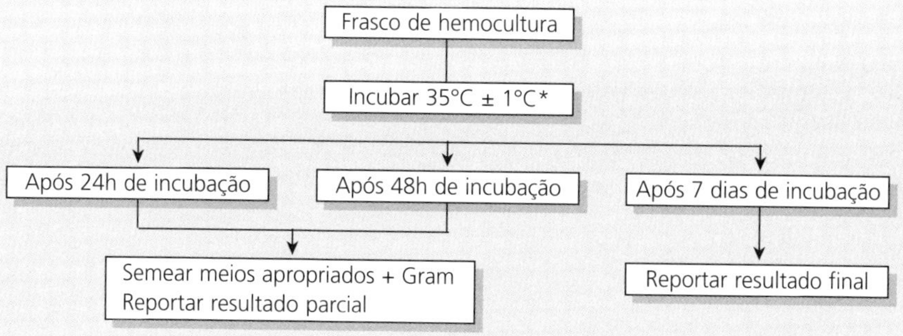

* Quando utilizado o sistema Signal, a incubação deve ser realizada simultaneamente à agitação do frasco.

Figura 5.1 – Esquema sugerido para o processamento de hemoculturas pelo método manual.

Em geral, os frascos de hemocultura quando processados de forma manual positivam nas primeiras 48 horas de incubação, daí a importância de se realizar subcultivo nas primeiras 24 e 48 horas. No caso de positivarem dentro desse período não há necessidade de reincubar os frascos e deixar até o sétimo dia, porque dificilmente outro microrganismo irá crescer uma vez que o meio de cultura estará praticamente todo metabolizado.

Em minha experiência pessoal, verifiquei que os microrganismos geralmente envolvidos em infecções da corrente sangüínea são detectados no período máximo de 7 dias, não havendo portanto necessidade de incubar os frascos por um período maior. Quando existe a suspeita de algum fungo distinto de *Candida* spp., o frasco específico dessa amostra deve permanecer na estufa por mais tempo, em geral até 15 dias.

No caso de frascos que possuem um laminocultivo acoplado e que serão incubados em estufa sob agitação contínua, a sugestão de semeadura seria realizar a inversão dos frascos logo após a inoculação do sangue, após 24 horas de incubação, e a cada 24 horas até completar sete dias de incubação. Esse tipo de frasco em geral permite o crescimento mais rápido que o método tradicional descrito antes, e o laminocultivo permite a visualização das colônias e mais rápida identificação do microrganismo. Existem hoje equipamentos que realizam a inversão automática dos frascos com laminocultivos, o que possibilita o isolamento mais rápido de eventuais microrganismos presentes (Sistema Hemobac Trifásico, Probac, São Paulo, SP).

Bibliografia consultada

BARON, E.J.; WEINTEIN, M.P.; DUNNE, W.M.; YAGUPSKY, P.; WELCH, D.F.; WILSON, D.M. *Blood Cultures IV. Cumitech 1C.* Washington, D.C., American Society for Microbiology, 2005.

HENRY, N.K.; GREWELL, C.M.; MCLIMANS, C.A.; WASHNINGTON II, J.A. Comparison of the Roche septi-Check blood bottle with a brain heart infusion biphasic medium bottle and with a tryptic soy broth bottle. *J. Clin. Microbiol.*, v. 19, p. 315-317, 1984.

KEIHN, T.E.; CAPITOLIO, C.; MAYO, J.B.; ARMSTRONG, D. Comparative recovery of fungi from bifasic and conventional blood culture media. *J. Clin. Microbiol.*, v. 14, p. 681-683, 1981.

Como podemos realizar o diagnóstico microbiológico de uma endocardite infecciosa?

Antonia Maria de Oliveira Machado

A endocardite infecciosa é caracterizada pela infecção do endotélio das estruturas cardiovasculares ou tecidos adjacentes a próteses valvares. Em contraste com classificações anteriores distinguindo em aguda, subaguda e crônica, a classificação atual faz referência à atividade e à recorrência da doença, condições diagnósticas, patogênese, local anatômico e diagnóstico microbiológico. As endocardites podem ser complicações graves em pós-operatório de troca valvar, com a incidência variando entre zero e 9,5% (2,3% em média).

A endocardite infecciosa é confirmada pela hemocultura, e não há evidências de que a coleta de sangue arterial aumente a sensibilidade e a especificidade do exame, portanto o sangue venoso é adequado. No caso de o paciente apresentar episódios febris, a amostra de hemocultura deve ser coletada na ascensão da temperatura e não no pico febril. Como na endocardite infecciosa a bacteriemia é contínua, é viável coletar mais de uma amostra com intervalos reduzidos. Entende-se por amostra de hemocultura cada punção realizada, independentemente do número de frascos em que o volume de sangue colhido naquela punção foi distribuído.

Contamos hoje com vários tipos de frascos para a coleta de hemocultura. Existem frascos para o isolamento de bactérias aeróbias, anaeróbias, fungos, micobactérias e ainda frascos com inibidores de antimicrobianos. Vários estudos têm mostrado que a ligação de drogas antimicrobianas a esses inibidores aumenta a taxa de positividade e diminui o tempo de recuperação dos agentes. Outra função desses inibidores pode ser a de romper células liberando as bactérias fagocitadas. Diante da grande variedade de frascos para hemocultura, a escolha depende da suspeita clínica, sendo necessário para o diagnóstico microbiológico da endocardite infecciosa duas a três hemoculturas, totalizando 40 a 60ml de sangue nas primeiras 24 horas.

O processamento da cultura de sangue no laboratório depende exclusivamente da metodologia utilizada, pois existe diversidade entre elas. Atualmente temos metodologias manuais, semi-automatizadas e automatizadas.

A identificação do isolado deve ser em nível de espécie. O isolamento de *Abiotrophia* spp., *Streptococcus mutans*, *S. sanguis*, *S. bovis* biotipo I, *Rothia dentocariosa*, agentes do grupo HACEK, *Lactobacillus* spp., *Erysipelothrix rhusiopathiae* e *Staphylococcus* spp. entre outros, está associado com endocardite. O grupo HACEK compreende os gêneros *Haemophilus*, *Actinobacillus*, *Cardiobacterium*, *Eikenella* e *Kingella*.

A freqüência de hemocultura negativa na endocardite infecciosa é cerca de 5%, o que ocorre mais freqüentemente nos pacientes que tiveram antibioticoterapia prévia. Se o método tradicional é utilizado, são necessários mais de seis dias de incubação quando há suspeita de microrganismos do grupo HACEK ou *Abiotrophia* spp. Quando são utilizados os sistemas automatizados, o tempo de incubação pode ser menor. É importante ressaltar que é necessário realizar subcultivos em ágar-chocolate para que possamos isolar esses microrganismos.

Nos casos de endocardite por leveduras, mais de 80% dos casos são diagnosticados em hemoculturas para isolamento de agentes aeróbios, mas os sistemas automatizados dispõem de frascos especiais para o isolamento de fungos. Raramente são reportados casos de endocardite por micobactérias ou *Nocardia* spp. e exigem meios especiais e tempo de incubação maior.

Bibliografia consultada

ABBOUD, C.S. Infecção em pós-operatório de cirurgia cardíaca. *Revista SOCESP*, v. 11, p. 915-921, 2001.

BARON, E.J.; WEINTEIN, M.P.; DUNNE, W.M.; YAGUPSKY, P.; WELCH, D.F.; WILSON, D.M. *Blood Cultures IV. Cumitech 1C*. Washington, D.C., American Society for Microbiology, 2005.

GUTSCHIK, E. Microbiology recommendations for diagnosis and follow-up of infective endocarditis. *Clin. Microbiol. Infect.*, v. 4 (Suppl. 3), p. S10-S16, 1998.

HORSTKOTTE, D. et al. Guidelines on prevention, diagnosis and treatment of infective endocardite. *Eur. Heart J.*, v. 25, p. 267-276, 2004.

6

TRATO DIGESTÓRIO

Quais os métodos laboratoriais indicados para a detecção de infecções causadas por *Clostridium difficile*?

Marinês Dalla Valle Martino

O *Clostridium difficile*, agente responsável pela colite pseudomembranosa, causando diarréia associada ao uso de antimicrobianos, principalmente ampicilina, clindamicina, cefalosporinas, é o agente mais prevalente em diarréias nosocomiais.

O *Clostridium difficile* produz dois tipos de toxina implicadas na sua patogenicidade:

a) Toxina A – enterotoxina que causa lesão tecidual na mucosa da parede do intestino.
b) Toxina B – citotoxina.

Estas toxinas são muito instáveis, mesmo quando as amostras são refrigeradas e congeladas.

O método padrão-ouro para o diagnóstico da diarréia associada ao *Clostridium difficile* é a detecção da presença da toxina B em cultura de tecidos. As culturas para a detecção do agente são muito sensíveis mas não específicas. Detectam a colonização mesmo quando não há produção de toxina. Ainda, gasta-se um tempo muito prolongado para a liberação do resultado. O isolamento do microrganismo somente está indicado para estudos epidemiológicos com confirmação posterior que o isolado é produtor de toxina. Nesse caso, o meio seletivo indicado é o CCEY (*cycloserine-cefoxitin-egg yolk agar*) incubado em atmosfera de anaerobiose por 48-72 horas. Não é uma metodologia utilizada na rotina laboratorial. Para os casos clínicos são indicados os métodos imunológicos disponíveis para detectar as toxinas. Estes testes são de enzimaimunoensaio e podem ser realizados para toxina A (presente em maiores concentrações) ou toxinas A e B. Os testes que detectam somente a toxina A podem não revelar cepas que só produzem a toxina B. Como a toxina B está presente em baixas quantidades, os testes combinados muitas vezes também não a detectam.

As amostras utilizadas para esse diagnóstico devem estar dentro dos seguintes parâmetros:

Tipo de amostra – fezes, conteúdo da luz intestinal ou amostras de biópsia de cólon.

Acondicionamento – em recipiente estéril, sem conservante e mantido refrigerado de 2 a 8°C até o processamento, por não mais que 24 horas.

Não devem ser processadas amostras de pacientes assintomáticos, mesmo para o controle de cura, *swab* retal, fezes formadas, e materiais de crianças com menos de 1 ano de idade, já que possuem alta taxa de colonização (50%).

O procedimento é limitado para pacientes com fibrose cística, uma vez que também são altamente colonizados.

Bibliografia consultada

ALLEN, S.D.; EMERY, C.L.; SIDERS, J.A. Clostridium. In: Murray, P.R.; Baron, E.J.O.; Pfaller, M.A.; Tenover, F.C.; Yoelken, R.H. *Manual of Clinical Microbiology*. 8th ed., Washington, D.C., American Society for Microbiology, p. 835-856, 2003.

YORK, M.K.; WONG, P.R. Aerobic bacteriology. Fecal and other gastrointestinal cultures and toxin assays. In: Isenberg, H.D. (ed.). *Clinical Microbiology Procedures Handbook*. 2nd ed., Washington, D.C., American Society for Microbiology, 2004.

Como deve ser liberado o resultado de *Salmonella* spp. nas rotinas de coprocultura e fluidos corporais habitualmente estéreis, uma vez que a nomenclatura é complexa tendo-se em vista o grande número de sorotipos descritos?

Igor Mimica

O gênero *Salmonella* tem sido objeto de discussão constante em relação à sua taxonomia. A identificação dos diferentes sorotipos é importante para estudos epidemiológicos, mas do ponto de vista clínico é indispensável que o laboratório possa diferenciar bioquímica e sorologicamente *Salmonella* Typhi dos demais 2.500 sorotipos já descritos.

Tradicionalmente, o diagnóstico de infecções por *Salmonella* spp. é feito por meio de provas bioquímicas e confirmação sorológica, com aglutinação primeiramente utilizando anti-soros somáticos (anti-O). Uma vez determinado o grupo, deve ser verificado o sorotipo utilizando anti-soros flagelares (anti-H) correspondentes a esse sorogrupo. Bioquimicamente, a maioria dos sorotipos de *Salmonella* é móvel, não produz indol, produz gás sulfídrico (H_2S) e descarboxila a lisina, à exceção de *Salmonella* Paratyphi A cuja maioria dos isolados não produz H_2S e não descarboxila a lisina. Existem comercialmente, para uso do laboratório clínico, anti-soros somáticos e flagelares para as principais espécies de *Salmonella* mais prevalentes em nosso meio. Se a bactéria aglutina com o soro polivalente e não com o monovalente, deve ser liberado como *Salmonella* spp. não-Typhi. *Salmonella* Typhi aglutina com o soro somático anti-9,12 e anti-Vi e com o flagelar anti-d. Se uma amostra aglutinar com o soro anti-Vi mas não com o soro somático, a suspensão bacteriana deve ser fervida (10 minutos) para destruir o antígeno capsular presente em algumas espécies e o teste com o anti-soro somático deve ser repetido.

Em caso de surtos ou isolamento freqüente de agentes que não sejam identificados por estes soros, o isolado deve ser enviado a um laboratório de referência para sua identificação precisa e o resultado parcial deve ser o de *Salmonella* spp. não-Typhi.

Bibliografia consultada

ISENBERG, H.D. *Clinical Microbiology Procedures Handbook*. 2nd ed., Washington, D.C., American Society for Microbiology, 2004.

MURRAY, P.R.; BARON, E.J.; JORGENSEN, J.H.; PFALLER, M.A.; YOLKEN, R.H. *Manual of Clinical Microbiology*. 8th ed., Washington, D.C., American Society for Microbiology, 2003.

Como deve ser feita a pesquisa de *Yersinia* spp. em amostras de fezes?

Edney Rovere Silveira

A espécie do gênero *Yersinia* que mais freqüentemente causa gastroenterite é a *Yersinia enterocolitica*.

As amostras de fezes devem ser coletadas, transportadas e armazenadas em meio adequado (Cary-Blair) e encaminhadas refrigeradas ou em temperatura ambiente por até 24 horas ao laboratório de microbiologia. Amostras de fezes *in natura* também poderão ser utilizadas desde que semeadas em até 2 horas após a coleta.

O ágar CIN (cefsulodina-irgasan-novobiocina), contendo 4µg/ml de cefsulodina e 2,5mg/ml de novobiocina, e o ágar MacConkey são suficientes para o isolamento de *Yersinia* spp. Os meios podem ser incubados preferencialmente a uma temperatura em torno de 25 a 30°C. Em nossa experiência, o crescimento a 35°C mostra melhores resultados e a morfologia da colônia fica mais típica se os meios permanecerem incubados por até 48 horas. Após 48 horas de incubação no meio de ágar MacConkey, as colônias são lactose-negativas, pequenas, puntiformes ou planas, em torno de 1 a 2mm de diâmetro, com bordas incolores com ou sem o centro cor-de-rosa. A colônia de *Yersinia enterocolitica* no meio de CIN apresenta-se com o centro da colônia em vermelho-escuro e a borda translúcida (olho de boi). Para confirmar a suspeita de *Yersinia enterocolitica*, fazer provas bioquímicas, como, por exemplo, o meio de Rugai modificado (IAL) preparado sem sacarose, que após incubação apresenta reação da uréia fortemente positiva, fermentação da glicose, motilidade positiva (incubação a 35°C), fenilalanina, lisina e H_2S negativos. Métodos automatizados também podem ser utilizados e geralmente mostram boa sensibilidade e especificidade na identificação em nível de gênero. Provas de aglutinação em lâmina, para os sorotipos patogênicos mais prevalentes em combinação com as propriedades bioquímicas, identificam a espécie na rotina laboratorial.

Bibliografia consultada

ISENBERG, H.D. *Clinical Microbiology Procedures Handbook*. 2nd ed., v. 1., Washington, D.C, American Society for Microbiology, 2004.

KONEMAN, E.W.; ALLEN, S.D.; JANDA, W.M.; SCHRECKENBERGER, P.C.; WINN Jr., W.C. *Color Atlas and Textbook of Diagnostic Microbiology*. 5th ed., Philadelphia, Lippincott-Raven, 1997.

LINDE, H.; NEUBAUER, H.; MEYER, H.; ALEKSIC, S.; LEHN, N. Identification of *Yersinia* Species by the Vitek GNI Card. *J. Clin. Microbiol.*, v. 37, p. 211-214, 1999.

MURRAY, P.R.; BARON, E.J.; JORGENSEN, J.H.; PFALLER, M.A.; YOLKEN, R.H. *Manual of Clinical Microbiology*. 8th ed., Washington, D.C., American Society for Microbiology, 2004.

OPLUSTIL, C.P.; ZOCCOLI, C.M.; TOBOUTI, N.R.; SINTO, S.I. *Procedimentos Básicos em Microbiologia Clínica*. 2ª ed., São Paulo, Sarvier, 2004.

Quais os principais métodos não-invasivos que podem ser usados para o diagnóstico de infecção por *Helicobacter pylori*, principais indicações e custo-benefício?

Marcelo Pilonetto

As opções de diagnóstico do *Helicobacter pylori* são bastante diversificadas, tornando-se uma situação ímpar dentre as doenças infecciosas. Diversas amostras podem ser utilizadas, tais como biópsia gástrica, soro, amostra obtida após o teste respiratório com uréia marcada com ^{13}C, fezes, urina e suco gástrico. Diferentes situações clínicas podem determinar qual a melhor metodologia a ser empregada. Por exemplo, em pacientes com dispepsia, sem sintomas importantes e com idade inferior a 45 anos, os testes não-invasivos são os mais recomendados (teste respiratório da uréia, pesquisa de antígeno nas fezes ou sorologia). Em pacientes com idade superior a 45 anos recomendam-se testes invasivos (biópsia para realizar histologia, teste da urease no fragmento de biópsia e cultura em meios especiais). Já em indivíduos com dispepsia e sinais clínicos importantes (por exemplo, vômitos, hematêmese, sangue nas fezes ou dor abdominal intensa), os testes invasivos são os recomendados, independente da idade.

O teste respiratório com uréia é o "padrão-ouro" dentre os métodos não-invasivos e apresenta elevada acurácia tanto no período pré quanto pós-tratamento. Este teste é realizado após a ingestão de uréia marcada com carbono-13 ou carbono-14 e está baseado na intensa atividade urealítica do *Helicobacter pylori*. O teste respiratório, assim como os outros, também estão sujeitos a resultados falso-negativos, principalmente em pacientes sob tratamento com antibióticos, sais de bismuto ou inibidores de bomba de prótons. Para a confirmação da erradicação com antibióticos, geralmente é necessário aguardar quatro semanas após o término do tratamento para se realizar um novo teste respiratório. Um dos mais recentes avanços no diagnóstico do *Helicobacter pylori* é a detecção de antígenos nas fezes ou saliva por meio de métodos imunoenzimáticos, utilizando-se anticorpos policlonais e monoclonais. Estes testes, além de não serem invasivos, permitem a determinação de perfil epidemiológico, o acompanhamento do tratamento e até mesmo o diagnóstico de dispepsias leves causadas pelo *Helicobacter pylori*. Entretanto, o custo desses testes ainda é elevado em nosso meio. Sua principal aplicação seria no estabelecimento do diagnóstico de infecção pelo *Helicobacter pylori*, especialmente em crianças.

A sorologia para a detecção de anticorpos anti-*Helicobacter pylori* tem recebido especial atenção como método de triagem por tratar-se de um método não-invasivo, de baixo custo e de grande utilidade em estudos epidemiológicos. Diversos sistemas comerciais têm sido desenvolvidos para a detecção de IgG e eventualmente de IgA no soro. A metodologia empregada geralmente é o ELISA ou eventualmente o látex. Técnicas rápidas de imunocromatografia têm sido empregadas, mas não possuem uma boa acurácia. Também é possível a detecção de IgG na urina e de IgA e IgG na saliva.

Como a variedade de testes utilizados para a detecção da infecção por *Helicobacter pylori* é grande, o melhor método para se estabelecer o diagnóstico ou verificar a erradicação deve ser meticulosamente selecionado. Entre as variáveis a serem observadas no momento da escolha, as mais importantes são: a) uso prévio de antimicrobianos e inibidores de bomba de prótons, que diminuem a sensibilidade da maioria dos métodos; b) prevalência da infecção na população estudada, que pode alterar os valores preditivos positivos e negativos do teste; c) adesão do paciente ao teste, costuma ser menor no caso de testes invasivos; d) idade do paciente; e ainda e) presença de sinais clínicos importantes (por exemplo, vômitos, sangramentos, dor abdominal intensa, entre outros).

Bibliografia consultada

GLUPCZYNSKI, Y. Microbiological and serological diagnostic tests for *Helicobacter pylori*: an overview. *Br. Med. Bull.*, v. 54, n. 01, p. 175-186, 1998.

LEODOLTER, A.; WOLLE, K.; MALFERTHEINER, P. Current standards in the diagnosis of *Helicobacter pylori* infection. *Diag. Dis.*, v. 19, p. 116-122, 2001.

MALFERTHEINER, P.; LEODOLTER, A.; GERARDS, C. Pitfalls in *Helicobacter pylori* diagnosis. In: Hunt, R.; Tytgat, G.N.J. (eds.). *Helicobacter pylori: Basic Mechanisms for Clinical Cure 2000.* Dordrecht, Kluwer, p. 123-138, 2000.

PILONETTO, M.; MESSIAS-REASON, I.J.T.; KOTZE, L.M.S.; WUNDER, P.R. Epidemiology of *Helicobacter pylori* infection in southern Brazil. In: XIV European Workshop on gastroduodenal pathology and *Helicobacter pylori*. *Strasburg. Gut.*, v. 49, p. A37-A37, 2001.

VAIRA, D.; MALFERTHEINER, P.; MEGRAUD, F. et al. Noninvasive antigen-based assay for assessing *Helicobacter pylori* eradication: a European multicenter study. *Am. J. Gastroenterol.*, v. 95, p. 925-929, 2000.

A semeadura de amostras de fezes em caldo de enriquecimento pode ser eliminada da rotina de coprocultura?

Cássia Maria Zoccoli

A utilização do caldo de enriquecimento faz parte da rotina de coprocultura da grande maioria dos laboratórios de microbiologia. Estão disponíveis comercialmente vários caldos de enriquecimento: caldo Selenito F, Gram Negative (GN) e Tetrationato.

A opção quanto ao uso do meio de enriquecimento depende de alguns fatores:

Motivo da solicitação da coprocultura – detecção do agente etiológico causador da possível infecção bacteriana ou pesquisa de portador.

Momento em que a coleta de fezes foi efetuada – na fase aguda da doença o microrganismo causador da infecção é mais facilmente isolado na semeadura inicial, pois está em grande quantidade.

Vários laboratórios citam a vantagem da utilização do uso de caldo de enriquecimento na rotina da coprocultura baseados no aumento de isolamento de *Salmonella* spp. Outros optam pela não utilização do caldo de enriquecimento baseados no fato de agentes causadores de diarréia (*Salmonella* spp. e *Shigella* spp.) terem sido isolados tanto no primoisolamento quanto no caldo de enriquecimento.

Cada instituição deve decidir pelo uso ou não do caldo de enriquecimento com base em estudos periódicos de seus dados estatísticos. Estes dados incluem uma análise da população de pacientes atendida, a prevalência de microrganismos causadores de diarréia e em particular as metodologias de coleta, transporte e conservação das amostras. Em nossa experiência, com base em estudos comparativos (crescimento no primoisolamento e caldo de enriquecimento), a utilização de caldo não aumentou o percentual de isolamento de agentes causadores de diarréia pesquisados na rotina. Vale ressaltar que o monitoramento contínuo da fase pré-analítica, assim como as metodologias de processamento inicial da coprocultura são fatores essenciais para a detecção de patógenos intestinais já no primoisolamento.

Bibliografia consultada

ISENBERG, H.D. *Clinical Microbiology Procedures Handbook*. v. 1, 2nd ed., Washington, D.C., American Society for Microbiology, 2004.

MURRAY, P.R.; BARON, E.J.; JORGENSEN, J.H.; PFALLER, M.A.; YOLKEN, R.H. *Manual of Clinical Microbiology*. v. 1, 8th ed., Washington, D.C, American Society for Microbiology, 2003.

Quais as principais infecções humanas causadas por *Aeromonas* spp.? Como pode ser feita sua detecção, identificação e avaliação da resistência aos antimicrobianos?

Sumiko Ikura Sinto

Aeromonas hydrophila, A. caviae e *A. veronii* biovar *sobria* são as espécies mais comumente isoladas em amostras clínicas. São habitualmente encontradas em ambientes aquáticos e como patógenos humanos são responsáveis por gastroenterites, infecções cutâneas, celulite, sepse, artrite séptica, infecção urinária, entre outros. Em isolados do trato respiratório, sua valorização deve ser cautelosa, pois podem representar uma colonização transitória. Gastroenterites associadas a *Aeromonas* spp. são geralmente brandas, autolimitadas, e com raras exceções nas amostras de fezes pode haver presença de sangue e numerosos leucócitos, semelhante ao que se observa nas infecções causadas por *Shigella* spp. Podem afetar crianças e adultos, principalmente no verão, sendo a água e os alimentos as principais fontes de contaminação.

Para amostras de fezes, o meio de transporte mais indicado é o Cary-Blair. Em amostras extra-intestinais colhidas com *swab*, não há necessidade de um meio específico para o transporte.

Aeromonas spp. não requerem meios específicos para o isolamento em amostras extra-intestinais, sendo adequados os meios como ágar-sangue e ágar MacConkey. Para o isolamento em amostras de fezes, meios como ágar-sangue com ampicilina (10μg/ml), ágar CIN (cefsulodina-irgasan-novobiocina), ágar MacConkey e ágar Hektoen Enteric são os mais indicados. As colônias podem ser hemolíticas ou não, lactose e/ou sacarose positiva, dependendo da espécie. O teste da oxidase não deve ser realizado em colônias provenientes do ágar CIN, pois o pH baixo resultante da fermentação do manitol pode resultar em testes falso-negativos.

Aeromonas spp. são bastonetes gram-negativos, fermentadores e oxidase-positivas. O perfil fenotípico de *Aeromonas* spp. em meio de identificação presuntiva como o Rugai modificado (IAL) é semelhante àquele de *Escherichia coli*, e a distinção pode ser feita pelo teste da oxidase (Tabela 6.1).

Ainda não há critérios interpretativos para os métodos de disco-difusão e/ou concentração inibitória mínima (CIM) para *Aeromonas* spp. padronizados pelo CLSI/NCCLS. Estudos realizados para verificar os níveis de resistência de *Aeromonas* spp. relatados na literatura têm utilizado os critérios interpretativos para *Enterobacteriaceae* do CLSI/NCCLS. *Aeromonas* spp. usualmente apresentam

Tabela 6.1 – Testes para a identificação das espécies de *Aeromonas* spp. mais freqüentemente isoladas em amostras clínicas.

Características	*A. hydrophila*	*A. caviae*	*A. veronii* bv. *sobria*	*A. veronii* bv. *veronii*
Indol	+	+	+	+
Gás de glicose	+	–	+	+
Lisina descarboxilase	+	–	+	+
Arginina diidrogenase	+	+	+	–
Ornitina descarboxilase	–	–	–	+
Hidrólise da esculina	+	+	–	+
L-arabinose	+	+	–	–
Lactose	–	+	–	–
Sacarose	+	+	+	+
Beta-hemólise em AS	+	–	+	+
Cefalotina	R	R	S	S
Ampicilina	R	R	R	R
Sensibilidade ao disco O129	R	R	R	R
DNAse	+	+	+	+

R = resistente; S = sensível; + = positivo; – = negativo; AS = ágar-sangue.

resistência à ampicilina e em geral são sensíveis às cefalosporinas de amplo espectro, aminoglicosídeos, carbapenens, tetraciclinas, sulfametoxazol-trimetoprima e fluoroquinolonas.

Bibliografia consultada

ABBOTT, S.L. *Aeromonas*. In: Murray, P.R. et al. *Manual of Clinical Microbiology*. 8th ed., Washington, D.C., American Society for Microbiology, p. 701-705, 2003.

GOMI, H.; JIANG, Z.D.; ADACHI, J.A.; ASHLEY, D.; LOWE, B.; VERENKAR, M.P.; STEFFEN, R.; DUPONT, H.L. In vitro antimicrobial susceptibility testing of bacterial enteropathogens causing traveler's diarrhea in four geografic regions. *Antimicrob. Agents Chemother*, v. 45, p. 212-216, 2001.

Ko, W.C.; YU, K.W.; LIU, C.Y.; HUANG, C.T.; LEU, H.S.; CHUANG, Y.C. Increasing antibiotic resistance in clinical isolates of Aeromonas strains in Taiwan. *Antimicrob. Agents Chemother.*, v. 40, p. 1260-1262, 1996.

OVERMAN, T.L.; JANDA, M. Antimicrobial susceptibility patterns of *Aeromonas jandae, A. schubertii, A. trota*, and *A. veronii* Biotype *veronii*. *J. Clin. Microbiol.*, v. 37, p. 706-708, 1999.

Quais são os principais agentes bacterianos causadores de diarréia que devem ser pesquisados em cultura de fezes e qual a rotina laboratorial mais indicada?

Maria Goreth Matos de Andrade

Os agentes mais freqüentemente associados à diarréia são: *Salmonella* spp., *Shigella* spp., *E. coli* e *Campylobacter* spp. Entretanto, outros microrganismos podem causar síndromes diarréicas: *Aeromonas* spp., *Plesiomonas* spp., *Yersinia* spp., *Vibrio* spp., *Edwardsiella* spp. e *Clostridium perfringens*.

Amostras de fezes para cultura devem ser enviadas ao laboratório em temperatura ambiente, dentro de no máximo 2 horas após a coleta, ou enviadas em meio de transporte (Stuart, Amies, Cary-Blair ou salina glicerinada tamponada) refrigeradas de 2 a 8°C por até 24 horas. Transportar em meio de Cary-Blair e enviar em temperatura ambiente amostras suspeitas de *Vibrio* spp. Semear a amostra em meios de MC (MacConkey), SS (*Salmonella-Shigella*) ou HE (Hektoen Enteric), caldo de enriquecimento (selenito ou tetrationato) e meio para *Campylobacter* spp. (Skirrow ou AS Campy ou Karmali). Incubar as placas de SS e MC a 35°C por 18-24 horas, e o caldo de enriquecimento por 12-18 horas. Após incubação, repicar o caldo de enriquecimento em ágar SS. Colônias de isolamento primário e secundário suspeitas devem ser repicadas em meios de identificação (RUGAI ou EPM-MILI). Incubar a 35°C por 18-24 horas. Após a observação dos meios de cultura, se necessário, realizar testes bioquímicos complementares e soroaglutinação dos patógenos. O meio para *Campylobacter* spp. deve ser incubado a 42°C por 48 horas em microaerofilia. Se houver crescimento de colônias suspeitas, realizar esfregaço e corar com fucsina de Ziehl a 0,1%. Se a morfologia for compatível com *Campylobacter* spp., seguir com testes de hipurato, sensibilidade à cefalotina e ácido nalidíxico, para identificação. Para pesquisa de *Yersinia* spp., utilizar meio CIN (cefsulodina-irgasan-novobiocina), incubar a 25-30°C por 48 horas, proceder identificação bioquímica e sorologia. Para o isolamento de *Vibrio* spp., introduzir na rotina meios de TCBS e água peptonada alcalina e seguir as instruções apropriadas para identificação.

As *E. coli* diarreicogênicas constituem um grupo diverso e são objetos de estudos sobre fatores de virulência e classificação. Os grupos que podem ser diagnosticados na rotina laboratorial por cultura e características antigênicas são:

EPEC – agente etiológico de diarréia principalmente em crianças com idade igual ou inferior a 2 anos. O diagnóstico é feito com testes de aglutinação em lâmina utilizando anticorpos grupo-específicos após isolamento em cultura.

EHEC – o sorotipo mais prevalente é o *E. coli* O157:H7 e está associado à síndrome hemolítico-urêmica. Grande parte dos isolados é sorbitol-negativo, o que permite o uso do ágar MacConkey sorbitol como meio de triagem. A confirmação deve ser feita com testes de aglutinação em lâmina utilizando anticorpos específicos.

EIEC – causa quadro diarréico semelhante àquele observado em *Shigella* spp. A maior parte dos isolados é lisina-negativa e motilidade-negativa. O diagnóstico é feito com testes de aglutinação em lâmina utilizando anticorpos grupo-específicos.

Bibliografia consultada

MURRAY, P.R.; BARON, E.J.; PFALLER, M.A.; TENOVER, F.C.; YOLKEN, R.H. *Manual of Clinical Microbiology*. 8th ed., Washington, D.C., American Society for Microbiology, 2003.

OPLUSTIL, C.P.; ZOCCOLI, C.M.; TOBOUTI, N.R.; SINTO, S.I. *Procedimentos Básicos em Microbiologia Clínica*. 2ª ed., São Paulo, Sarvier, 2004.

WILSON, J.P.; WATERER, R.R.; CHAPMAN, S.W. Serious infections with *Edwardsiella tarda*. A case report and review of literature. *Arch. Intern. Med.*, v. 149, (1), January 1, 1989.

Qual a metodologia laboratorial indicada para o diagnóstico de infecções gastrintestinais causadas por *Campylobacter* spp. e quais as principais espécies envolvidas?

Marcelo Pilonetto

A cultura de amostra fecal tem sido o método mais amplamente utilizado e recomendado para o diagnóstico laboratorial das infecções gastrintestinais por *Campylobacter* spp. Diversos autores descrevem o uso da morfologia característica, ou seja, bacilos gram-negativos curvos, observados na coloração de Gram da amostra fecal, como um método para o diagnóstico presuntivo. Entretanto, na prática laboratorial, observa-se que este método é subjetivo com baixa sensibilidade e está diretamente ligado à experiência do microscopista. Há poucos dados na literatura sobre os métodos de detecção direta de *Campylobacter* spp. nas fezes (por exemplo, aglutinação pelo látex) e em geral eles não são utilizados. Os testes sorológicos não se aplicam ao diagnóstico laboratorial de infecções gastrintestinais por *Campylobacter* spp., excetuando-se nos casos de complicações pós-infecciosas, como é o caso da síndrome de Guillain-Barré.

Para a realização de cultura, a amostra de fezes deve ser colhida preferencialmente na fase aguda da doença, antes do início da antibioticoterapia, e transferida para meio de transporte Cary-Blair ou Cary-Blair modificado (acrescido de 1% de piruvato de sódio e apenas 1,6g/l de ágar). *Swabs* retal ou fecal também podem ser utilizados. Existem várias opções de meios de cultura para o isolamento primário de *Campylobacter* spp., sendo todos eles compostos de uma base rica, por exemplo, ágar-sangue, ágar Columbia, ágar *Brucella* ou AS Campy, e adicionados de suplementos seletivos e para crescimento. Alternativamente, pode ser utilizado um dos seguintes meios: ágar Desoxicolato-Cefoperazona-Carvão modificado (CCDA modificado – Oxoid – CM739 e SR 155), ágar Skirrow, meio seletivo de Butzler, meio de Blaser (Campy-BAP), meio de Preston modificado, ágar Karmali, entre outros. Uma outra opção interessante para o isolamento do *Campylobacter* é o uso da técnica de membrana filtrante, que dispensa o uso de meios seletivos. Nesse método, uma membrana com porosidade de 0,45 a 0,65μm é colocada sobre a superfície de uma placa de meio não-seletivo (ágar-sangue). Sobre essa membrana são depositadas 10 gotas de uma suspensão da amostra, a qual será filtrada durante 60 minutos. Após esse período, retira-se a membrana da placa e ela é incubada nas condições descritas a seguir. Independente do meio utilizado, as placas devem ser incubadas em microaerofilia por até 48 horas a 42°C. A microaerofilia pode ser obtida de maneira prática com o uso de envelopes geradores dessa atmosfera específica (5% de O_2, 10% de CO_2, 85% de NO_2). Estufa de CO_2 ou jarra com vela não devem ser utilizadas.

A decisão de enriquecimento ou não da amostra fecal encaminhada para cultura de *Campylobacter* spp. é polêmica, levando em consideração dados epidemiológicos e clínicos daquela região/situação específica. O enriquecimento pode levar ao isolamento de cepas presentes na amostra em pequeno número, portanto de pouco valor clínico.

Por ser muito típica, a morfologia da colônia é de grande auxílio. As colônias suspeitas de *C. jejuni* têm geralmente aspecto acinzentado, são planas, úmidas e se difundem (crescimento confluente). Observados esses aspectos, devem-se realizar em um primeiro momento as provas de oxidase, catalase e coloração de Gram. A visualização de bacilos gram-negativos curvos, oxidase e catalase positivos estabelecem o diagnóstico presuntivo de *Campylobacter* spp. A diferenciação das duas principais espécies de interesse clínico, *Campylobacter jejuni* subsp. *jejuni* e *Campylobacter coli*, é feita com a prova do hipurato, sendo o primeiro positivo e o segundo negativo. A sensibilidade ao ácido nalidíxico e a resistência à cefalotina são úteis para separar as espécies de *C. jejuni* subsp. *jejuni* e *C. coli* das demais espécies e subespécies de *Campylobacter*. Em termos de importância clínica, observa-se que o *C. jejuni* é isolado em cerca de 90% dos casos de infecção em humanos e o *C. coli* em aproximadamente 5-10% dos casos. As demais espécies de *Campylobacter* raramente são isoladas em humanos. Em países desenvolvidos, a taxa de isolamento de *Campylobacter* spp. supera, muitas vezes, a taxa de isolamento de *Salmonella* spp. e *Shigella* spp. somadas. Isso ocorre provavelmente devido aos cuidados empregados no isolamento dessa espécie (uso de meios seletivos, enriquecimento). No Brasil, não há dados consistentes a respeito da incidência de infecções por *Campylobacter* spp., mas em estudo realizado em Ribeirão Preto-SP, de 451 amostras de fezes positivas, o *Campylobacter* foi o terceiro patógeno mais isolado. Porém, em nossa prática diária tem-se observado o isolamento freqüente desse microrganismo, tanto em surtos como em casos esporádicos, o que corrobora a necessidade de realização de cultura para esse patógeno.

Bibliografia consultada

DOURADO, M.E.; DUARTE, R.C.; FERREIRA, L.C. et al. Anti-ganglioside antibodies and clinical outcome of patients with Guillain-Barré syndrome in northeast Brazil. *Acta Neurol. Scand.*, v. 108, p. 102, 2003.

KONEMAN, E.W. et al. *Color Atlas and Textbook of Diagnostic Microbiology*. 5th ed., Philadelphia, Lippincott, 1997.

MEDEIROS, M.I.; NEME, S.N.; DA SILVA, P. et al. Etiology of acute diarrhea among children in Ribeirao Preto-SP, Brazil. *Rev. Inst. Med. Trop. S. Paulo*, v. 43, p. 21-24, 2001.

SPRADA, A.; PILONETTO, M. *Comparação entre os métodos de filtração por membrana e semeadura em meio seletivo para o isolamento de* Campylobacter *spp*. Monografia (Esp. em Microbiologia Clínica), Pontifícia Universidade Católica do Paraná, 2002.

7

TESTES DE AVALIAÇÃO DA RESISTÊNCIA AOS ANTIMICROBIANOS

O que são PBPs?

Libera Maria Dalla Costa

Penicillin-binding proteins (PBPs) receberam esse nome por serem a região de ligação das penicilinas. Essa denominação também é atualmente utilizada para se referir ao local de ação dos outros antibióticos betalactâmicos. São proteínas de alto peso molecular, transpeptidases, carboxipeptidases e endopeptidases, localizadas na membrana citoplasmática de bactérias que possuem parede celular. Estão envolvidas em diversas etapas da biossíntese do peptidoglicano, constituinte essencial da parede celular responsável pela integridade do microrganismo. São denominadas numericamente de acordo com seu peso molecular, de maneira que quanto maior o peso molecular menor é a numeração que recebem.

Os antibióticos betalactâmicos inibem essas enzimas agindo como análogos estruturais desses peptídeos da parede celular, formando um complexo acil-enzima estável, em vez do complexo transitório que ocorre normalmente durante a formação do peptidoglicano. A inibição das PBPs resulta na morte celular, uma vez que são essenciais para a replicação bacteriana.

O conhecimento da seqüência de aminoácidos das diversas PBPs, tanto de baixo como de alto peso molecular, e de betalactamases com serina no local ativo proporcionam evidências de que esses grupos de enzimas têm origem evolucionária comum, embora distante.

A resistência aos antibióticos betalactâmicos decorrente de alterações nas PBPs é mais comum em microrganismos gram-positivos que em gram-negativos.

As PBPs possuem normalmente alta afinidade de ligação aos betalactâmicos e são inibidas por concentrações muito baixas desses agentes. Resistência mediada por PBPs ocorre quando as enzimas presentes são alteradas de forma que tenham sua afinidade reduzida pelo substrato (betalactâmico), como por exemplo nas cepas de *Streptococcus pneumoniae* resistentes aos betalactâmicos.

Até o momento um dos maiores impactos clínicos resultantes de resistência mediada por PBPs ocorreu em isolados clínicos de *S. pneumoniae*. A resistência mediada por PBPs nessa bactéria pode resultar no aumento de até 2.000 vezes da concentração inibitória mínima para penicilinas ou cefalosporinas.

A resistência mediada por PBPs também pode ocorrer quando a bactéria produz uma PBPs adicional de baixa afinidade. *S. aureus* possuem normalmente quatro PBPs que podem ser substituídas por uma PBP adicional denominada PBP2a ou PBP2'. Essa PBP2a é capaz de substituir a função das demais PBPs dessa bactéria, permitindo a transpeptidação, porém possui baixa afinidade aos betalactâmicos. A PBP2a é codificada pelo gene *mec*A que pode ser adquirido por transferência de material genético. A expressão dessa PBP de baixa afinidade está relacionada à aquisição do gene *mec*A pelo *S. aureus*. Em *P. aeruginosa*, apesar de infreqüentes, já foram descritas alterações da PBP3, associada à resistência a penicilinas, e alterações na PBP4, que está associada à resistência a carbapenêmicos.

Bibliografia consultada

BELLIDO, F.; VEUTHEY, C.; BLAZER, J.; BAUERNFEIND, A.; PECHERE, J.C. Novel resistance to imipenem associated with an altered PBP4 in a *Pseudomonas aeruginosa* clinical isolate. *J. Antimicrob. Chemother.*, v. 125, p. 57-68, 1999.

DAWSON, C.G.; COFFEY, T.J. β-lactam resistance mediated by changes in penicillin-binding proteins. In: Woodford, N. et al. *Methods in Molecular Medicine, Molecular Bacteriology, Protocols and Clinical Applications*. 1st ed., Totowa, Humana Press, p. 537-553, 1998.

HIRAMATSU, K.; KATAYAMA, Y.; YUZAWA, H.; ITO, T. Molecular genetics of methicillin-resistant *Staphylococcus aureus*. *Int. J. Med. Microbiol.*, v. 292, p. 67-74, 2002.

O que são betalactamases e qual sua importância em bactérias gram-negativas?

Helio Silva Sader

As betalactamases representam o principal mecanismo de resistência aos betalactâmicos nas bactérias gram-negativas. As betalactamases são enzimas bacterianas que catalisam a hidrólise do anel betalactâmico, impossibilitando assim sua atividade antimicrobiana. A resistência ao antimicrobiano betalactâmico irá depender da quantidade de enzima produzida, da habilidade dessa enzima em hidrolisar o antimicrobiano em questão e da velocidade com que o betalactâmico penetra na membrana externa. As betalactamases nas bactérias gram-negativas permanecem no espaço periplasmático, entre a membrana citoplasmática e a membrana externa. Dessa maneira, as enzimas acumulam-se nessa região e os betalactâmicos devem atravessar esse espaço para atingir seus receptores na membrana interna.

Atualmente, existem dois esquemas usados para classificar as betalactamases: o de Ambler e o de Bush-Medeiros-Jacoby. O primeiro esquema (Ambler) classificou as betalactamases quanto à seqüência de aminoácidos e local ativo da enzima em quatro classes: A, B, C e D. As classes A, C e D têm um resíduo serina no local ativo da enzima, enquanto as enzimas da classe B possuem um resíduo de cisteína. As enzimas da classe A podem ser codificadas por genes localizados em plasmídios ou cromossomos. Seus principais substratos são as penicilinas e podem ser constitutivas ou indutivas. Esse grupo inclui as betalactamases mais importantes produzidas pelas bactérias gram-negativas. As enzimas da classe B são relativamente raras e conhecidas como metalo-betalactamases. Essas enzimas possuem um resíduo de cisteína no local ativo e requerem zinco para sua atividade. As enzimas da classe C incluem as cefalosporinases cromossômicas produzidas por bactérias gram-negativas. Elas têm um resíduo de serina no local ativo, mas, por outro lado, não apresentam nenhuma homologia com as betalactamases da classe A. A classe D compreende as enzimas que hidrolisam oxacilina, tais como OXA e PSE, que são comuns em enterobactérias e *P. aeruginosa*. As enzimas da classe D também possuem resíduos de serina no local ativo, mas não estão relacionadas às enzimas das classes A e C.

O segundo esquema (Bush-Medeiros-Jacoby) para a classificação das betalactamases é baseado em similaridades funcionais, ou seja, na atividade das enzimas em relação ao substrato e se elas são inibidas pelo ácido clavulânico ou pelo ácido etilenodiaminotetracético (EDTA). Esses esquemas podem ser vistos no quadro 7.1.

Quadro 7.1 – Esquema de classificação de betalactamases segundo Bush-Medeiros-Jacoby e Ambler.

Grupo	Classe	Inibida por clavulanato	Localização do gene	Características funcionais
1	C	Não	Plasmídio Cromossomo	Tipo de betalactamases mais prevalentes. Confere resistência a todos os betalactâmicos, exceto carbapenens Constitutiva ou induzida
2a	A	Sim	Plasmídio Cromossomo	Produzida por estafilococos e enterococos Elevado nível de resistência à penicilina
2b	A	Sim	Plasmídio Cromossomo	Betalactamases de espectro reduzido em bactérias gram-negativas. Inclui TEM-1 e SHV-1
2be	A	Sim	Plasmídio	Betalactamases de espectro ampliado conferem resistência a oximinocefalosporinas e monobactâmicos
2br	A	Diminuição	Plasmídio	Betalactamases derivadas da TEM resistente ao inibidor de betalactamases (IRT)
2c	A	Sim	Plasmídio Cromossomo	Enzimas que hidrolisam a carbenicilina
2d	D ou A	Sim	Plasmídio Cromossomo	Enzimas que hidrolisam a oxacilina
2e	D	Sim	Plasmídio Cromossomo	Cefalosporinase do *Proteus vulgaris*
2f	A	Sim	Cromossomo	Enzimas que hidrolisam carbapenens
3a, 3b, 3c	B	Não (inibida pelo EDTA)	Plasmídio Cromossomo	Metalo-betalactamases conferem resistência aos carbapenens e a todos os outros betalactâmicos, com exceção dos monobactâmicos
4	ND	Não	Plasmídio Cromossomo	Enzimas não-seqüenciadas que não se encaixam em outros grupos

As betalactamases que pertencem à classe molecular C e ao grupo funcional 1, conhecidas como AmpC, são produzidas em algum grau por todas as bactérias gram-negativas. Entretanto, mecanismos regulatórios similares aos encontrados em enterobactérias regulam também a expressão da betalactamase AmpC em *P. aeruginosa*. Em *P. aeruginosa*, a produção de betalactamases AmpC é codificada por um gene estrutural designado *amp*C. Essas betalactamases são de origem cromossômica, podendo ser induzíveis ou constitutivas (não reprimida). No fenômeno da indução, betalactamases AmpC podem ter sua produção aumentada pela presença do betalactâmico e, quando esse é retirado, podem voltar a ser sintetizadas em menor quantidade pela bactéria. Betalactâmicos como cefoxitina e imipenem são potentes indutores dessas betalactamases, e o imipenem, apesar de ser potente indutor, é pobre substrato para as enzimas

AmpC, permanecendo estável diante dessas betalactamases. As oximinocefalosporinas (ceftriaxona e ceftazidima) são fracas indutoras e, apesar de serem hidrolisadas, permanecem ativas porque há pequena quantidade dessas enzimas no espaço periplasmático para hidrolisar totalmente o antimicrobiano. O mecanismo para a hiperprodução de betalactamases AmpC comumente envolve a mutação do gene *amp*D. Esse fenômeno resulta em alto nível de produção de betalactamases e independe da concentração do antimicrobiano no meio e por isso é considerada constitutiva. As amostras de *P. aeruginosa*, que são hiperprodutoras, têm importantes implicações clínicas. Durante o tratamento com betalactâmicos além do fenômeno da indução, há pequeno número de mutantes que ocorrem naturalmente nessa população bacteriana. Esses mutantes (não reprimidos) são selecionados durante o tratamento, podendo ocasionar falência terapêutica. Os carbapenens são os únicos betalactâmicos que se mantêm estáveis ante a *P. aeruginosa* hiperprodutora (constitutiva) desse tipo de betalactamase.

Carbapenemases podem ser definidas como betalactamases que significativamente hidrolisam imipenem e/ou meropenem. Porém, alguns autores acreditam que o termo carbapenemase não é apropriado para descrever essas enzimas, uma vez que as cefalosporinas e/ou penicilinas podem ser hidrolisadas de maneira mais eficiente que os carbapenens. Esses autores utilizam o termo carbapenemase para o subgrupo de metalo-betalactamases (3b) que, preferencialmente, hidrolisam carbapenens. A maior parte dessas enzimas possui grande diversidade genética e bioquímica, o que acarreta problemas de classificação. Elas podem pertencer, fundamentalmente, a dois grupos distintos: 1) classe molecular A, conforme a classificação de Ambler, ou grupo 2f, de acordo com a classificação de Bush-Jacoby-Medeiros; e 2) classe molecular B, conforme a classificação de Ambler (1980), ou grupo 3, de acordo com a classificação de Bush-Jacoby-Medeiros. As betalactamases pertencentes à classe A apresentam um resíduo de serina como local ativo e são inibidas pelo ácido clavulânico. Os genes que codificam essas enzimas são geralmente cromossômicos, mas podem também ser encontrados em plasmídios. Em 1982, em Londres, foi descoberta em *Serratia marcescens* um novo gene cromossômico que codificava a enzima carbapenemase (SME-1), que pertence à classe molecular A ou grupo 2. Posteriormente, as seguintes enzimas foram descritas: NMC-A em *Enterobacter cloacae*, SME-2 e SME-3 em *Serratia marcescens*, IMP-1 em *Enterobacter cloacae* e KPC-1 em *Klebsiella pneumoniae*. Outra betalactamase com capacidade de hidrolisar carbapenemases, a GES-2, a qual é derivada da betalactamase de espectro ampliado GES-1. A localização dos genes que codificam essas enzimas é principalmente cromossômica, entretanto KPC-1 e GES-2 são codificadas por genes plasmidiais.

A relevância clínica das metalo-betalactamases da classe B, descrita originalmente em espécies não-patogênicas do *Bacillus cereus*, tem aumentado significativamente durante os últimos anos. Essas metalo-betalactamases têm sido encontradas em muitas espécies associadas com infecções no ser humano, e transferência horizontal de genes que codificam metalo-betalactamases da classe B para patógenos clinicamente importantes tem sido demonstrada. Apesar de a maioria dessas enzimas ser codificada por genes cromossômicos, a possibilidade de plasmídios ou integrons incorporarem parte do DNA cromossômico que contenha tais genes de resistência preocupa muito a comunidade científica, devido à grande probabilidade de esses plasmídios se disseminarem para bactérias de espécies distintas. Na classe molecular B ou grupo 3, encontram-se as carbapenemases (metalo-betalactamases) que requerem zinco como co-fator para sua atividade catalítica e são inibidas por EDTA ou compostos derivados do ácido tioláctico, como, por exemplo, o ácido 2-mercaptopropiônico. Os genes que codificam essas enzimas são geralmente cromossômicos, mas podem também ser encontrados em plasmídios.

Essas metalo-betalactamases conferem resistência a todos os betalactâmicos, exceto ao aztreonam, e não são inibidas pelo ácido clavulânico. As metalo-betalactamases da classe B cromossômicas são encontradas em *Stenotrophomonas maltophilia*, *Myroides* (*Flavobacterium*) *odoratum*, *Chryseobacterium* (*Flavobacterium*) *meningosepticum*, *Chryseobacterium indologenes*, *Aeromonas hydrophila*, *Aeromonas sobria*, *Aeromonas salmonicida*, *Legionella gormanii* e *Bacillus cereus*. As enzimas produzidas por esses microrganismos diferem na seqüência de aminoácidos e na atividade, por exemplo, as enzimas encontradas em *Aeromonas* spp. apresentam pouca atividade contra betalactâmicos outros que carbapenens, enquanto as outras enzimas têm amplo espectro poupando apenas o aztreonam.

Porém, as metalo-betalactamases que causam maior preocupação são as móveis, pois podem ser transmitidas de uma cepa para outra mesmo entre bactérias de espécies diferentes. Até o momento foram descritas quatro classes de metalo-betalactamases móveis: IMP, VIM, SPM e GIM.

Bibliografia consultada

AMBLER, R.P. The structure of β-lactamases. *Philos. Trans. R. Soc. Lond. B. Biol. Scip.*, v. 289, p. 321-331, 1980.

BUSH, K.; JACOBY, G.A.; MEDEIROS, A.A. A functional classification scheme for β-lactamases and its correlation with molecular structure. *Antimicrob. Agents Chemother.*, v. 39, p. 1211-1233, 1995.

BUSH, K. New β-lactamases in gram-negative bacteria: diversity and impact on the selection of antimicrobial therapy. *Clin. Infect. Dis.*, v. 32, p. 1085-1089, 2001.

POIREL, L.; NORDMANN, P. Emerging carbapenemases in gram-negative aerobes. *Clin. Microbiol. Infect.*, v. 8, p. 321-331, 2002.

SADER, H.S.; CASTANHEIRA, M.; MENDES, R.E.; TOLEMAN, M.; WALSH, T.R.; JONES, R.N. Dissemination and diversity of metallo-betalactamases in Latin America: Report from the SENTRY Antimicrobial Surveillance Program. *Int. J. Antimicrob. Agents*, v. 25(1), p. 57-61, 2005.

Quais os principais mecanismos envolvidos na resistência de *Pseudomonas aeruginosa* a antimicrobianos betalactâmicos, quinolonas e carbapenens?

Lauro Santos Filho

A resistência de *Pseudomonas aeruginosa* a várias classes de antimicrobianos pode ser multifatorial. Os mecanismos de resistência podem ser:

Efluxo – o sistema de efluxo consiste em um mecanismo extremamente complexo e altamente eficiente que possibilita amostras de *Pseudomonas aeruginosa* desenvolverem resistência aos betalactâmicos e quinolonas.

Hiperprodução de AmpC – a resistência aos carbapenens em amostras de *Pseudomonas aeruginosa* é normalmente decorrente da associação de alta produção de betalactamases cromossômicas induzíveis.

Diminuição da permeabilidade por perda de porinas – a diminuição da permeabilidade da membrana externa se dá por perda de porina OprD. Essa porina apresenta alta especificidade para carbapenens; dessa maneira, amostras de *P. aeruginosa* resistentes aos carbapenens podem ainda se manter sensíveis as cefalosporinas (ceftazidima e cefepima), penicilinas ou mesmo aztreonam. Além disso, o meropenem apresenta potência um pouco superior ao imipenem contra bactérias gram-negativas de modo geral. Dessa maneira, amostras podem apresentar resistência ao imipenem e permanecer sensíveis ao meropenem.

Produção de metalo-betalactamase (MBL) – outro mecanismo mais recentemente abordado é a característica que possuem algumas linhagens de *P. aeruginosa* de produzirem metalo-betalactamase. As MBL pertencem ao grupo 3 ou classe B de betalactamases de espectro ampliado, fazendo parte de uma classe funcional comum de metalo-enzimas classificadas com base em sua habilidade de hidrolisar o imipenem em um nível mensurável, e em sua característica de serem inibidas por quelante de cátions divalentes, tais como o EDTA, assim como sua suscetibilidade aos inibidores de betalactamases disponíveis comercialmente. Como os produtores de MBL tendem a demonstrar resistência aos antimicrobianos (drogas betalactâmicas de largo espectro), incluindo as oximinocefalosporinas, cefamicinas e carbapenens, sua detecção preliminar é importante para o controle de infecções e orientação adequada da terapêutica, o que pode ser feito por métodos fenotípicos de disco-aproximação.

Qual a importância clínica de se reportar no laudo do antibiograma que a bactéria testada é produtora de ESBL (betalactamase de espectro ampliado)?

Helio Silva Sader

Na década de 1980 foram relatados casos de falência terapêutica em pacientes que fizeram uso de cefalosporinas de terceira geração (ceftriaxona, cefotaxima e ceftazidima) ou monobactâmicos (aztreonam) e eram portadores de infecções por enterobactérias (*Escherichia coli* e/ou *Klebsiella pneumoniae*) sensíveis a esses betalactâmicos pelos critérios estabelecidos pelo *Clinical Laboratory Standards Institute* (CLSI/NCCLS). Observou-se então que essas bactérias produziam um tipo de betalactamase, posteriormente denominada ESBL, que levava a um grau de resistência que variava consideravelmente entre esses betalactâmicos. Notou-se que uma bactéria produtora de ESBL poderia ser considerada sensível à ceftriaxona (normalmente com CIM de 2 a 8μg/ml) e resistente à ceftazidima por exemplo. Porém, a probabilidade de sucesso terapêutico era relativamente baixa com qualquer um desses betalactâmicos (cefalosporinas de terceira geração e monobactâmicos). Desenvolveram-se vários testes para triagem e confirmação da produção de ESBL e foi estipulado pelo CLSI/NCCLS que esses testes deveriam ser aplicados a amostras de *E. coli* e *Klebsiella* spp., e que amostras produtoras de ESBL deveriam ser reportadas como resistentes a todas as cefalosporinas e monobactâmicos. Porém, ainda restava dúvida sobre a eficácia clínica das cefalosporinas de quarta geração (cefepima e cefpiroma), cefamicinas e piperacilina/tazobactam no tratamento de infecções causadas por amostras bacterianas produtoras de ESBL.

Devido ao grande número de ESBL e a variedade de espectro dessas enzimas, algumas hidrolisam ceftazidima mas não hidrolisam ceftriaxona, enquanto outras hidrolisam ceftriaxona e cefepima e não hidrolisam ceftazidima, a realização e a interpretação dos testes para a detecção de amostras produtoras de ESBL têm-se tornado cada vez mais complexas. Outro fator agravante é que a prevalência de amostras produtoras de ESBL tem aumentado em várias espécies de enterobactérias, nas quais a detecção se torna ainda mais complexa, como *Enterobacter* spp., *Citrobacter* spp. e *Serratia* spp.

Por outro lado, estudos mais recentes têm demonstrado que a ocorrência de falha terapêutica está mais relacionada com a elevação da concentração inibitória mínima (CIM) que com a produção de ESBL. Amostras que apresentam elevação da CIM devido a outro mecanismo de resistência, como produção de betalactamases do grupo 1 (AmpC) ou alteração de permeabilidade, também estariam relacionadas à falha terapêutica quando tratadas com betalactâmicos para os quais as CIM estão elevadas, mesmo que a bactéria ainda seja categorizada como sensível. Essas bactérias não seriam detectadas pelos testes desenvolvidos para a detecção de ESBL. Tem-se observado também que mesmo que a bactéria seja produtora de ESBL existe a chance de sucesso terapêutico caso a CIM para o betalactâmico utilizado seja relativamente baixa.

Os pontos de corte para as cefalosporinas foram estabelecidos há muitos anos e estudos mais recentes, que incorporam a avaliação das características farmacocinéticas e farmacodinâmicas do antimicrobiano, demonstram claramente que esses pontos de corte estabelecidos pelo CLSI/NCCLS para a grande maioria das cefalosporinas estão muito elevados. A redução dos pontos de cortes a níveis compatíveis com as características farmacocinéticas e farmacodinâmicas não só eliminaria a necessidade de realização de testes para a detecção de ESBL, como também poderia evitar a ocorrência de casos de falha terapêutica decorrentes de outros mecanismos de resistência. O CLSI/NCCLS tem trabalhado intensamente na reavaliação desses critérios, os quais deverão ser alterados nos próximos anos (Tabela 7.1), resolvendo assim toda a problemática criada pela introdução dos testes de detecção de ESBL na rotina do laboratório de microbiologia.

Bibliografia consultada

AMBROSE, P.G.; BHAVNANI, S.M.; JONES, R.N.; CRAIG, W.A.; DUDLEY, M.N. Use of pharmacokinetic/pharmacodynamic and Monte-Carlo simulation as decision support for the reevaluation of NCCLS cephem susceptibility breakpoints for Enterobacteriaceae. abstr. A-138. In: *Programs and Abstracts of the 44nd Interscience Conference on Antimicrobial Agents and Chemotherapy*. Washington D.C., October 30-November 2, 2004.

BUSH, K. New β-lactamases in gram-negative bacteria: diversity and impact on the selection of antimicrobial therapy. *Clin. Infect. Dis.*, v. 32, p. 1085-1089, 2001.

CLSI – *Performance Standards for Antimicrobial Susceptibility Testing, 15th Informational.* Suppl. M100-S15, Wayne, Pa., 2005.

JONES, R.N.; CRAIG, W.A.; AMBROSE, P.G.; DUDLEY, M.N.; POTTUMARTHY, S. Reevaluation of Enterobacteriaceae MIC/disk diffusion zone diameter regression scattergrams for nine β-lactams: adjustments of breakpoints for strains producing extended spectrum β-lactamases. *Diagn. Microbiol. Infect. Dis.*, v. 52(3), p. 235-246, 2005.

PATERSON, D.L.; Ko, W.C.; VON GOTTBEG, A.; CASELLAS, J.M.; MULAZIMOGLU, L.; KLUGMAN, K.P.; BONOMO, R.A.; RICE, L.B.; MCCORMACK, J.G.; YU, V.L. Outcome of cephalosporin treatment for serious infections due to apparently susceptible organisms producing extended-spectrum β-lactamases: implications for the clinical microbiology laboratory. *J. Clin. Microbiol.*, v. 39, p. 2206-2212, 2001.

Tabela 7.1 – Pontos de cortes atuais (CLSI/NCCLS, 2005) e os sugeridos com base nas características farmacocinéticas e farmacodinâmicas dos betalactâmicos.

Betalactâmicos	Método	Pontos atuais de corte			Novos pontos de corte*		
		S	I	R	S	I	R
Aztreonam	MIC (µg/ml)	≤ 8	16	≥ 32	≤ 4	8	≥ 16
	Disco (mm)	≥ 22	16-21	≤ 15	≥ 21	18-20	≤ 17
Cefepima	MIC (µg/ml)	≤ 8	16	≥ 32	≤ 4	8	≥ 16
	Disco (mm)	≥ 18	15-17	≤ 14	≥ 21	18-20	≤ 17
Cefotaxima	MIC (µg/ml)	≤ 8	16-32	≥ 64	≤ 1	2	≥ 4
	Disco (mm)	≥ 23	15-22	≤ 14	≥ 26	23-25	≤ 22
Cefotetam	MIC (µg/ml)	≤ 16	32	≥ 64	≤ 2	4	≥ 8
	Disco (mm)	≥ 16	13-15	≤ 12	≥ 24	20-23	≤ 19
Cefoxitina	MIC (µg/ml)	≤ 8	16	≥ 32	≤ 8	–	≥ 16
	Disco (mm)	≥ 18	15-17	≤ 14	≥ 18	–	≤ 17
Ceftazidima	MIC (µg/ml)	≤ 8	16	≥ 32	≤ 4	8	≥ 16
	Disco (mm)	≥ 18	15-17	≤ 14	≥ 21	18-20	≤ 17
Ceftriaxona	MIC (µg/ml)	≤ 8	16-32	≥ 64	≤ 1	2	≥ 4
	Disco (mm)	≥ 21	14-20	≤ 13	≥ 23	20-22	≤ 19
Ceftizoxima	MIC (µg/ml)	≤ 8	16	≥ 32	≤ 2	4	≥ 8
	Disco (mm)	≥ 20	15-19	≤ 14	≥ 23	20-22	≤ 19
Cefuroxima	MIC (µg/ml)	≤ 8	16	≥ 32	≤ 8	–	≥ 16
	Disco (mm)	≥ 18	15-17	≤ 14	≥ 18	–	≤ 17

* Esses pontos de cortes não são definitivos e ainda estão sendo avaliados pelo CLSI/NCCLS. Adaptado de Jones et al., 2005.

Quais os principais mecanismos de resistência em estafilococos e como podem ser detectados no laboratório?

Elsa Masae Mamizuka

Existem pelo menos três mecanismos de resistência de *Staphylococcus* spp. em relação a antimicrobianos betalactâmicos que podem ser detectados no laboratório:

1. Produção de proteínas de baixa afinidade de ligação às penicilinas (PBPs) referidas como PBP2a ou PBP2´ codificada pelo gene *mec*A. Essa proteína liga-se às penicilinas com menor avidez, o que resulta na resistência a essa classe de antimicrobianos. A detecção precisa da resistência à oxacilina pode ser dificultada pela presença de duas subpopulações (uma sensível e outra resistente) que podem coexistir dentro da mesma cultura. Todas as células de uma cultura poderão carregar a informação genética para a resistência, porém apenas um pequeno número pode expressar resistência *in vitro*. Esse fenômeno é chamado de heterorresistência e ocorre em *Staphylococcus* spp. resistentes à oxacilina. As células que expressam a heterorresistência crescem mais lentamente que a população sensível à oxacilina e poderão não ser detectadas quando incubadas em temperatura acima de 35°C. Por essa razão, é recomendado pelo CLSI/NCCLS que a incubação para o teste seja feita a 33-35°C, por um período completo de 24 horas, antes de se efetuar a leitura. Para *S. aureus* recomenda-se o emprego do meio para triagem constituído de ágar Mueller-Hinton acrescido de 4% de NaCl e 6μg/ml de oxacilina para otimizar a detecção de células resistentes à oxacilina.

Somente as células homorresistentes na concentração de 10^4-10^6UFC (unidades formadoras de colônias) e que expressam alto nível de resistência são facilmente detectadas por testes de difusão ou diluição usados na rotina laboratorial. O CLSI/NCCLS refere que os discos de oxacilina e cefoxitina têm desempenho equivalentes, mas o teste com cefoxitina permite leitura com mais facilidade.

2. Produção da enzima betalactamase. O segundo mecanismo mais comum de resistência envolve a hiperprodução da enzima betalactamase também conhecido por BORSA (*borderline oxacillin resistance S. aureus*). Esses isolados em geral apresentam concentração inibitória mínima (CIM) entre 2 e 4μg/ml para a oxacilina. A alta produção de betalactamase resulta na hidrólise parcial do anel betalactâmico das penicilinas, assim como da oxaci-

lina. Os estafilococos com essas características não apresentam resistência cruzada com as demais classes de antibióticos, como ocorre com os detentores do gene *mec*A, e também não crescem no meio de triagem contendo oxacilina. A adição de inibidores de betalactamase, como, por exemplo, ácido clavulânico leva à queda de duas diluições logarítmicas ou mais da CIM para oxacilina.

3. Produção de PBPs com capacidade modificada para se ligar às penicilinas. O terceiro mecanismo, também denominado MODSA, são bactérias que possuem proteínas ligadoras de penicilinas modificadas na sua parede celular. Esses isolados não possuem o gene *mec*A e são bastante raros, e a CIM da oxacilina apresenta-se em torno de 2 a 4µg/ml, e também não apresentam resistência cruzada com outras classes de antimicrobianos, tampouco crescem no meio de triagem com oxacilina. Essas amostras usualmente não são detectadas em laboratório.

Outro mecanismo importante em *S. aureus* é a resistência à vancomicina. Aqui também ocorre o fenômeno de heterorresistência, como no caso do MRSA. A maioria das cepas de *S. aureus* ainda mostra sensibilidade à vancomicina cuja CIM varia de 0,5 a 2µg/ml. Já as que mostram sensibilidade intermediária à vancomicina são denominadas VISA, e a CIM é de 8 a 16µg/ml. A vancomicina alcança a membrana celular, liga-se à complexa estrutura da parede celular em multiplicação e inibe seu crescimento. Finalmente, as bactérias com CIM ≥ 32µg/ml são denominadas resistentes à vancomicina. A dificuldade laboratorial nesse caso é ainda maior que na detecção de MRSA, pois nem todos os testes empregados em rotina são capazes de identificar esse tipo de resistência. O método de difusão nem sempre é capaz de detectar VISA. Os métodos capazes de detectar VISA e VRSA são: ágar para triagem contendo BHI acrescido de 6µg/ml de vancomicina e 4% de NaCl e o teste da microdiluição para a determinação da CIM que poderá ser confirmado também com o emprego de Etest. Quando houver suspeita de VISA ou VRSA, é importante confirmar os resultados e verificar se as cepas estão realmente puras. Se possível, as cepas suspeitas deverão ser enviadas a um laboratório de referência para a confirmação dos resultados. É muito importante que se relate o mais breve possível à Comissão de Controle de Infecção Hospitalar toda vez que houver suspeita e/ou confirmação desse tipo de resistência. Um fato muito importante para evitar insucessos na detecção da resistência à vancomicina é conservar a bactéria original sem muitos repiques, pois, retirando-se a pressão seletiva do antimicrobiano em repiques sucessivos em meio sem antimicrobiano, a CIM diminui sensivelmente. Uma outra característica dos isolados VISA ou VRSA é que todos são MRSA e apresentam o gene *mec*A. Em geral, os isolados de VRSA com CIM elevada entre 512 e 1.024µg/ml possuem gene *van*A proveniente de enterococo. Suspeita-se que esse gene tenha sido transferido por plasmídios ou transposons de amostras MRSA.

Bibliografia consultada

CLSI. Performance standards for antimicrobial susceptibility testing. CLSI approved standard M100-S15. Clinical and Laboratory Standards Institute, Wayne, Pa., 2005.

FRIDKIN, S.K. Vancomycin-intermediate and – resistant *Staphylococcus aureus*: what the infectious disease specialist needs to know. *Clin. Infect. Dis.*, v. 32(1), p. 108-115, 2001.

HIRAMATSU, K.; HANAKI, H.; INO, T.; YABUTA, K.; OGURI, T.; TENOVER, F.C. Methicillin-resistant *Staphylococcus aureus* clinical strains with reduced vancomycin susceptibility. *J. Antimicrob. Chemother.*, v. 40, p. 135-136, 1997.

POTTUMARTHY, S.; FRITSCHE, T.R.; JONES, R.N. Evaluation of alternative disk diffusion methods for detecting mecA-mediated oxacillin resistance in an international collection of staphylococci: validation report from the SENTRY Antimicrobial Surveillance Program. *Diagn. Microbiol. Infect. Dis.*, v. 51(1), p. 57-62, 2005.

Quais os principais mecanismos de resistência a antimicrobianos apresentados pelas enterobactérias que requerem atenção especial na realização de testes de sensibilidade e interpretação dos resultados?

Helio Silva Sader

A grande maioria dos mecanismos de resistência apresentados pelas enterobactérias, como por exemplo resistência aos aminoglicosídeos e fluoroquinolonas, é prontamente detectada pelos testes de avaliação da sensibilidade aos antimicrobianos utilizados na rotina, quando realizados de maneira apropriada. Porém, a detecção de alguns mecanismos de resistência a betalactâmicos merece atenção especial. As betalactamases de espectro ampliado ou ESBL (*extended spectrum betalactamase*) possuem duas características muito importantes:

1. Podem hidrolisar praticamente todos os betalactâmicos, com exceção apenas dos carbapenens (imipenem e meropenem) e das cefamicinas (cefoxitina).
2. Os testes de avaliação de sensibilidade disponíveis atualmente podem não detectar a resistência mediada por essas enzimas, proporcionando assim falsa sensibilidade.

Essas enzimas são mediadas por genes plasmidiais, facilitando assim a disseminação desse tipo de resistência. Além disso, elas são derivadas das enzimas TEM-1 e SHV-1, que são enzimas muito freqüentes em enterobactérias mas que degradam somente betalactâmicos menos potentes, como penicilina, ampicilina e cefalosporinas de primeira geração. Porém, mutações pontuais (às vezes alteração em apenas um par de bases) nos genes que codificam essas enzimas as tornam centenas ou milhares de vezes mais potentes. As ESBL foram descritas inicialmente em amostras de *Klebsiella pneumoniae* e *Serratia marcescens*; porém, atualmente, a produção dessas enzimas já foi detectada em vários outros gêneros de enterobactérias, tais como *Escherichia coli, Proteus* e *Enterobacter, Citrobacter, Salmonella,* dentre outras.

A dificuldade dos testes laboratoriais em detectar esse tipo de resistência tem sido atribuída a vários fatores. Em primeiro lugar, como se trata de resistência por inativação enzimática do antibiótico, o resultado do teste *in vitro* (antibiograma) vai depender da quantidade de bactérias utilizada no teste, isto é, quanto maior o inóculo maior será a quantidade de enzimas (ESBL) e maior o grau de resistência detectado no teste. Esse fenômeno é denominado "efeito inóculo". Como o teste *in vitro* é realizado com um inóculo padronizado, que pode ser bem menor que aquele encontrado no local infeccioso, a correlação clínica do teste pode ser questionável. Um outro ponto seria o fato de a velocidade com que essas enzimas degradam alguns betalactâmicos ser muito baixa. O período de tempo utilizado pelo teste *in vitro*, em média de 18 a 24 horas, pode não ser suficiente para a expressão ou detecção desse tipo de resistência. Dessa maneira, foram desenvolvidos testes específicos para a detecção de amostras produtoras de ESBL. Esses testes baseiam-se no aumento da sensibilidade (queda na CIM ou aumento do halo de inibição) para as cefalosporinas e monobactâmicos quando esses compostos são associados a inibidores de betalactamases, sendo que o ácido clavulânico é o mais utilizado devido a sua maior atividade contra ESBL. Isto é, mesmo que a bactéria seja considerada sensível à cefalosporina ou aztreonam pelos testes convencionais, um aumento significativo dessa sensibilidade quando for associado ao ácido clavulânico indica a produção de ESBL e a bactéria deverá ser considerada resistente a todos os betalactâmicos, com exceção dos carbapenens. Como esses testes são trabalhosos para ser realizados em todas as amostras de *E. coli* e *K. pneumoniae* isoladas em laboratório, o CLSI/NCCLS recomenda que amostras bacterianas que apresentarem sensibilidade diminuída, isto é, CIM aumentada ($\geq$ 2µg/ml) ou halo de inibição diminuído, para ceftazidima (halo $\leq$ 22mm) ou aztreonam ($\leq$ 27mm) ou cefpodoxima ($\leq$ 17mm) ou ceftriaxona ($\leq$ 25mm) ou cefotaxima ($\leq$ 27mm) sejam consideradas "prováveis produtoras de ESBL", e um teste confirmatório deve ser realizado.

As betalactamases cromossômicas induzíves, chamadas de classe 1 ou AmpC, são produzidas por praticamente todas as espécies de enterobactérias e bacilos gram-negativos e gram-negativos não-fermentadores da glicose (*Pseudomonas aeruginosa*) e fracamente inibidas por inibidores de betalactamases, tais como ácido clavulânico, sulbactam e tazobactam. Porém, a capacidade de produção dessas enzimas varia de acordo com a espécie. Algumas espécies, como *E. coli* e *K. pneumoniae*, são capazes de produzir apenas pequena quantidade dessas enzimas, que não é suficiente para causar resistência às cefalosporinas de terceira geração. Por outro lado, outros gêneros, como *Citrobacter*, *Enterobacter*, *Serratia* e *Providencia* (grupo CESP), podem ser induzidos a produzir grandes quantidades de enzima, tornando-se assim resistentes às cefalosporinas de segunda e terceira gerações. O que acontece com as espécies desses gêneros é que elas possuem o gene promotor que regula a produção de AmpC normalmente "bloqueado". A exposição da bactéria a uma substância indutora "desbloqueia" o gene, e a bactéria passa a produzir grande quantidade. Essa característica é intrínseca de certas espécies bacterianas, como as enterobactérias do grupo CESP e *P. aeruginosa*. Isso significa que sempre que essas espécies forem expostas aos betalactâmicos indutores elas passarão a produzir grandes quantidades de betalactamases da classe 1. As substâncias indutoras são os próprios betalactâmicos, porém a capacidade de indução varia muito entre os betalactâmicos. Após a retirada do indutor, o gene pode ser novamente "bloqueado", e a bactéria voltará a produzir somente pequenas quantidades de betalactamases e tornar-se-á novamente sensível às cefalosporinas de terceira geração. Porém, a bactéria poderá sofrer uma mutação e perder esse "bloqueador", passando a produzir grandes quantidades de betalactamases da classe 1 de maneira constitutiva ou intrínseca, isto é, não necessitará mais de um indutor. A mutação que leva a esse processo de "desbloqueamento" permanente é uma mutação pontual e ocorre em uma a cada 10^7 a 10^{10} células. A importância prática desse fenômeno é que sempre que houver infecção com um inóculo bacteriano muito grande, como abscessos, pneumonias e sepse por exemplo, a probabilidade de esse fenômeno ocorrer é muito alta. Dessa maneira, nessas infecções, a bactéria que inicialmente era sensível às cefalosporinas de terceira geração tem grande probabilidade de desenvolver resistência durante o tratamento, ocasionando assim falha terapêutica. Apesar de não existir recomendação oficial de como reportar a sensibilidade desse grupo de bactérias às cefalosporinas de terceira geração, vários pesquisadores sugerem que o laboratório coloque um alerta ao médico no laudo, explicando que a resistência às cefalosporinas de terceira geração, monobactâmicos e penicilinas de amplo espectro (piperacilina/tazobactam) pode ocorrer durante a terapia prolongada com esses betalactâmicos. Como se trata de uma característica intrínseca de certas espécies, não há necessidade da realização de testes especiais para a detecção de betalactamases induzíveis.

Outro tipo de betalactamase que tem apresentado importância nos últimos anos são as carbapenemases ou enzimas que degradam carbapenens. A detecção de carbapenemases pode ser feita por meio de testes que avaliam o efeito de inibidores dessas enzimas (clavulanato no caso das enzimas do grupo 2f e EDTA no caso das metalo-betalactamases) na sensibilidade da bactéria a imipenem e/ou meropenem. Porém, não há muitos estudos clínicos avaliando a eficácia clínica desses carbapenens no tratamento de infecções causadas por enterobactérias produtoras de carbapenemases que ainda permanecem sensíveis a esses carbapenens (CIM $\leq 8\mu g/ml$ ou halo de inibição $\geq 16mm$). Dessa maneira, esses testes são realizados apenas para fins epidemiológicos e os resultados não devem ser reportados rotineiramente ao médico do paciente.

Bibliografia consultada

ACAR, J. Rapid development of resistance to cefepime during treatment. *Clin. Infect. Dis.*, v. 26, p. 1484-1485, 1998.

ARAKAWA, Y.; SHIBATA, N.; SHIBAYAMA, K.; KUROKAWA, H.; YAGI, T.; FUJIWARA, H.; GOTO, M. Convenient test for screening metallo-betalactamase-producing gram-negative bacteria by using thiol compounds. *J. Clin. Microbiol.*, v. 38, p. 40-43, 2000.

CRAIG, W.A.; BHAVNANI, S.M.; AMBROSE, P.G. The inoculum effect: Fact or artifact? *Diagn. Microbiol. Infect. Dis.*, v. 50, p. 229-230, 2004.

JONES, R.N. Important and emerging β-lactamases-mediated resistance in hospital-based pathogens: The ampC enzymes. *Diagn. Microbiol. Infect. Dis.*, v. 31, p. 461-466, 1998.

LINSCOTT, A.J.; BROWN, W.J. Evaluation of four commercially available extended-spectrum betalactamase phenotypic confirmation tests. *J. Clin. Microbiol.*, v. 43, p. 1081-1085, 2005.

PITOUT, J.D.; REISBIG, M.D.; VENTER, E.C.; CHURCH, D.L.; HANSON, N.D. Modification of the double-disk test for detection of Enterobacteriaceae producing extended-spectrum and AmpC β-lactamases. *J. Clin. Microbiol.*, v. 41, p. 3933-3935, 2003.

No caso de uma cultura positiva para *Streptococcus pyogenes* (grupo A) é necessária a realização do antibiograma?

Lycia Mara Jenné Mimica

A realização de testes de avaliação de suscetibilidade aos antimicrobianos, sejam eles qualitativos (antibiograma por técnica de disco-difusão), automatizados ou quantitativos (determinação da concentração inibitória mínima ou CIM por meio de macrodiluição, diluição em ágar, microdiluição ou Etest), tem como principal objetivo fornecer subsídios para a melhor terapia. Tendo como base o mecanismo de ação de determinada droga contra grupos de microrganismos, sua farmacocinética e farmacodinâmica, além de dados epidemiológicos de resistência bacteriana, são definidas as listas de recomendações sobre quais antimicrobianos devem ser testados diante de cada gênero ou espécie bacteriana. A grande maioria dos microrganismos deve ter sua suscetibilidade avaliada *in vitro* devido a uma constante modificação de perfis de sensibilidade determinada pelo aparecimento de cepas resistentes a antimicrobianos habitualmente recomendados em terapêutica. Porém, existem algumas exceções a essa recomendação, pois algumas espécies não têm a capacidade genética de desenvolver resistência a determinados grupos de drogas, como, por exemplo, o *Streptococcus pyogenes* (beta-hemolítico do grupo A de Lancefield) à penicilina e a todos os outros betalactâmicos.

Assim, a recomendação é que não há necessidade de se realizar testes de avaliação de suscetibilidade dessa espécie bacteriana na rotina laboratorial, pois o tratamento de escolha para as infecções estreptocócicas é a penicilina G ou seus derivados. Lembramos que, mesmo para espécies com perfil de sensibilidade previsível, periodicamente devem ser realizados estudos epidemiológicos para monitoramento de resistência. Dados da literatura mostram que as taxas de resistência dessa bactéria diante de macrolídeos têm aumentado em alguns países. Assim sendo, recomenda-se a realização de testes de sensibilidade em isolados de *Streptococcus pyogenes* de pacientes que referem hipersensibilidade à penicilina, pois usualmente os macrolídeos são a opção terapêutica. O resultado de suscetibilidade à eritromicina pode ser extrapolado para os demais macrolídeos.

Bibliografia consultada

CLSI/NCCLS. Performance Standards for Antimicrobial Susceptibility Testing. M100-S15. National Committee for Clinical Laboratory Standards, Villanova, Pa., 2005.

DAJANI, A.; TAUBERT, K.; FERRIERI, P.; PETER, G.; SHULMAN, S. Treatment of acute streptococcal pharyngitis and prevention of rheumatic fever: a statement for health professionals. Committee on Rheumatic Fever, Endocarditis, and Kawasaki Disease of the Council on Cardiovascular Disease in the Young, the American Heart Association. *Pediatrics*, v. 96, p. 758-764, 1995.

O que significa realmente um VRE? Quais os mecanismos de resistência presentes?

Pedro Alves d'Azevedo

A sigla VRE significa *vancomycin-resistant Enterococcus*, traduzindo, *Enterococcus* resistente à vancomicina. Os primeiros VRE surgiram no final da década de 1980 na Europa (1986) e nos EUA (1987). A partir daquele ano, principalmente nos EUA, os índices aumentaram consideravelmente, chegando a taxas de até 25% em algumas instituições. Esse nível de resistência tem um efeito importante nos hospitais, pois provoca aumento no custo, das internações e na mortalidade. No Brasil, o primeiro relato de VRE ocorreu na cidade de Curitiba, em 1986, e depois disso já foram isolados, em surtos, nas cidades de São Paulo, Rio de Janeiro e Porto Alegre.

A resistência aos glicopeptídeos (vancomicina e teicoplanina) tem sido classificada em seis fenótipos denominados de VanA, VanB, VanC, VanD, VanE e VanG. O fenótipo VanA é caracterizado pela resistência à vancomicina e à teicoplanina, sendo mediado por plasmídio e transferível por conjugação para outras bactérias gram-positivas. A expressão do determinante genético *van*A resulta na síntese anormal de precursores do peptidoglicano terminados em D-ala-D-lactato, em substituição ao precursor normal D-ala-D-ala. A ligação formada pela vancomicina com o precursor anormal é significativamente mais instável que o precursor normal. O fenótipo VanB está associado à resistência adquirida em níveis variados de vancomicina, com manutenção da suscetibilidade à teicoplanina, enquanto o fenótipo VanC está associado à resistência intrínseca em níveis baixos de vancomicina e suscetibilidade à teicoplanina. Este último fenótipo, VanC, pode resultar da expressão de três determinantes genéticos: *van*C1, *van*C2 e *van*C3. O genótipo *van*C1 é característico da espécie *E. gallinarum* e relacionado à resistência que é expressa constitutivamente, cujo determinante tem localização cromossômica. Os genótipos *van*C2 e *van*C3 foram detectados em *E. casseliflavus*, e também são relacionados em níveis baixos de vancomicina e suscetibilidade à teicoplanina, mas não compartilham homologia com o gene *van*C1. Quando o enterococo é resistente à ampicilina e à vancomicina, juntamente com níveis elevados de resistência à gentamicina, as opções terapêuticas ficam muito limitadas.

Em infecções urinárias causadas por VRE, estudos têm sugerido a nitrofurantoína como boa opção terapêutica. Já em endocardites e bacteriemias, a linezolida ou a quinupristina/dalfopristina passam a ser a única opção disponível.

Bibliografia consultada

FACKLAM, R.R.; CARVALHO, M.G.S.; TEIXEIRA, L.M. History, taxonomy, biochemical characteristics, and antibiotic susceptibility testing of enterococci. In: Gilmore, M.S. et al. (eds.). *The Enterococci: Pathogenesis, Molecular Biology, and Antibiotic Resistance*. Washington, D.C., American Society for Microbiology, p. 1-54, 2002.

MURRAY, B.E. Vancomycin-resistant enterococcal infections. *N. Engl. J. Med.*, v. 342, p. 710-721, 2000.

TEIXEIRA, L.M.; FACKLAM, R.R. *Enterococcus*. In: Murray, P.R. et al. (eds.). *Manual of Clinical Microbiology*. 8th ed., Washington, D.C., American Society for Microbiology, p. 422-433, 2003.

WOODFORD, N. Glycopeptide-resistant enterococci: a decade of experience. *J. Med. Microbiol.*, v. 47, p. 849-862, 1998.

Quais os antimicrobianos utilizados previamente pelos pacientes, em ordem de freqüência, podem selecionar o surgimento de VRSA?

Libera Maria Dalla Costa

A possibilidade de surgimento de resistência à vancomicina em *Staphylococcus aureus* (VRSA) há muito tempo tem causado inquietação nos meios científicos. Em 1992, Noble et al. relataram na Inglaterra a transferência de genes de resistência à vancomicina de *Enterococcus faecalis* para uma amostra de *Staphylococcus aureus, in vitro,* e na pele de um camundongo. Desde então, o mundo científico esteve à espera que esse fenômeno também fosse identificado em isolados clínicos de *S. aureus* resistentes à oxacilina (MRSA). Considerando que enterococos e estafilococos freqüentemente ocupam o mesmo nicho ecológico e que, após 10 anos dos achados de Noble, o fenômeno não havia ocorrido naturalmente em amostras clínicas, acreditava-se que não mais aconteceria. Infelizmente, em junho de 2002, foram identificadas duas amostras de *S. aureus* resistentes à vancomicina (VRSA), ambas nos EUA, sendo o primeiro caso em Michigan e o segundo na Pensilvânia. O paciente de Michigan havia recebido múltiplos tratamentos antimicrobianos prévios (incluindo vancomicina), enquanto o da Pensilvânia, apesar de ter sido submetido a longos tratamentos antimicrobianos, não havia feito uso de vancomicina. Além disso, é interessante notar que havia sido isolado do paciente da Pensilvânia MRSA e enterococo resistente à vancomicina (VRE) antes da internação, proporcionando a oportunidade para a transferência horizontal de determinantes de resistência à vancomicina do enterococo para o estafilococo. Um terceiro caso de VRSA, isolado de um paciente em Nova Iorque, contendo o gene *van*A e não epidemiologicamente relacionado com os anteriores, foi reportado em 2004 nos EUA.

Há vasta literatura mostrando que o uso indiscriminado de antimicrobianos é um fator que seleciona a resistência bacteriana; entretanto, o pequeno número de infecções causadas por VRSA/GRSA até o momento não permite concluir quais antimicrobianos foram os responsáveis pelo surgimento do fenômeno. Por outro lado, os casos de VRSA citados também eram MRSA, e, além disso, os pacientes haviam sido submetidos a terapia antimicrobiana prévia por períodos prolongados. Tais observações indicam que a alta prevalência de MRSA, associada ao uso de múltiplos antimicrobianos (especialmente a vancomicina) por períodos prolongados, podem ser considerados fatores de risco para o surgimento de VRSA.

Bibliografia consultada

CDC. *Staphylococcus aureus* resistant to vancomycin. *MMWR*, v. 51(26), p. 565-567, 2002.

CDC. Public Health Dispatch: Vancomycin-resistant *Staphylococcus aureus*. *MMWR*, v. 51(40), p. 902, 2002.

CDC. Brief Report: Vancomycin-resistant *Staphylococcus aureus*. *MMWR*, v. 53(15), p. 322-323, 2004.

NOBLE, W.C.; VIRANI, Z.; CREE, R.G. Co-transfer of vancomycin and other resistance genes from *Enterococcus faecalis* NCTC 12201 to *Staphylococcus aureus*. *FEMS Microbiol. Lett.*, v. 72, p. 195-198, 1992.

Quais são os principais mecanismos de resistência em *Streptococcus pneumoniae*?

Ana Cristina Gales

Os mecanismos de resistência de acordo com a classe de antimicrobianos são:

Penicilinas e outros betalactâmicos – os antimicrobianos betalactâmicos agem inibindo a síntese da parede celular por meio da ligação com as proteínas ligadoras de penicilina (PBPs). As PBPs são um grupo de enzimas que atuam na reação de transpeptidação, etapa fundamental para a síntese de peptidoglicano, que é o principal componente da parede celular bacteriana. A resistência às penicilinas e outros betalactâmicos ocorre após mutações cromossômicas seqüenciais e cumulativas em pelo menos três ou quatro genes dos cinco que codificam as PBPs de alto peso molecular (1a, 1b, 2b, 2x e 3). Alterações nas PBPs levam à diminuição na afinidade entre a PBP e o agente betalactâmico. Como nem todos os betalactâmicos se ligam às mesmas PBPs, testes de avaliação de sensibilidade são necessários para predizer a sensibilidade aos diferentes betalactâmicos. É importante ressaltar que amostras de *S. pneumoniae* não produzem betalactamase.

Quinolonas – geralmente, as quinolonas inibem a síntese do DNA bacteriano por meio da inibição da atividade das topoisomerases II e IV, as quais são responsáveis pela superespiralização, pelo relaxamento e pela separação do DNA bacteriano. Dessa maneira, quando essas enzimas são inativadas ocorre a morte celular bacteriana. Amostras de *S. pneumoniae* tornam-se resistentes a esses compostos por meio de dois mecanismos: modificação do alvo de ação ou efluxo ativo. As modificações no alvo de ação das quinolonas ocorrem nos genes que codificam as topoisomerases II (genes *gyr*A e *gyr*B) e IV (genes *par*C e *par*E), levando assim à redução da afinidade de ligação entre as quinolonas e as topoisomerases. A topoisomerase IV é o principal alvo de ação das quinolonas em amostras de *S. pneumoniae*. Mutações sucessivas e gradativas ocorrem elevando o grau de resistência às quinolonas. Geralmente, a primeira mutação simples ocorre no alvo principal de ação, gene *par*C, resultando em baixo grau de resistência. A segunda mutação ocorre no gene *gyr*A, resultando em alto grau de resistência. As C8-metoxiquinolonas apresentam alta afinidade pelas topoisomerases II e IV, e mutações simples no gene *par*C não costumam ocasionar baixo grau de resistência. O mecanismo de efluxo ativo, geralmente, causa baixo grau de resistência às quinolonas (isto é, elevação de duas a quatro vezes na concentração inibitória mínima) e é mediado pela proteína PmrA.

Macrolídeos – dois mecanismos de resistência aos macrolídeos, alteração do local de ação e efluxo ativo, têm sido descritos em amostras de *S. pneumoniae*. O gene *erm* (*erythromycin* ***r****esistance* ***m****ethylase*) codifica a enzima metilase, a qual é capaz de causar alteração na porção 23S do RNA ribossômico bacteriano. Dessa maneira, há alteração da região de ligação não só dos macrolídeos, mas também das lincosamidas e das estreptograminas B (fenótipo MLS_b). Desse modo, amostras que produzem metilase possuem alto grau de resistência aos macrolídeos e resistência cruzada completa à clindamicina. Já o gene *mef*E codifica uma bomba de efluxo dependente de ATP. Esse mecanismo confere baixo grau de resistência aos macrolídeos e os isolados bacterianos são completamente sensíveis à clindamicina e aos macrolídeos de com anel de 16-membros, como josamicina e roquitamicina. Em *S. pneumoniae*, a resistência entre os macrolídeos é cruzada, ou seja, isolados resistentes à eritromicina são também aos novos macrolídeos como azitromicina, claritromicina, diritromicina e roxitromicina.

Cetolídeos – esses agentes são derivados dos macrolídeos compostos por meio da substituição keto na posição 3 do anel lactona de 14-membros. Cetolídeos inibem a síntese protéica ligando-se reversivelmente ao RNA ribossômico bacteriano. Embora os cetolídeos sejam drogas alternativas ao tratamento com macrolídeos, pois apresentam atividade contra bactérias sensíveis e resistentes aos macrolídeos, a resistência cruzada entre o cetolídeo telitromicina e os macrolídeos já foi relatada.

Sulfametoxazol-trimetoprima – em *S. pneumoniae*, a resistência ao componente trimetoprima é responsável pela resistência a essa associação antimicrobiana. A resistência é causada por mutações no gene que codifica a diidrofolato-redutase, que é o alvo de ação da trimetoprima.

Tetraciclina – a resistência a esse agente é cruzada com os outros antimicrobianos pertencentes a essa classe (minociclina e a doxiciclina). A alteração no gene *tet*M leva à codificação de uma proteína, TetM, que protege contra a inibição da síntese protéica causada pela tetraciclina. Esse gene é carreado por um transposon que também carreia os genes de resistência ao cloranfenicol e sulfametoxazol-trimetoprima.

Bibliografia consultada

APPELBAUM, P.C. Resistance among *Streptococcus pneumoniae*: implications for drug selection. *Clin. Infect. Dis.*, v. 34, p. 1613-1620, 2002.

JACOBS, M.R. *Streptococcus pneumoniae*: epidemiology and patterns of resistance. *Am. J. Med.*, v. 117 (Suppl 3A), p. 3S-15S, 2004.

É possível que um isolado de *Staphylococcus* spp. não seja detectado como resistente à oxacilina pelo teste de cefoxitina recomendado pelo CLSI/NCCLS, mas o seja quando se testa o disco de oxacilina?

Ana Cristina Gales

Sim, é possível. A resistência à oxacilina entre amostras de *Staphylococcus* spp. é causada pela expressão da proteína ligadora de penicilina, PBP2a, que é codificada pelo gene *mec*A e possui diminuição na afinidade de ligação a todos os betalactâmicos. A resistência à oxacilina pode ser de difícil detecção, principalmente naquelas populações de *Staphylococcus* spp. heterorresistentes à oxacilina, ou seja, nessas amostras, subpopulações resistentes existem em conjunto com a maioria da população bacteriana, que é sensível à oxacilina. A cefoxitina é considerada um antimicrobiano melhor preditor de resistência à oxacilina que a própria oxacilina, pois a cefoxitina é uma forte indutora da produção da PBP2a entre populações de *Staphylococcus* spp. heterorresistentes. Além disso, a cefoxitina apresenta alto grau de afinidade pela PBP4, e estudos prévios têm correlacionado a resistência à oxacilina com a interação entre a PBP2 e 4. Por essa razão, o *Clinical Laboratory Standard Institute* (CLSI/NCCLS) recomenda que o halo de inibição obtido testando-se o disco de cefoxitina seja utilizado para predizer a resistência à oxacilina entre amostras de *Staphylococcus* spp., exibindo padrão de heterorresistência à oxacilina. Muitos estudos têm reportado que esse teste apresenta altas taxas de sensibilidade (97-100%) e especificidade (99-100%) apesar do documento atual do CLSI/NCCLS não recomendar o teste de sensibilidade aos betalactâmicos em *S. saprophyticus*. Porém, foram recentemente detectadas em nosso meio amostras dessa espécie, que possuíam o gene *mec*A e pertenciam a genótipos distintos, com resultados discordantes entre oxacilina e cefoxitina (halo de inibição para cefoxitina $\geq$ 26mm *versus* halo de inibição para oxacilina $\leq$ 12mm). Dessa maneira, essas amostras não teriam sido detectadas como resistentes à oxacilina caso houvesse sido empregado somente o teste de cefoxitina. Os resultados apresentados por esse estudo enfatizam a necessidade de se testar a oxacilina e/ou do uso de técnicas moleculares para a detecção do gene *mec*A, principalmente naquelas amostras que apresentam baixo grau de resistência à oxacilina. Outra estratégia que poderia ser recomendada para aumentar a sensibilidade do teste de cefoxitina seria a modificação dos halos de inibição sugeridos pelo CLSI.

Bibliografia consultada

CAUWELIER, B.; GORDTS, B.; DESCHEEMAECKER, P. et al. Evaluation of the disk diffusion method with cefoxitin (30µg) for detection of methicillin-resistant *Staphylococcus aureus*. *Eur. J. Clin. Microbiol. Infect. Dis.*, v. 23, p. 389-392, 2004.

CLSI. Performance standards for antimicrobial susceptibility testing. Informational supplement. M100-S15. Clinical Laboratory Standards Institute. Wayne, Pa., 2005.

FRIGATTO, E.A.M.; MACHADO, A.M.O.; PIGNATARI, A.C.C. et al. Is the cefoxitin disk test reliable enough to detect oxacillin resistance in coagulase-negative staphylococci? *J. Clin. Microbiol.*, v. 43, p. 2028-2029, 2005.

<http.wwwamvisa.gov.br/serviçosaude/manuais/clsi.htm> ultimo acesso setembro de 2005.

Qual a importância em infecções bacterianas polimicrobianas (mistas) de relatar se algum dos microrganismos isolados é produtor de betalactamase?

Caio M.F. Mendes

O exame microbiológico adequado exige o uso de diversos meios de cultura, aqueles mais indicados de acordo com o tipo de material clínico e com a suspeita diagnóstica. Além disso, dependendo do tipo de material clínico, as culturas devem ser quantitativas. Os critérios para a liberação ou não de todos os microrganismos isolados dependem do tipo de material clínico envolvido, pois algumas espécies bacterianas fazem parte da microbiota normal. Em alguns materiais clínicos, sabemos que a prevalência de alguns microrganismos é considerada normal, como ocorre por exemplo em culturas de orofaringe, material vaginal, entre outros.

A questão que discutimos é qual a relevância da omissão no resultado de cultura, da informação se um microrganismo isolado é produtor de betalactamase, mesmo que esse microrganismo seja considerado como parte da microbiota normal; essa não-informação poderia ter alguma influência importante na terapia e evolução clínica do paciente? É importante lembrar que as bactérias produtoras de betalactamases são importantes causas de diversas infecções humanas e apresentam também importante papel nas infecções polimicrobianas. Essas bactérias podem ter um impacto patogênico direto como responsáveis pela infecção ou um efeito indireto, devido a sua capacidade de produzir betalactamase. Essas bactérias produtoras de betalactamase, em particular o *Staphylococcus* spp., podem não somente sobreviver a uma terapia por penicilina ou derivados, mas também podem vir a proteger outras bactérias sensíveis à penicilina, pela liberação de betalactamases livres no local da infecção. Esse fenômeno pode ocorrer nos mais diversos materiais clínicos, mas é principalmente comum no trato respiratório, pele, tecidos moles e infecções cirúrgicas. Essa proteção pode ocorrer quando a betalactamase é secretada nos tecidos infectados ou em fluidos de abscessos, às vezes em grande quantidade, de modo a destruir a penicilina mesmo antes de as bactérias sensíveis serem atingidas e mortas por esse antimicrobiano.

Apesar da grande diversidade de agentes antimicrobianos, as penicilinas ainda são usadas no tratamento de grande variedade de infecções bacterianas, a despeito da crescente taxa de resistência observada nas últimas décadas. Quanto às implicações terapêuticas, a presença de bactérias produtoras de betalactamases em infecções mistas indica a administração de antimicrobianos que serão efetivos na erradicação dessas bactérias, como também de outros patógenos.

Portanto, em infecções polimicrobianas que envolvem a presença de bactérias produtoras de betalactamase, a terapia deve ser direcionada também contra essas bactérias. Isso pode ser conseguido pelo uso de cefalosporinas de terceira geração ou outros agentes com amplo espectro de ação, como carbapenens ou combinações de penicilinas e inibidores de betalactamase.

Alguns estudos em animais demonstraram que há facilidade e capacidade de algumas betalactamases terem importante papel em infecções polimicrobianas e outros estudos *in vitro* também demonstraram esse fenômeno, quando havia um aumento de até 200 vezes na resistência à penicilina em amostras de *Streptococcus pyogenes* quando essa bactéria era co-inoculada juntamente com *Staphylococcus aureus*.

Portanto, a presença de bactérias produtoras de betalactamase em infecções mistas justifica a administração, para o tratamento dessas infecções, de antimicrobianos que serão tanto eficazes para a erradicação dessas bactérias produtoras de betalactamases como dos outros patógenos presentes.

Bibliografia consultada

BROOK, I. β-Lactamase-producing bacteria in mixed infections. *Clin. Microbiol. Infect.*, v. 10, p. 777-784, 2004.

BROOK, I.; SHAH, K. Effect of amoxicillin or clindamycin on adenoids bacterial flora. *Otolaryngol. Head Neck Surg.*, v. 129, p. 5-10, 2003.

JACOBS, M.R. Worldwide trends in antimicrobial resistance among common respiratory tract pathogens in children. *Pediatr. Infect. Dis. J.*, v. 22 (Suppl. 8), p. S109-S119, 2003.

KAPLAN, E.L.; JOHNSON, D.R. Unexplained reduced microbiological efficacy of intramuscular benzathine penicillin G and of oral penicillin V in eradication of group A streptococci from children with acute pharyngitis. *Pediatrics*, v. 108, p. 1180-1186, 2001.

TUNER, K.; NORD, C.E. Emergence of betalactamase producing microorganisms in the tonsils during penicillin treatment. *Eur. J. Clin. Microbiol.*, v. 5, p. 399-404, 1986.

Como pode ser realizada a determinação da resistência aos antimicrobianos em amostras de *Helicobacter pylori*?

Marcelo Pilonetto

A maioria dos testes de suscetibilidade a antibióticos para *H. pylori* não apresenta boa correlação com os resultados clínicos, exceto os resultados para metronidazol e para claritromicina. O método recomendado no CLSI/NCCLS é o de diluição em ágar, mas só existem critérios para a claritromicina. Nesse caso, o inóculo é feito a partir de colônias que cresceram em ágar-sangue por 72 horas. Desse crescimento é obtida uma suspensão equivalente à escala 2 de McFarland. As placas de ágar Mueller-Hinton enriquecidas com 5% de sangue de carneiro, contendo claritromicina nas concentrações de 0,25µg/ml, 0,5µg/ml e 1µg/ml, são inoculadas com *spots* de 1 a 3µl da suspensão bacteriana e incubadas a 35°C por três dias em atmosfera de microaerofilia, semelhante à utilizada para o isolamento de *Campylobacter* spp. (5% de O_2, 10% de CO_2, 85% de NO_2). Uma concentração inibitória mínima (CIM) menor ou igual a 0,25µg/ml, indica sensibilidade; igual a 0,5µg/ml, sensibilidade intermediária; e maior ou igual a 1µg/ml, resistência à claritromicina. Alternativamente, o Etest pode ser usado para testar amoxacilina, claritromicina, metronidazol e tetraciclina e, nesse caso, o inóculo, na escala 3 de McFarland, é preparado em caldo suplementado com 3% de soro. A incubação das placas de Mueller-Hinton suplementadas com sangue de carneiro é feita em microaerofilia por no mínimo 72 horas. Para o metronidazol, incubar 24 horas em anaerobiose e depois, no mínimo 48 horas, em microaerofilia. Os valores de referência para os antibióticos testados podem ser encontrados no *Etest Application Sheet* (EAS013).

Testes moleculares para a detecção de genes que codificam resistência à claritromicina têm sido descritos e talvez apresentem grande utilidade clínica nos próximos anos, uma vez que o uso dessa droga é cada vez mais comum.

Bibliografia consultada

CLSI/NCCLS. Performance Standards for Antimicrobial Susceptibility: Fourteenth Informational Supplement. NCCLS document M100-S14. NCCLS, Waine, Pa., 2004.

DUCK, W.M.; SOBEL, J.; PRUCKLER, J.M. et al. Antimicrobial resistance incidence and risk factors among *Helicobacter pylori*-infected persons, United States. *Emerg. Infect. Dis.*, www.cdc.gov/eid. v. 10, n. 6, p. 1088-1094, 2004.

FORBES, B.A.; SAHM, D.F.; WEISSFELD, A.S. *Bailey's and Scott Diagnostic Microbiology*. 11th ed., St. Louis, Mosby, 2002.

HJALMARSSON, S.; SJÖLUND, M.; ENGSTRAND, L. Determining antibiotic resistance in *Helicobacter pylori*. *Expert. Rev. Molecul. Diag.*, v. 2, n. 3, p. 267-272, 2002.

<http.www.abbiodisk.com> ultimo acesso agosto de 2005.

<http.www.anvisa.gov.br/serviçosaude/manuais/clsi.htm> ultimo acesso setembro de 2005.

Podemos confiar totalmente nos resultados de avaliação de resistência aos antimicrobianos para enterobactérias e estafilococos obtidos por meio de equipamentos automatizados?

Jorge Luiz Mello Sampaio

Os equipamentos automatizados em microbiologia são uma ferramenta indispensável na identificação e teste de avaliação da resistência aos antimicrobianos das espécies da família *Enterobacteriaceae*, mas não há um sistema automatizado no qual possamos confiar integralmente. Os equipamentos de automação que realizam simultaneamente testes de avaliação da sensibilidade e identificação bacteriana disponíveis no mercado nacional são o WalkAway SI (Dade Behring, Inc., Microsacan, Inc., Sacramento CA) e o Vitek (bioMériuex, Inc., Durham). O sistema Vitek determina as concentrações inibitórias mínimas (CIM) utilizando metodologia cinética, pois calcula esses valores realizando leituras sucessivas das densidades ópticas das suspensões bacterianas, determinando uma curva de crescimento para cada isolado, e não realiza uma leitura de ponto final. O WalkAway permite a utilização de painéis para a determinação de CIM por metodologia cinética ou por leitura de ponto final. A metodologia cinética, em função do menor tempo de incubação, pode falhar na detecção de mecanismos de resistência indutíveis.

Quanto ao principal mecanismo de resistência a betalactâmicos em enterobactérias, a produção de betalactamases de espectro estendido (ESBL), Linscott e Brown obtiveram para o painel MicroScan ESBL do WalkAway 100% de sensibilidade e especificidade, e para o cartão GNS-120 do sistema Vitek 99% de sensibilidade e 98% de especificidade, ambos testados com amostras de *Klebsiella* spp. e *Escherichia coli*. A despeito desses valores de sensibilidade, há casos nos quais a quantidade de enzima produzida é tão elevada que o teste de sensibilidade mostra resistência à ceftazidima, mas o teste específico para ESBL é negativo. Isso pode ser explicado pelo fato de ser utilizada uma única concentração de ceftazidima com e sem clavulanato, assim como de cefotaxima com e sem clavulanato, nos painéis comerciais. Esse é um exemplo da importância do controle de qualidade pós-analítico, que deve verificar a pureza do isolado e a compatibilidade entre os resultados de identificação e suscetibilidade, considerando os perfis de resistência intrínseca: qualquer enterobactéria não produtora de AmpC, não sensível a uma das cefalosporinas de terceira ou quarta gerações, é, provavelmente, produtora de ESBL. Quanto à detecção de ESBL em amostras de enterobactérias produtoras de AmpC, os sistemas de automação ainda não têm desempenho adequado. A conduta sugerida é que amostras produtoras de AmpC não sensíveis a nenhuma das cefalosporinas de terceira geração sejam testadas aproximando-se os discos de cefepima e amoxicilina-clavulanato. Walsh et al. recomendam que amostras de enterobactérias com CIM para imipenem igual ou superior a 2µg/ml sejam avaliadas por Etest quanto à produção de metalo-betalactamases (MBL). No sistema Vitek, a CIM para imipenem é de 4µg/ml, ponto de corte para sensibilidade, o que torna inviável a aplicação dessa recomendação. Uma abordagem mais racional para usuários Vitek seria o uso da fita de Etest para MBL, que permite também a determinação da CIM para imipenem, em amostras produtoras de ESBL isoladas de casos de bacteriemias e pneumonias.

A comercialização de testes rápidos capazes de detectar PBP2a, proteína que medeia a resistência à oxacilina em *Staphylococcus aureus*, a um custo semelhante ou inferior àquele de um painel de sensibilidade torna a automação uma opção obsoleta para teste de sensibilidade dessa espécie. A conduta sugerida é testar a produção de coagulase e PBP2a em amostras isoladas de locais estéreis e pneumonias, além de testar pelo método de disco-difusão os seguintes antimicrobianos: cefoxitina, vancomicina, eritromicina (próxima ao disco de clindamicina), gatifloxacina, sulfametoxazol-trimetoprima e linezolida. Nos casos em que houver história de tratamento com vancomicina, determinar a CIM para esse antimicrobiano utilizando o Etest com suspensão bacteriana equivalente à escala 2 de McFarland, em ágar infusão de cérebro e coração, visando detectar amostras intermediárias para a vancomicina, que não são detectadas pela automação ou pelo método disco-difusão. As amostras de *S. aureus* resistentes à vancomicina isoladas até o momento foram detectadas de modo adequado pelo método de disco-difusão, mas a amostra isolada em New York apresentou sensibilidade à vancomicina quando testada pelos sistemas Vitek e MicroScan.

Bibliografia consultada

LINSCOTT, A.J.; BROWN, W.J. Evaluation of four commercially available extended-spectrum betalactamase phenotypic confirmation tests. *J. Clin. Microbiol.*, v. 43(3), p. 1081-1085, 2005.

WALSH, T.R.; TOLEMAN, M.A.; POIREL, L.; NORDMANN, P. Metallo-betalactamases: the quiet before the storm? *Clin. Microbiol. Rev.*, v. 18(2), p. 306-325, 2005.

Brief Report: Vancomycin-Resistant *Staphylococcus aureus*. New York, MMWR, v. 53, Nº 15, p. 322, 2004.

Quando e como deve ser realizado antibiograma de *Streptococcus* do grupo *viridans*?

Marinês Dalla Valle Martino

Os *Streptococcus* do grupo *viridans* fazem parte da microbiota dos tratos respiratório superior, gastrintestinal e genital. Clinicamente, podem estar associados a endocardite bacteriana, abscessos e infecções em neutropênicos. Portanto, sua valorização como agente infeccioso deve ser criteriosa, especialmente em hemoculturas nas quais, muitas vezes em amostras isoladas, é considerado contaminante.

O teste de avaliação da sensibilidade deve ser realizado nas situações em que as diferentes espécies desse grupo estejam associadas a um quadro clínico importante, especialmente quando isoladas de locais estéreis.

As condições definidas para o teste, pela metodologia de disco-difusão, incluem:

Meio – ágar Mueller-Hinton com 5% de sangue de carneiro.

Inóculo – suspensão direta das colônias com concentração equivalente a 0,5 da escala de McFarland.

Incubação – 35°C ± 2°C em atmosfera com 5% de CO_2 por 20 a 24 horas.

Controle de qualidade – *Streptococcus pneumoniae* ATCC®49619.

Para os métodos quantitativos recomendam-se:

Meio para diluição em caldo – caldo Mueller-Hinton com sangue de cavalo.

Meio para diluição em ágar – ágar Mueller-Hinton com 5% de sangue de carneiro (para sulfonamidas: sangue de cavalo).

O inóculo, a temperatura e o período de incubação seguem os mesmos padrões do método de disco-difusão. Quanto à atmosfera de incubação, utiliza-se CO_2 se necessário para o crescimento em ágar diluição.

É importante ressaltar as seguintes observações:

As cepas de *Streptococcus* do grupo *viridans* isolados de locais estéreis devem ser testadas para penicilina usando um método de determinação de concentração inibitória mínima (CIM).

A sensibilidade do *Streptococcus* do grupo *viridans* à penicilina prediz sensibilidade também a ampicilina, amoxicilina, amoxicilina/ácido clavulânico, ampicilina/sulbactam, cefalosporinas em geral e carbapenens.

O resultado da sensibilidade ou resistência a eritromicina extrapolam-se para azitromicina e claritromicina.

Os microrganismos sensíveis à tetraciclina são também considerados sensíveis à doxiciclina e à minociclina.

Os antimicrobianos utilizados em nosso meio e padronizados para o teste pelo método de disco-difusão são: cefepima, cefotaxima, ceftriaxona, vancomicina, eritromicina, azitromicina, claritromicina, tetraciclina, linezolida, cloranfenicol e clindamicina. Para as metodologias com determinação da CIM além dos antimicrobianos anteriores, possuem também critérios de interpretação a penicilina e a ampicilina.

Bibliografia consultada

CLSI. Performance standards for antimicrobial susceptibility testing. Fifteeth Informational Supplement, M100-S15, Wayne, Pa., 2005.

NCCLS. Performance standards for antimicrobial disk susceptibility testing. 8th ed., Approved Standard, M2-A8 e Supplement M100-S14, Wayne, Pa., 2004.

NCCLS. Methods for Dilution Antimicrobial Suscpetibility Tests for Bacteria that Grow Aerobically. 6th ed., Approved Standard M7-A6, Wayne, Pa., 2004.

RUOFF, K.L.; WHILEY, R.A.; BEIGHTON, D. *Streptococcus*. In: Murray, P.R. et al. *Manual of Clinical Microbiology*. 8th ed., Washington, D.C., American Society for Microbiology, p. 405-421, 2003.

<http.www.anvisa.gov.br/serviçosaude/manuais/clsi.htm> ultimo acesso setembro de 2005.

Como deve ser realizado o teste de avaliação da resistência aos antimicrobianos em isolados de *Haemophilus* spp. e *Streptococcus pneumoniae*?

Maria Rita Elmor de Araújo

O método de disco-difusão tem mostrado acurácia para a detecção de resistência em *Streptococcus pneumoniae* e *Haemophilus* spp. com relação à maioria dos agentes antimicrobianos. O meio de cultura, procedimentos de controle de qualidade e critérios de interpretação são diferenciados e devem ser adequados para cada tipo de microrganismo, de acordo com as padronizações do CLSI/NCCLS.

Para *Haemophilus* spp., o meio de escolha é o *Haemophilus* Test Medium (HTM), cujos componentes são: ágar Mueller-Hinton suplementado com NAD (nicotinamida), hematina bovina e extrato de levedura. Para *S. pneumoniae*, o meio recomendado é o ágar Mueller-Hinton suplementado com 5% de sangue de carneiro.

Em ambos, o método indicado para o preparo do inóculo deve ser o de suspensão direta da colônia de uma cultura de 18 a 24 horas de incubação em ágar-chocolate preparada em caldo Mueller-Hinton ou solução salina a 0,9%. A turvação da suspensão bacteriana é ajustada na escala 0,5 de McFarland. Se a colônia for mucóide, a turvação deve ser na escala 1 de McFarland. A suspensão ajustada deve ser inoculada no ágar em até 15 minutos. Utilizar até nove discos em placa de 150mm e até quatro discos em placa de 100mm. Incubar a 35°C em atmosfera com 5% de CO_2 por 16 a 18 horas para *Haemophilus* spp. e 20-24 horas para *S. pneumoniae*.

No *Haemophilus* spp., a leitura dos halos de inibição deve considerar a zona marginal como aquela que não apresenta crescimento óbvio a olho nu. Crescimento muito leve ou colônias muito pequenas que parecem desvanecer na zona marginal interna não devem ser consideradas.

Para *S. pneumoniae*, a zona marginal de inibição deve ser aquela em que há crescimento bacteriano visível e não deve ser considerada a zona de hemólise. Os antimicrobianos que podem ser testados por disco-difusão e os critérios de interpretação dos halos de inibição são aqueles contidos nas tabelas suplementares do documento do CLSI/NCCLS. O teste de suscetibilidade à ampicilina prediz a atividade para amoxacilina, sendo que grande parte das cepas resistentes (5 a 30%) é produtora de betalactamase do tipo TEM-1 ou ROB-1 detectáveis pelo teste da cefalosporina cromogênica. Amostras negativas para esse teste podem ser resistentes à ampicilina em função da produção de PBPs alteradas, sendo necessária a realização do teste de disco-difusão. As amostras de betalactamases negativas resistentes à ampicilina (BLNAR) devem ser consideradas resistentes a amoxacilina/clavulanato, ampicilina/sulbactam, cefaclor, cefetamet, cefonicid, cefprozil e cefuroxima, apesar da aparente sensibilidade *in vitro* a esses agentes. Quanto aos macrolídeos, há indicações de que a taxa de isolados não-sensíveis à azitromicina parece ser menor que para claritromicina, sugerindo que ambas devem ser testadas.

Em relação ao *S. pneumoniae*, o método de disco-difusão não é confiável para antibióticos betalactâmicos como penicilina, ampicilina, cefuroxima, ceftriaxona, cefotaxima, ertapenem, imipenem e meropenem; portanto, a atividade *in vitro* deve ser determinada utilizando-se o método da microdiluição ou Etest para a determinação da concentração inibitória mínima (CIM). O teste de triagem com disco de oxacilina 1µg é utilizado rotineiramente para a detecção de resistência à penicilina. Isolados com halos de inibição para oxacilina ≥ 20mm são sensíveis (CIM ≤ 0,06µg/ml) à penicilina e podem ser considerados sensíveis a todos os outros betalactâmicos. Isolados com halo de oxacilina ≤ 19mm devem ser adicionalmente testados para a determinação da CIM diante da penicilina e demais betalactâmicos. O resultado da oxacilina não deve ser reportado, pois trata-se somente de um teste de triagem. Outras classes de antibióticos podem ser adequadamente avaliadas por disco-difusão de acordo com os critérios de interpretação estabelecidos pelos documentos do CLSI/NCCLS.

Bibliografia consultada

CLSI (NCCLS). Performance Standards for Antimicrobial Disk Susceptibility Tests: Aproved Standard. M2-A8, Wayne, Pa., NCCLS, 2003.

CLSI/NCCLS. Methods for dilution antimicrobial susceptibility tests for bacteria that grow aerobically. Approved standard. M7-A6, Wayne, Pa., 2005.

CLSI. Performance standards for antimicrobial susceptibility testing: fifteenth informational supplement. M100-S15, Wayne, Pa., NCCLS, 2005.

KILIAN, M. *Haemophilus*. In: Murray, P.R. et al. (eds.). *Manual of Clinical Microbiology*. 8th ed., Washington, D.C., American Society for Microbiology, p. 623-635, 2003.

<http.www.anvisa.gov.br/serviçosaude/manuais/clsi.htm> ultimo acesso setembro de 2005.

Em que situações clínicas é recomendada a dosagem sérica de antimicrobianos e como pode ser realizada?

Elsa Masae Mamizuka

A dosagem sérica de antimicrobianos é normalmente recomendada para controlar a terapia com drogas de maior toxicidade. Tais dosagens são solicitadas principalmente em pacientes hospitalizados com a finalidade de controlar a terapia antimicrobiana com aminoglicosídeos ou vancomicina. Embora existam outras indicações, por exemplo, em pacientes com disfunção de órgão como falha hepática, verificar se determinado antimicrobiano está sofrendo acúmulo nesse órgão com problemas. Outra indicação seria em pacientes com endocardite ou osteomielite sob tratamento com antimicrobiano por via oral. Há necessidade de se certificar se esse fármaco está sendo realmente bem absorvido pelo trato digestório e se está alcançando o nível terapêutico desejado. A dosagem de antimicrobiano no soro e em outros fluidos orgânicos tem tido importância muito grande na avaliação de novos fármacos e no controle de qualidade da sua fabricação. Com a disponibilização de ensaios cada vez mais rápidos e precisos, a dosagem de antimicrobiano tanto no soro como em qualquer outro fluido orgânico é factível e desejável. Apesar de existirem vários tipos de ensaio para essa finalidade como métodos microbiológicos, imunológicos, químicos e turbidimétricos, o mais preciso é o método cromatográfico com o emprego de cromatógrafo líquido de alta precisão (HPLC). A quimiluminescência permite a obtenção de resultados com maior rapidez e está disponível comercialmente para dosagem de amicacina, gentamicina e vancomicina.

Bibliografia consultada

DELL'AQUILA, A.M.; MCCULLOCH, J.A.; MAMIZUKA, E.M.; SANTOS, S.R.; PEREIRA, C.A. Serum levels of vancomycin should be monitored in burn patients. *Burns*. v. 30(4), p. 386, 2004.

SORIANO, F.; PONTE, C. Rational basis for optimizing antibiotic dosing regimens. *Folia Med*. (Plovdiv), v. 46(1), p. 5-8, 2004.

WIRTZ, M.; KLEEFF, J.; SWOBODA, S.; HALACELI, I.; GEISS, H.K.; HOPPE-TICHY, T.; BUCHLER, M.W.; FRIESS, H. Moxifloxacin penetration into human gastrointestinal tissues. *J. Antimicrob. Chemother.*, v. 53(5), p. 875-877, 2004.

Quais as principais limitações do método de disco-difusão para avaliação da resistência aos antimicrobianos?

Maria Goreth Matos de Andrade

O método de disco-difusão é um método padronizado para diversos microrganismos, tais como enterobactérias, *Staphylococcus* spp., *Enterococcus* spp., *Pseudomonas aeruginosa*, *Acinetobacter* spp., *Stenotrophomonas maltophilia*, *Burkholderia cepacia*, *Streptococcus pneumoniae*, *Neisseria gonorrhoeae* e *Haemophilus* spp. No entanto, esse método apresenta algumas limitações na avaliação da resistência aos antimicrobianos para alguns microrganismos.

Na avaliação da resistência do *Staphylococcus aureus*, o método apresenta dificuldade para detectar cepas heterogêneas. Algumas cepas MRSA (*methicilin resistant S. aureus*) podem não ser detectadas se incubadas em temperaturas superiores a 35°C e leituras efetuadas com menos de 24 horas. Isso acontece devido a um crescimento mais lento das subpopulações resistentes em relação às sensíveis, ocorrendo como conseqüência a liberação de resultados de falsa sensibilidade. Esse método não é capaz de detectar amostras de *S. aureus* com sensibilidade intermediária para vancomicina.

Em relação ao *Enterococcus* spp., pode haver falha na detecção de níveis de resistência à vancomicina associados aos isolados VanC. Com isso, alguns isolados de *E. faecalis* e *E. faecium* podem apresentar resultados intermediários à vancomicina no método de disco-difusão, com resultado sensível no método que determine o CIM. No caso dos bacilos gram-negativos, produtores de ESBL, o inóculo pode interferir no resultado da detecção da resistência, pois trata-se de cepas em que a quantidade da enzima é inóculo-dependente. Além disso, cepas produtoras de baixos níveis de ESBL podem não ser detectadas por esse método.

Bibliografia consultada

CLSI/NCCLS. Performance Standards for Antimicrobial Disk Susceptibility Testing. Approved Standard M2-A8, Wayne, Pa., 2004.

MURRAY, P.R.; BARON, E.J.; PFALLER, M.A.; TENOVER, F.C.; YOLKEN, R.H. *Manual of Clinical Microbiology*. 8th ed., Washington, D.C., American Society for Microbiology, 2003.

MURRAY, P.R.; BARON, E.J.; PFALLER, M.A.; TENOVER, F.C.; YOLKEN, R.H. *Manual of Clinical Microbiology*. 6th ed., Washington, D.C., American Society for Microbiology, 1995.

ROSSI, F.; ANDREAZZI, D.B. *Resistência Bacteriana – Interpretando o Antibiograma*. São Paulo, Atheneu, 2005.

<http.www.anvisa.gov.br/serviçosaude/manuais/clsi.htm> ultimo acesso setembro de 2005.

O que são inibidores de betalactamases e qual sua importância?

Libera Maria Dalla Costa

Inibidores de betalactamase são compostos com estrutura semelhante aos antibióticos betalactâmicos, a maioria com a mesma atividade e farmacocinética que as penicilinas aparentadas.

O tratamento de infecções causadas por bactérias produtoras de betalactamase pode ser realizado utilizando antibióticos não-betalactâmicos e/ou antibióticos betalactâmicos estáveis à ação das betalactamases. Entretanto, uma alternativa freqüente é associar uma penicilina sensível à betalactamase com um inibidor de betalactamase específico, para terapia combinada. Esse tratamento é particularmente efetivo quando a ligação co-valente do inibidor inativa a betalactamase. Os inibidores ácido clavulânico, sulbactam e tazobactam possuem mecanismos de inibição semelhante, ligando-se de modo estável ao local ativo das betalactamases, sendo por isso conhecidos como "inibidores suicidas".

O ácido clavulânico e outros inativadores naturais suicidas foram identificados em meados da década de 1970 como potentes inibidores de betalactamase da classe A. Porém, as combinações de betalactâmico/inibidor de betalactamase foram primeiramente utilizadas em meados da década de 1980 para tratar infecções comuns causadas por bactérias gram-negativas produtoras de betalactamase. O ácido clavulânico e os inibidores semi-sintéticos, sulbactam e tazobactam, quando utilizados isoladamente, apresentam fraca atividade bactericida. Sua utilidade clínica prende-se à potente ação antienzimática que possuem e à compatibilidade de associação com antibióticos betalactâmicos. Uma exceção é a atividade antimicrobiana do sulbactam diante da grande parte das amostras de *Acinetobacter* spp.

Quando as combinações de inibidores foram introduzidas, a produção de múltiplas betalactamases era rara, mesmo em organismos produtores de betalactamases codificadas por plasmídios. Hoje, esses plasmídios tornaram-se grandes com a aquisição de múltiplos determinantes de resistência a drogas, resultando em bacilos gram-negativos com até cinco betalactamases pertencentes a vários grupos funcionais, incluindo serina e metalo-betalactamases.

Atualmente, a utilidade dos inibidores está limitada, devido ao fato de não possuírem atividade considerável contra cefalosporinases cromossômicas da classe C ou contra metalo-betalactamases. Combinações de betalactâmicos com inibidores de betalactamase têm-se mostrado um dos regimes antibióticos de maior sucesso no tratamento de infecções comuns causadas por bactérias gram-negativas produtoras de betalactamase, como *Haemophilus influenzae*, *Moraxella catarrhalis* e alguns anaeróbios. Entre os gram-positivos apresentam-se ativos contra *Staphylococcus aureus* sensíveis à oxacilina, mas não têm vantagem sobre a penicilina para o tratamento de infecções causadas por *S. pneumoniae*, incluindo aquelas causadas por cepas resistentes, devido a esse microrganismo não produzir betalactamase.

Bibliografia consultada

BUSH, L.M.; CALMON, J.; JOHNSON, C.C. Newer penicillins and Betalactamase inhibitors. *Infect. Dis. Clin. North Am.*, v. 9(3), p. 653-686, 1995.

BUSH, L.M.; JOHNSON, C.C. Ureidopenicillins and betalactam/betalactamase inhibitors combinations. *Infect. Dis. Clin. North Am.*, v. 14(2), p. 409-433, 2000.

TAVARES, W. Inibidores de betalactamase. In: Tavares, W. *Manual de Antibióticos e Quimioterápicos Antiinfecciosos*. 3ª ed., São Paulo, Atheneu, p. 555-572, 2001.

Se um isolado de *Staphylococcus* spp. se mostrar resistente à oxacilina, por que pode-se extrapolar a resistência a todos os betalactâmicos?

Elsa Masae Mamizuka

Em geral, os isolados de *Staphylococcus* spp. resistentes à oxacilina possuem o gene *mec*A. O gene *mec*A está inserido em um elemento genético que varia de 21 a 67kb, chamado cassete cromossômico *mec* ou SCC*mec*. A aquisição desse elemento genético é condição necessária para que uma cepa de *S. aureus* seja considerada ORSA e, conseqüentemente, clinicamente resistente a todas as classes de antimicrobianos betalactâmicos.

Existe em hospitais brasileiros cepa de *S. aureus* resistente à oxacilina (ORSA) predominante, denominada clone endêmico brasileiro ou CEB, cuja característica é possuir SCC*mec* tipo III com múltiplos genes, conferindo resistência a aminoglicosídeos, macrolídeos, tetraciclinas etc. Tais genes de resistência são encontrados em transposons e plasmídios integrados no elemento SCC*mec*. Em dados do TSN (*The Surveillance Network*), Jones et al. (2003) relatam taxas de 12,4 a 44,4% de ORSA nos países industrializados e que a maior parte dessas cepas apresentou resistência cruzada com outras classes de antimicrobianos, exceto a vancomicina. No Brasil, de acordo com os dados do programa SENTRY, 34% dos isolados de *S. aureus* foram resistentes à oxacilina, sendo que a maioria mostrou resistência cruzada a outras classes de antibióticos.

Bibliografia consultada

JONES, M.E. et al. Epidemiology and antibiotic susceptibility of bacteria causing skin and soft tissue infections in the USA and Europe: a guide to appropriate antimicrobial therapy. *Int. J. Antimicrob. Agents*, v. 22, p. 406-419, 2003.

KATAYAMA, Y.; ITO, T.; HIRAMATSU, K.A. New class of genetic element, staphylococcus cassette chromosome mec, encodes methicillin resistance in *Staphylococcus aureus*. *Antimicrob. Agents Chemother.*, v. 44(6), p. 1549-1555, 2000.

KO, K.S.; LEE, J.Y.; SUH, J.Y.; OH, W.S.; PECK, K.R.; LEE, N.Y.; SONG, J.H. Distribution of major genotypes among methicillin-resistant *Staphylococcus aureus* clones in Asian countries. *J. Clin. Microbiol.*, v. 43(1), p. 421-426, 2005.

<http.www.anvisa.gov.br/serviçosaude/manuais/clsi.htm> ultimo acesso setembro de 2005.

Um isolado de *Streptococcus* do grupo *viridans* que se mostra resistente à penicilina pode também ser considerado resistente as cefalosporinas?

Cássia Maria Zoccoli

Segundo CLSI/NCCLS, *Streptococcus* do grupo *viridans* isolados de amostras de locais habitualmente estéreis, tais como sangue, liquor e medula óssea, devem ser testados para penicilina ou ampicilina pela metodologia quantitativa (concentração inibitória mínima – CIM), pois não há padronização pelo método de disco-difusão. As cefalosporinas recomendadas e padronizadas para teste pelo método de disco-difusão são as de terceira (cefotaxima ou ceftriaxona) ou quarta geração (cefepima).

Streptococcus do grupo *viridans* sensíveis à penicilina podem ser considerados sensíveis às seguintes classes de antimicrobianos: penicilinas, penicilinas combinadas com inibidores de betalactamase, cefalosporinas e carbapenens, não havendo necessidade portanto de fazer o teste de avaliação da suscetibilidade. Porém, se um isolado se mostrar resistente à penicilina, as cefalosporinas recomendadas, assim como as outras classes de antimicrobianos citadas devem ser testadas e reportadas.

Bibliografia consultada

CLSI/NCCLS. Perfomance Standardas for Antimicrobial Susceptibility Testing. Fifteenth Informational Supplement. M100-S15, Wayne, Pa., NCCLS, 2005.

MURRAY, P.R.; BARON, E.J.; JORGENSEN, J.H.; PFALLER, M.A.; YOLKEN, R.H. *Manual of Clinical Microbiology*. V. 1, 8th ed., Washington, D.C., American Society for Microbiology, 2003.

<http.www.anvisa.gov.br/serviçosaude/manuais/clsi.htm> ultimo acesso setembro de 2005.

Como podemos avaliar sinergismo ou antagonismo de antimicrobianos?

Carlos Roberto Veiga Kiffer

Antes de responder como avaliar sinergismo e antagonismo de antimicrobianos, devemos abordar qual é o significado de sinergismo e antagonismo. O teste que avalia a eficácia do uso de uma combinação de antimicrobianos diante de uma bactéria é denominado teste de sinergismo. Há basicamente três possibilidades de resultados (embora alguns autores considerem outras possibilidades, conforme explicado mais adiante):

a) Sinergismo: a atividade da combinação antimicrobiana é substancialmente maior que a atividade da droga mais ativa, isoladamente.
b) Indiferença: a atividade da combinação não é melhor e nem pior que a atividade da droga mais ativa, isoladamente.
c) Antagonismo: a atividade da combinação é substancialmente inferior que a atividade da droga mais ativa, isoladamente.

Combinações de antimicrobianos são particularmente úteis no tratamento de infecções graves ou em pacientes imunocomprometidos, assim como em terapêuticas empíricas, ou quando se quer prevenir o surgimento de resistência, ou ainda quando se deseja potencializar o efeito bactericida de um tratamento diante do agente infeccioso. Portanto, as combinações antimicrobianas sempre visariam, em última instância, proporcionar terapêuticas mais eficazes, com maior chance de sucesso terapêutico e menor possibilidade de desenvolvimento de resistência.

Porém, nem sempre testamos se essas combinações de antimicrobianos de fato funcionam. A avaliação de sinergismo normalmente se baseia no uso de duas drogas em um sistema bidimensional para avaliar os dois compostos isoladamente e mediante sua combinação. Teoricamente, seria possível avaliar mais de dois compostos, mas haveria maior complexidade técnica e de interpretação, o que limita e dificulta a aplicação do teste a mais de dois compostos por vez. Embora ainda haja controvérsia sobre o valor dos testes para avaliação da combinação de drogas e carência de padronização desses testes, seu uso parece ser bem indicado nas seguintes situações:

a) imprevisibilidade de sinergismo para dada combinação;
b) baixa previsibilidade de resposta clínica em função de resistência bacteriana ou de falhas dos tratamentos existentes.

Os exemplos citados no quadro 7.2 de sinergismo e antagonismo já foram documentados na literatura médica.

Quadro 7.2 – Exemplos de sinergismo e antagonismo de antimicrobianos para alguns microrganismos.

Sinergismo	Microrganismos
Penicilina, ampicilina ou vancomicina + gentamicina	*Enterococcus faecalis*, *Enterococcus faecium*
Oxacilina + gentamicina	*Staphylococcus* spp.
Betalactâmico antipseudomonas + gentamicina/tobramicina/amicacina	*Pseudomonas aeruginosa*, enterobactérias
Antagonismo	**Microrganismos**
Betalactâmico + cefoxitina	enterobactérias
Ampicilina + cloranfenicol	*Streptococcus* spp., *Klebsiella pneumoniae*

Normalmente, utiliza-se, para se avaliar sinergismo e antagonismo, o método da microdiluição com diversas combinações de diferentes concentrações de dois antimicrobianos (*checkerboard*, Fig. 7.1) diante de um inóculo bacteriano padronizado em condições controladas de tempo e temperatura. O método da microdiluição tem seus fundamentos no método tradicional de suscetibilidade por diluição em caldo estabelecido pelo CLSI/NCCLS. A única e fundamental diferença no método em *checkerboard* está no fato de se usarem duas drogas conjuntamente. Assim, esse método avalia a atividade antimicrobiana de concentrações específicas em combinação. As interações *in vitro* são calculadas e interpretadas como sinergísticas, indiferentes e antagônicas (alguns autores utilizam as definições de sinergismo parcial e aditivo).

A interpretação das interações entre a combinação de antimicrobianos é feita a partir da leitura de todo o painel, em cada uma das interações ocorridas em determinada placa. Essa leitura é feita em cada primeiro orifício sem crescimento bacteriano de cada linha do painel com ambos os agentes. Com base nessa leitura, calculam-se as FIC (*fractional inhibitory concentrations*) para cada antimicrobiano em combinação. Dessa forma, uma combinação de duas drogas diante de um patógeno terá FIC para cada linha de diluição realizada com ambas as drogas. As seguintes fórmulas são usadas para calcular a FIC:

$$\text{FIC da droga A} = \frac{\text{CIM da droga A em combinação}}{\text{CIM da droga A isoladamente}}$$

$$\text{FIC da droga B} = \frac{\text{CIM da droga B em combinação}}{\text{CIM da droga B isoladamente}}$$

$$\text{Índice FIC } (\Sigma\text{FIC}) = \text{FIC da droga A} + \text{FIC da droga B.}$$

Os resultados do índice FIC para cada combinação devem ser interpretados como:

Sinergismo, se o decréscimo na CIM de cada agente for ≥ quatro vezes (ΣFIC ≤ 0,5).

Sinergismo parcial, se o decréscimo na CIM de um agente for ≥ quatro vezes e o decréscimo na CIM do outro agente for de duas vezes (ΣFIC, > 0,5 e < 1).

Sinergismo aditivo, se o decréscimo na CIM de ambos os agentes for de duas vezes (ΣFIC = 1).

Indiferença, se os critérios não forem nenhum dos descritos acima nem antagônicos (ΣFIC, > 1 e < 4).

Antagonismo, se houver acréscimo ≥ quatro vezes na CIM de ambos os agentes (ΣFIC ≥ 4).

Deve-se usar o menor valor de ΣFIC para estabelecer a interação existente da combinação de antimicrobianos para cada cepa específica; à exceção do antagonismo que, por definição, deve ser relatado prioritariamente quando ocorre em qualquer uma das combinações de uma placa. Os resultados devem ser expressos em percentuais de isolados com cada uma das interpretações possíveis (sinergismo, sinergismo parcial, aditivo, indiferente e antagônico) quando se avalia uma combinação diante de um conjunto de patógenos.

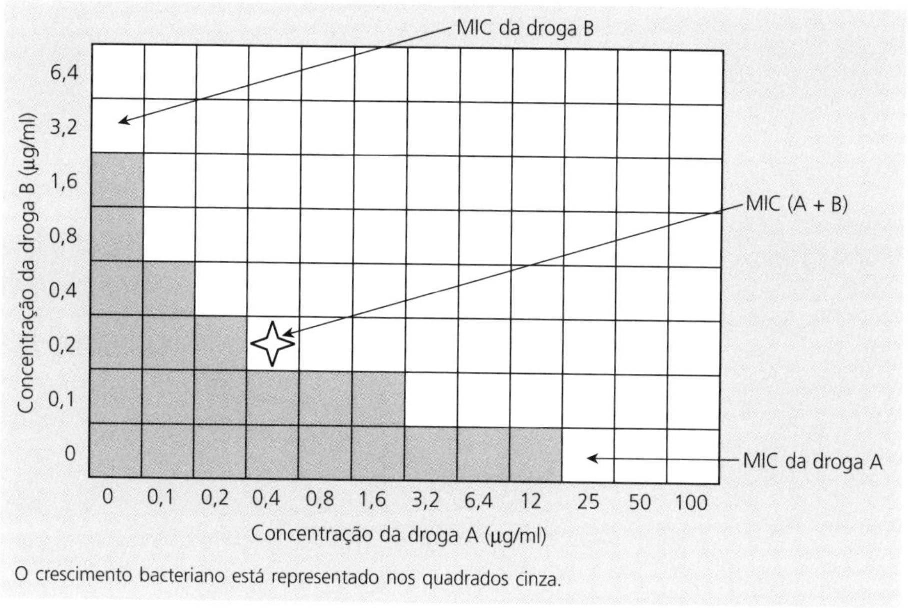

Figura 7.1 – Esquema de realização do método em *checkerboard* para a avaliação de sinergismo ou antagonismo de antimicrobianos.

Bibliografia consultada

CLSI. Performance Standards for Antimicrobial Susceptibility Testing. Informational Supplement M100-S15, Wayne, Pa., 2005.

KIFFER, C.R.; SAMPAIO, J.L. et al. In vitro synergy test of meropenem and sulbactam against clinical isolates of Acinetobacter baumannii. *Diagn. Microbiol. Infect. Dis.*, v. 52, p. 317-322, 2005.

MOODY, J. Synergism testing: broth microdilution checkerboard and broth microdilution methods. In: Isenberg, H.D. *Clinical Microbiology Procedures Handbook*. V. 1. 2nd ed., Washington, D.C., American Society for Microbiology, p. 5.12.1-5.12.23, 2004.

SADER, H.S.; HUYNH, H.K.; JONES, R.N. Contemporary in vitro synergy rates for aztreonam combined with newer fluoroquinolones and beta-lactams tested against gram-negative bacilli. *Diagn. Microbiol. Infect. Dis.*, v. 47(3), p. 547-550, 2003.

O que é concentração inibitória mínima e qual o significado de CIM90 e CIM50?

Caio M.F. Mendes

Por definição, concentração inibitória mínima (CIM) é a menor concentração de um determinado antimicrobiano, expressa em mg/l ou µg/ml, que inibe o crescimento de um microrganismo em teste, sob condições *in vitro* bem definidas, durante determinado intervalo de tempo, geralmente em torno de 18 a 24 horas. A determinação da CIM é, portanto, um teste laboratorial para se medir quantitativamente a atividade *in vitro* de um antimicrobiano ante determinado patógeno. É bastante utilizada para se correlacionar e avaliar diversos outros aspectos da atividade dos antimicrobianos, tais como a informação da concentração do antimicrobiano presente em diversos fluidos corpóreos e sua comparação com a CIM para se avaliar melhor o sucesso terapêutico ou não e os parâmetros farmacocinéticos e farmacodinâmicos dos diversos antimicrobianos. A determinação da concentração inibitória mínima é também muito utilizada em estudos comparativos de novos antimicrobianos. No laboratório clínico de rotina, esses testes devem ser usados para avaliar a suscetibilidade de microrganismos para os quais a metodologia de disco-difusão não está estabelecida e aprovada, ou naquelas situações clínicas em que se necessita de um resultado quantitativo objetivando-se assim uma terapia mais precisa, como ocorre freqüentemente em pacientes graves, nos quais é fundamental termos a informação precisa da concentração do antimicrobiano que inibe ou mata o patógeno envolvido. Do mesmo modo que outros testes laboratoriais, a determinação da CIM pode ser influenciada por diversos fatores, entre os quais destacamos: composição do meio de cultura, tamanho do inóculo, tempo de incubação e principalmente pela eventual presença de subpopulações resistentes.

CIM50 e CIM90 são definidas como as concentrações de um antimicrobiano que inibem, respectivamente, 50% e 90% das amostras de uma determinada espécie bacteriana selecionada.

A determinação da CIM50 e CIM90 tem maior importância em estudos de vigilância de resistência ou em estudos específicos de resistência de microrganismos perante os antimicrobianos previamente selecionados. A idéia é transmitir a informação de qual é a concentração de determinado antimicrobiano que inibe o crescimento de 50% das amostras estudadas (CIM50) ou que inibe 90% das amostras estudadas (CIM90). A análise desses dados é realizada em comparação com os valores considerados de corte (*breakpoints*) para a interpretação das categorias "sensível" e "resistente" do antimicrobiano em teste. O número mínimo de amostras para o cálculo da CIM50 ou CIM90 é dez.

Bibliografia consultada

European Committee for Antimicrobial Susceptibility Testing (EUCAST) of the European Society of Clinical Microbiology and Infectious Diseases (ESCMID). Terminology relating to methods for the determination of susceptibility of bacteria to antimicrobial agents. *Clin. Microbiol. Infect.*, v. 6, p. 503-508, 2000.

Os valores de concentrações inibitórias mínimas de diferentes classes de antimicrobianos podem ser comparados entre si?

Pedro Alves d'Azevedo

Não, porque os antimicrobianos diferem quanto a potência, nível sérico, ligação às proteínas plasmáticas e concentração tecidual. Logo, o fato de um determinado antimicrobiano apresentar concentração inibitória mínima (CIM) com valor inferior a um outro antimicrobiano de outra classe não significa que ele seja melhor opção terapêutica. A correlação entre os valores de CIM e a classificação do patógeno em S (sensível), I (intermediário) ou R (resistente) pode ser feita de várias maneiras, sendo que a mais adequada seria correlacionar os valores de CIM do teste de sensibilidade com a evolução clínica do paciente utilizando um grande número de casos. Utilizam-se também os parâmetros farmacológicos da droga e fatores microbiológicos. Assim, quando a CIM é superior à concentração que o antimicrobiano atinge na corrente sangüínea, quando utilizada na dose preconizada, a bactéria será considerada resistente (R). Se, por outro lado, a CIM é inferior à concentração que o antimicrobiano atinge no sangue, a bactéria será considerada sensível (S). A bactéria será considerada intermediária (I) quando esses valores estão próximos. A penetração do antibiótico no local infeccioso também deve ser levada em consideração, especialmente quando a bactéria é considerada intermediária (I). Porém, os protocolos do CLSI/NCCLS, que são utilizados na grande maioria dos laboratórios brasileiros, não levam em consideração o local infeccioso na classificação da bactéria em S, I ou R. Dessa maneira, para o mesmo microrganismo, serão utilizados os mesmos valores de corte (*breakpoints*) no caso de o patógeno ter sido isolado em uma infecção urinária baixa ou no sistema nervoso central, apesar de muitos antimicrobianos atingirem concentrações bastante altas na bexiga e muito baixas no sistema nervoso central.

Bibliografia consultada

CLSI (NCCLS). *Performance Standards for Antimicrobial Disk Susceptibility Tests*: Aproved Standard. M2-A8, Wayne, Pa., NCCLS, 2003.

CLSI/NCCLS. *Methods for dilution antimicrobial susceptibility tests for bacteria that grow aerobically*. Approved Standard. M7-A6, Wayne, Pa., 2005.

JORGENSEN, J.H.; TURNIDGE, J.D.; WASHINGTON, J.A. Antibacterial susceptibility tests: dilution and disk diffusion methods. In: Murray, P.R. et al. (eds.). *Manual of Clinical Microbiology*. 8th ed., Washington, D.C., American Society for Microbiology, p. 1526-1543, 2003.

Qual é o mecanismo de ação das quinolonas diante das bactérias gram-positivas e gram-negativas?

Ana Cristina Gales

O cromossomo bacteriano é composto por uma única fita dupla circular do ácido desoxirribonucléico (DNA) que possui mais de 1.000µm de comprimento. Dessa maneira, o DNA deve sofrer um processo de compactação para se acomodar dentro da célula bacteriana. O DNA bacteriano divide-se em aproximadamente 65 domínios. Cada domínio mede aproximadamente 20µm de comprimento e está ligado a uma partícula central. O tamanho de cada domínio é reduzido por um processo de superespiralização do DNA. Para que a replicação do DNA ocorra de modo eficiente, os problemas topológicos do DNA, como a separação das fitas de DNA e a remoção da superespiralização, são resolvidos por enzimas chamadas topoisomerases. Essa classe é definida pela habilidade comum que essas enzimas possuem de alterar o estado topológico do DNA. As topoisomerases são classificadas em dois grupos, de acordo com seu mecanismo de ação. As topoisomerases do tipo I são representadas pelas topoisomerases I e III, que têm como função romper uma fita simples de DNA, passar pelo local da ruptura uma outra fita simples e, então, reparar o local da ruptura. As topoisomerases do tipo II são representadas pelas topoisomerases II (também chamada de DNA girase) e IV, cuja a função é romper ambas as fitas da dupla hélice de DNA, passar pelo local da ruptura uma outra fita dupla e reparar depois esses locais simultaneamente.

A DNA girase e a topoisomerase IV são os alvos de ação das quinolonas, as quais se ligam às topoisomerases após terem se ligado ao DNA bacteriano. Dessa maneira, as quinolonas impedem que as áreas de quebra da fita de DNA sejam restauradas pelas topoisomerases. Dependendo da bactéria e da quinolona, geralmente, uma das topoisomerases é o principal local de ação. Por exemplo, em amostras de bactérias gram-negativas como *Escherichia coli* e *Neisseria gonorrhoeae*, o principal alvo de ação da ciprofloxacina é a DNA girase, enquanto em bactérias gram-positivas, como *Streptococcus pneumoniae* e *Staphylococcus aureus*, é a topoisomerase IV. Como essas enzimas apresentam diferentes funções, a resposta às quinolonas irá diferir de acordo com o principal alvo de ação para cada bactéria.

A enzima DNA girase é composta por duas subunidades A (GyrA) e duas subunidades B (GyrB), codificadas pelos genes *gyr*A e *gyr*B, respectivamente. Essa enzima liga-se ao DNA como um tetrâmero, onde as subunidades A e B envolvem o DNA. A DNA girase desempenha pelo menos quatro funções no cromossomo bacteriano: a) manter o nível de superespiralização, o qual ativa o cromossomo para todos os processos envolvendo a separação das fitas de DNA; b) facilitar o movimento dos complexos de replicação e transcrição por meio da remoção de superespirais positivos à frente dos braços de replicação; c) remover os nós que se formam no DNA, principalmente do DNA plasmidial; e d) ajudar a "curvar e dobrar" o DNA.

A topoisomerase IV é também um tetrâmero composto por duas subunidades ParC e duas subunidades ParE, codificadas pelos genes *par*C e *par*E, respectivamente. Tais genes são homólogos aos genes *gyr*A e *gyr*B, respectivamente. A principal função da topoisomerase IV é separar os círculos interligados de DNA das células filhas, os quais são criados durante o processo de replicação. Dessa maneira, permite a separação dos cromossomos das células filhas. Essa enzima também utiliza a quebra da fita dupla de DNA no seu mecanismo de ação, porém ela não envolve o DNA bacteriano da mesma maneira que a DNA girase o faz.

Acredita-se que a ação letal das quinolonas esteja relacionada a um mecanismo adicional à formação do complexo topoisomerase-quinolona-DNA bacteriano. O uso de inibidores de síntese protéica, como o cloranfenicol, bloqueia parcialmente o efeito letal de certas fluoroquinolonas, como a ciprofloxacina, por exemplo. Portanto, tem sido sugerido que as quinolonas apresentariam dois mecanismos de ação, um dependente e outro independente da síntese protéica, os quais levariam à morte celular. O mecanismo dependente seria relacionado à produção de uma proteína induzida pela ruptura do DNA, e o independente, à associação das subunidades das topoisomerases.

Bibliografia consultada

ANDRIOLE, V.T. The quinolones prospects. In: Andriole, V.T. *The Quinolones*. 2nd ed., San Diego, Academic Press, p. 417-429, 1998.

DRLICA, K. Mechanisms of fluoroquinolone action and resistance. In: Mandell, L. (ed.). *First International Moxifloxacin Symposium*. 1st ed., Berlin, Springer-Verlag, p. 75-83, 1999.

DRLICA, K.; ZHAO, X. DNA gyrase, topoisomerase IV, and the 4-quinolones. *Microbiol. Mol. Biol. Rev.*, v. 61, p. 377-392, 1997.

HOOPER, D.C. Bacterial topoisomerases, anti-topoisomerases, and anti-topoisomerase resistance. *Clin. Infect. Dis.*, v. 27 (Suppl 1), p. 54-63, 1998.

No que se refere a bactérias anaeróbias, quais os principais mecanismos de resistência envolvidos?

Igor Mimica

Dentre as bactérias anaeróbias estritas, os gêneros mais prevalentes em infecções são: *Clostridium*, *Bacteroides*, *Prevotella*, *Porphyromonas* e *Fusobacterium*.

C. difficile, apesar de ser uma causa freqüente de diarréia associada ao uso de antimicrobianos, não representa um problema emergente em resistência, e é usualmente sensível ao metronidazol, droga mais utilizada para o tratamento das infecções causadas por essa espécie. Por outro lado, a resistência aos antimicrobianos em bacilos gram-negativos anaeróbios estritos tem aumentado significativamente nos últimos anos.

A resistência é prevalente no *Bacteroides* grupo *fragilis* para penicilinas, cefalosporinas e clindamicina. Nos anaeróbios não-*Bacteroides* também tem aumentado a resistência para esses antimicrobianos, ainda que com menor intensidade.

Muitos determinantes transferíveis de resistência têm sido identificados para tetraciclina, clindamicina, cefoxitina, cefalosporinas, carbapenens, metronidazol e cloranfenicol.

A resistência aos antimicrobianos observada no *Bacteroides* grupo *fragilis* para imipenem e meropenem é mediada por metaloenzimas ativas contra todos os betalactâmicos e suas combinações com inibidores. Outro mecanismo de resistência a betalactâmicos é a expressão de proteínas ligadoras de penicilinas com menor afinidade aos betalactâmicos e porinas que impedem a penetração da droga, em particular a cefoxitina. A exposição a carbapenens em baixa concentração pode estimular altos níveis de resistência.

O mecanismo de resistência ao metronidazol nas espécies de *Bacteroides* é devido a dois mecanismos: a diminuição da captação e da nitrorredução da droga, enquanto a resistência à clindamicina é devida à alteração do ribossomo.

Outros múltiplos fatores transferíveis são responsáveis pela disseminação da resistência. Pode haver transferência de material genético presente em plasmídios e transposons. Os anaeróbios são naturalmente resistentes aos aminoglicosídeos, pois não transportam essa classe de droga para o interior da célula bacteriana.

Bibliografia consultada

MURRAY, P.R.; BARON, E.J.; JORGENSEN, J.H.; PFALLER, M.A.; YOLKEN, R.H. *Manual of Clinical Microbiology*. 8th ed., Washington, D.C., American Society and Microbiology, 2003.

HECHT, D.W. Resistance trends in anarobic bacteria. *Newsletter*. v. 22, p. 6, 2000.

MANDELL, G.L.; BENNETT, J.F.; DOLIN, R. *Principles and Practices of Infectious Diseases*. 5th ed., Philadelphia, Churchill Livingstone, 2000.

WALSH, C. *Antibiotics: Actions, Origins, Resistance*. 5th ed., Washington, D.C., American Society and Microbiology, 2003.

Quais as espécies bacterianas de isolamento comum na rotina laboratorial que apresentam resistência intrínseca a alguns antimicrobianos?

Carmen Paz Oplustil

Existem diversas bactérias que apresentam como característica fenotípica a resistência natural ou intrínseca (do latim *intrinsecus*, que é próprio e essencial) a determinados antimicrobianos. O conhecimento dessa resistência natural é de extrema importância no dia-a-dia do laboratório porque permite uma correta interpretação dos testes utilizados para identificação e verificação da resistência aos antimicrobianos a esse microrganismo. No quadro 7.3 apresentamos os microrganismos mais freqüentes e sua resistência natural.

Bibliografia consultada

CLSI. *Performance Standards for Antimicrobial Susceptibility Testing*. Informational Supplement M100-S15, Wayne, Pa., 2005.

LIVERMORE, D.M.; WINSTANLEY, T.G.; SHANNON, K.P. Interpretative reading: recognizing the unusual and inferring resistance mechanisms from resistance phenotypes. *J. Antimicrobial. Chemother.*, v. 48, Suppl. S1, p. 87-102, 2001.

MORENO, R.C. Lectura interpretada del antibiograma: ejercicio intellectual o necesidad clínica? *Enf. Infect. Microbiol. Clin.*, v. 20(4), p. 176-186, 2002.

Quadro 7.3 – Resistência intrínseca típica de algumas bactérias mais freqüentemente isoladas no laboratório de microbiologia.

Bactéria	Resistência intrínseca
Enterobactérias	Penicilina G, vancomicina e teicoplanina, eritromicina, claritromicina, azitromicina, clindamicina, linezolida, quinopristina/dalfopristina, mupirocina, ácido fusídico
Acinetobacter baumannii	Ampicilina, amoxicilina, cefalosporinas de primeira geração (cefalotina, cefazolina, cefalexina, cefadroxil, cefradina, cefapirina)
Pseudomonas aeruginosa	Ampicilina, amoxicilina, amoxicilina/ácido clavulânico, cefalosporinas de primeira geração, cefalosporinas de segunda geração (cefoxitina, cefotetam, cefmetazol, cefuroxima, cefamandol, cefonicida, cefaclor, cefetamet, cefprozil), cefotaxima, ceftriaxona, ácido nalidíxico, sulfametoxazol-trimetoprima
Burkholderia cepacia	Ampicilina, amoxicilina, cefalosporinas de primeira geração, colistina e/ou polimixina B, aminoglicosídeos (amicacina, gentamicina, netilmicina, kanamicina)
Stenotrophomonas maltophilia	Todos os betalactâmicos – penicilinas, cefalosporinas, combinados com inibidores de betalactamase, monobactam, carbapenens (imipenem, meropenem, ertapenem) –, exceto ticarcilina/ácido clavulânico, aminoglicosídeos
Klebsiella spp.	Ampicilina, amoxicilina, carbenicilina, ticarcilina
Citrobacter diversus	Ampicilina, amoxicilina, carbenicilina, ticarcilina
Citrobacter freundii	Ampicilina, amoxicilina, amoxicilina/ácido clavulânico, cefalosporinas de primeira geração, cefoxitina
Enterobacter spp.	Ampicilina, amoxicilina, amoxicilina/ácido clavulânico, cefalosporinas de primeira geração, cefoxitina
Morganella morganii	Ampicilina, amoxicilina, amoxicilina/ácido clavulânico, cefalosporinas de primeira geração, cefuroxima, colistina, nitrofurantoína
Providencia spp.	Ampicilina, amoxicilina, amoxicilina/ácido clavulânico, cefalosporinas de primeira geração, gentamicina
Proteus mirabilis	Colistina, nitrofurantoína, tetraciclina
Proteus vulgaris	Ampicilina, amoxicilina, cefuroxima, cefalotina, colistina, nitrofurantoína
Serratia spp.	Ampicilina, amoxicilina, amoxicilina/ácido clavulânico, cefalosporinas de primeira geração, cefuroxima, colistina
Serratia marcescens	Ampicilina, amoxicilina, amoxicilina/ácido clavulânico, cefalosporinas de primeira geração, cefuroxima, colistina, nitrofurantoína
Campylobacter jejuni, Campylobacter coli	Sulfametoxazol-trimetoprima
Haemophilus influenzae	Penicilina G, eritromicina, clindamicina
Moraxella catarrhalis	Trimetoprima
Gram-positivos	Aztreonam, colistina, ácido nalidíxico
Estreptococos	Ácido fusídico, aminoglicosídeos (em baixas concentrações)
Streptococcus pneumoniae	Trimetoprima, aminoglicosídeos
Staphylococcus aureus resistente à oxacilina	Todos os betalactâmicos
Enterococos	Penicilina G, carbenicilina, ticarcilina, todas as cefalosporinas, aminoglicosídeos (exceto altos níveis)
Enterococcus faecalis	Quinupristina/dalfopristina
Listeria	Cefalosporinas de terceira geração, ciprofloxacina, norfloxacina

Quais os antimicrobianos que podem ser utilizados no laboratório de microbiologia como indicadores de resistência e/ou identificação bacteriana?

Sumiko Ikura Sinto

Alguns antimicrobianos são utilizados na rotina como indicadores para detectar a presença de determinados mecanismos de resistência, não só ao antimicrobiano utilizado, mas também a outros antimicrobianos relacionados (Quadro 7.4). Além disso, alguns fenótipos de resistência bacteriana observados no antibiograma auxiliam na identificação bacteriana (Quadro 7.5).

Quadro 7.4 – Antimicrobianos utilizados como indicadores de resistência para bactérias gram-positivas e gram-negativas.

Microrganismos	Resistência	Conduta
Staphylococcus spp.	Oxacilina	Resistência a todos os betalactâmicos e carbapenens
Staphylococcus spp. *Streptococcus* spp.	Eritromicina	Realizar sempre o teste da indução com clindamicina Teste D para verificar se a resistência é constitutiva ou induzível
Streptococcus pneumoniae	Oxacilina ≤ 19mm	Pode apresentar resistência à penicilina. Testar penicilina e uma cefalosporina de terceira geração, por método quantitativo (CIM)
Haemophilus influenzae	Cefaclor	É possível que a resistência à ampicilina não seja por betalactamase. Cefaclor é melhor indicador que ampicilina
Haemophilus influenzae *Neisseria gonorrhoeae*	Ácido nalidíxico	Indica sensibilidade reduzida ou resistência às fluoroquinolonas
Klebsiella pneumoniae *Escherichia coli*	Ceftazidima, cefotaxima ou cefpodoxima	Verificar produção de ESBL
Salmonella spp.	Ácido nalidíxico	Indica resistência às fluoroquinolonas
Enterobactérias	Cefalotina	Indica resistência às cefalosporinas de primeira geração

Quadro 7.5 – Alguns fenótipos de resistência que auxiliam na identificação bacteriana.

Agente em identificação	Resistência a	Provável microrganismo
Colônias sugestivas de *Streptococcus* spp. que podem ou não apresentar hemólise. Gram: coco gram-positivo	Vancomicina	*Leuconostoc* spp. ou *Pediococcus* spp.
Colônias sugestivas de *Streptococcus* spp. que podem ou não apresentar hemólise alfa. Gram: bacilo gram-positivo	Vancomicina	*Lactobacillus* spp.
Morfologia de colônia sugestiva de *Staphylococcus* spp. Gram: bacilo gram-positivo em paliçada	Oxacilina (sensível à penicilina)	*Corynebacterium* spp.
Colônias sugestivas de *Streptococcus agalactiae*. CAMP teste duvidoso: aglutinação negativa para *Streptococcus* do grupo B, e Gram: bacilo gram-positivo	Cefalosporinas de terceira geração e fluoroquinolonas	*Listeria* spp.
Enterobactérias com ausência de halo para colistina/polimixina B ou com colônias no halo de sensibilidade	Colistina/polimixina B	*Proteus* spp., *M. morgannii*, *Providencia* spp., *Serratia marcescens*
Bacilo gram-negativo não-fermentador e oxidase variável	Colistina/polimixina B	*Burkholderia cepacia*, *Ralstonia picketti*, *Myroides* spp., *Chryseobacterium* spp.
Bacilo gram-negativo não-fermentador semelhante a *Pseudomonas* spp., sem pigmento, oxidase-negativa, com halo de inibição para colistina/polimixina B	Imipenem/meropenem	*Stenotrophomonas maltophilia*

Bibliografia consultada

LIVERMORE, D.M.; WINSTANLEY, T.G.; SHANNON, K. Interpretative reading: recognizing the unusual and inferring resistance mechanisms from resistance phenotypes. *J. Antimicrob. Chemother.*, v. 48 (Suppl. S1), p. 87-102, 2001.

Quais devem ser os antimicrobianos a serem utilizados na avaliação de resistência de amostras de *Salmonella* spp.?

André Hsiung

Antimicrobianos tradicionalmente utilizados no tratamento de infecções por *Salmonella* spp. incluem quinolonas, cloranfenicol, sulfametoxazol-trimetoprima e betalactâmicos (ampicilina, amoxicilina e cefalosporinas de amplo espectro). No laboratório devem ser testados os seguintes antimicrobianos: ácido nalidíxico (utilizado como marcador de eventual falha terapêutica com outras quinolonas), sulfametoxazol-trimetoprima, ampicilina e ciprofloxacina. Cefalosporinas de amplo espectro e cloranfenicol devem ser acrescentados somente para isolados extra-intestinais. Cefalosporinas de primeira e segunda gerações e aminoglicosídeos não devem ser testados, pois podem ter sensibilidade *in vitro* sem apresentar eficácia clínica.

Recentemente, devido ao aumento de resistência aos antibióticos convencionais como ampicilina, cloranfenicol e sulfametoxazol-trimetoprima, as cefalosporinas de amplo espectro e as quinolonas tornaram-se opções terapêuticas mais apropriadas no tratamento de infecções invasivas causadas por diversos sorotipos de *Salmonella* spp. Desde o início da década de 1990, surtos ou casos de infecções causadas por *Salmonella* spp. resistentes a cefalosporinas de amplo espectro e quinolonas (ácido nalidíxico) e outras fluoroquinolonas (ciprofloxacina) têm sido reportados. Apesar do aumento do número de amostras produtoras de betalactamases de espectro ampliado (ESBL) já descritas, as normas recomendadas pelo CLSI/NCCLS para a detecção de ESBL ainda estão restritas para *E. coli*, *K. pneumoniae*, *K. oxytoca* e *P. mirabilis*. Conseqüentemente, a maioria dos laboratórios não inclui a pesquisa de ESBL nos casos de isolamento de *Salmonella* spp. Problemas similares ocorrem também diante das fluoroquinolonas. A resistência às fluoroquinolonas é um fenômeno vastamente estudado e conhecido como *stepwise mutations*. Prévios relatos têm indicado que mutações nos genes da DNA girase têm sido encontrados em amostras de *Salmonella* spp. que apresentam sensibilidade reduzida a fluoroquinolonas, nas quais a concentração inibitória mínima (CIM) seria considerada sensível à ciprofloxacina de acordo com critérios do CLSI/NCCLS.

A detecção de resistência ao ácido nalidíxico por disco-difusão é um método sensível e específico na triagem de isolados de *Salmonella* spp. com sensibilidade reduzida às fluoroquinolonas. Amostras sensíveis a fluoroquinolonas que apresentam resistência ao ácido nalidíxico podem ser associadas à falha terapêutica ou à resposta tardia perante o tratamento baseado em fluoroquinolonas. O documento atual do CLSI/NCCLS recomenda que, nesses casos, a possibilidade de não-erradicação e falha terapêutica pelo uso de fluoroquinolonas deve ser reportada ao médico responsável.

Bibliografia consultada

HOGE, C.W.; GAMBEL, J.M.; SRIJAN, A.; PITARANGSI, C.; ECHEVERRIA, P. Trends in antibiotic resistance among diarrheal pathogens isolated in Thailand over 15 years. *Clin. Infect. Dis.*, v. 26, p. 341-345, 1998.

LEE, L.A.; PUHR, N.D.; MALONEY, E.K.; BEAN, N.H.; TAUXE, R.V. Increase in antimicrobial-resistant *Salmonella* infections in the United States, 1989-1990. *J. Infect. Dis.*, v. 170, p. 128-134, 1994.

TASSIOS, P.T.; MARKOGIANNAKIS, A.; VATOPOULOS, A.C. et al. Molecular epidemiology of antibiotic resistance of *Salmonella* enteritidis during a 7-year period in Greece. *J. Clin. Microbiol.*, v. 35, p. 1316-1321, 1997.

THRELFALL, E.J.; WARD, L.R.; SKINNER, J.A.; ROWE, B. Increase in multiple antibiotic resistance in nontyphoidal salmonellas from humans in England and Wales: a comparison of data for 1994 and 1996. *Microbiol. Drug Resist.*, v. 3, p. 263-266, 1997.

YILDIRMAK, T.; YAZGAN, A.; OZCENGIZ, G. Multiple drug resistance patterns and plasmid profiles of non-typhi salmonellae in Turkey. *Epidemiol. Infect.*, v. 121, p. 303-307, 1998.

Um isolado clínico de *Acinetobacter* spp. testado simultaneamente em aparelho automatizado e por método de disco-difusão mostrou respectivamente resultados de resistência e de sensibilidade para alguns antimicrobianos. Qual está certo e por quê?

Jorge Luiz Mello Sampaio

O gênero *Acinetobacter* tem sido objeto de extensa revisão taxonômica desde 1986, demonstrando que o *Acinetobacter calcoaceticus* na verdade representava uma grande diversidade de espécies genômicas. Essa nova taxonomia tornou a identificação fenotípica complexa e inviável para os laboratórios clínicos. Afortunadamente, três espécies genômicas são mais prevalentes em infecções humanas: *A. baumannii*, e as espécies genômicas 3 e 13. Dentre as 32 genomoespécies, apenas a *A. baumannii* e a genomoespécie 13 crescem quando cultivadas a 44ºC. Esse teste, entretanto, não permite a identificação de todas as espécies genômicas que compõem o complexo *A. calcoaceticus-baumannii*, pois as genomoespécies 1 (*A. calcoaceticus*) e 3, além de alguns isolados da genomoespécie 13, não crescem a 44°C. As questões que surgem diante de tais alterações taxonômicas são quanto à validade dos critérios interpretativos propostos pelo CLSI/NCCLS e quanto ao desempenho dos sistemas automatizados na determinação da suscetibilidade aos antimicrobianos em todas as genomoespécies. Tsakris et al. analisaram 269 amostras de *A. baumannii* e evidenciaram que o sistema Vitek (bioMérieux) indicou falsa resistência ao imipenem em 32 amostras, quando comparado aos métodos de microdiluição e disco-difusão. Houve concordância entre os três métodos quando analisadas amostras classificadas como sensíveis.

Não só a automação tem limitações, como também o teste de suscetibilidade das espécies de *Acinetobacter*. Em outro estudo em que foram analisados 196 isolados de *Acinetobacter* spp., o método de disco-difusão mostrou porcentagens de erros graves que variaram de 5,2 a 9,8%, quando testadas as drogas ampicilina/sulbactam, piperacilina/tazobactam, ticarcilina/clavulanato, ceftazidima e cefepima. Em particular, ampicilina/sulbactam, uma das drogas de escolha no tratamento das infecções por *Acinetobacter* spp., apresentou 9,8% de erros graves e 16,1% de erros menores. Isso significa que em 9,8% dos casos de amostras resistentes ao antimicrobiano, testadas pelo método de disco-difusão, foram liberadas erroneamente como sensíveis. Nos testes de suscetibilidade a fluoroquinolonas, aminoglicosídeos, carbapenêmicos e sulfametoxazol-trimetoprima não houve erros graves, o que indica que essas drogas podem ser testadas pelo método de disco-difusão. Caso o laboratório utilize rotineiramente o método de disco-difusão para o teste de avaliação da suscetibilidade de *Acinetobacter* spp., as amostras interpretadas como resistentes para ampicilina/sulbactam podem ser liberadas. Aquelas interpretadas como sensíveis pelo método de disco-difusão devem ser adicionalmente avaliadas por método de determinação da CIM. O Etest pode ser uma alternativa, mas não há estudos recentes publicados que comprovam seu desempenho na avaliação da suscetibilidade ante a ampicilina/sulbactam. Não há publicação recente que subsidie o uso de automação com determinação cinética da CIM das espécies de *Acinetobacter*. A conduta sugerida ao testar esse gênero é utilizar a microdiluição com leitura de ponto final.

Bibliografia consultada

SWENSON, J.M.; KILLGORE, G.E.; TENOVER, F.C. Antimicrobial susceptibility testing of *Acinetobacter* spp. by NCCLS broth microdilution and disk diffusion methods. *J. Clin. Microbiol.*, v. 42(11), p. 5102-5108, 2004.

TSAKRIS, A.; PANTAZI, A.; POURNARAS, S.; MANIATIS, A.; POLYZOU, A.; SOFIANOU, D. Pseudo-outbreak of imipenem-resistant Acinetobacter baumannii resulting from false susceptibility testing by a rapid automated system. *J. Clin. Microbiol.*, v. 38, p. 3505-3507, 2000.

VAN LOOVEREN, M.; GOOSSENS, H.; ARPAC Steering Group. Antimicrobial resistance of *Acinetobacter* spp. in Europe. *Clin. Microbiol. Infect.*, v. 10(8), p. 684-704, 2004.

Como deve ser reportado um resultado de avaliação de resistência a antimicrobianos em isolado clínico de *Staphylococcus saprophyticus*?

Nina Reiko Tobouti

O teste de avaliação da resistência a antimicrobianos para *S. saprophyticus* isolado em cultura de urina não é recomendado de rotina, uma vez que as infecções do trato urinário (ITU) não complicadas, causadas por esse agente, respondem bem aos agentes antimicrobianos comumente usados para o tratamento (nitrofurantoína, sulfametoxazol-trimetoprima ou fluoroquinolonas).

O documento CLSI/NCCLS M100-S15 recomenda "Não realizar teste de sensibilidade para *S. saprophyticus* isolados de urina". Sugere-se adicionar um comentário no resultado recomendando o uso de antimicrobianos habitualmente utilizados no tratamento de ITU não complicada.

Em caso de solicitação médica e necessidade do resultado do antibiograma, alguns antimicrobianos podem ser testados pela metodologia de disco-difusão utilizando critérios interpretativos conforme sugestão do documento acima citado.

Uma outra alternativa é testar as drogas preconizadas para *Staphylococcus* coagulase-negativo isolados de infecção urinária, não testar oxacilina ou cefoxitina e incluir um comentário no laudo quanto à limitação do teste de avaliação da sensibilidade aos betalactâmicos mas que essas drogas são usualmente ativas.

Bibliografia consultada

CLSI. Performance Standards for Antimicrobial Susceptibility Testing: Informational Supplement. M100-S15, Wayne, Pa., NCCLS, 2005.

RAZ, R.; COLODNER, R.; KUNIN, C.M. Who are you – *Staphylococcus saprophyticus*? *J. Clin. Infect. Dis.*, v. 40, p. 896-898, 2005.

<http.www.anvisa.gov.br/serviçosaude/manuais/clsi.htm> ultimo acesso setembro de 2005.

O que é o Teste D? Qual a sua finalidade?

Edney Rovere Silveira

O "Teste D" é um teste realizado para detectar a resistência induzível à clindamicina em cocos gram-positivos.

A resistência aos macrolídeos pode ocorrer devido a um mecanismo de efluxo ativo, mediado pelo gene *msr*A, que confere resistência aos macrolídeos e às estreptograminas do tipo B, mas não às lincosamidas (clindamicina e lincomicina), ou por uma alteração ribossômica que afeta a atividade dos macrolídeos, das lincosamidas e das estreptograminas do tipo B (MLSB).

A resistência aos MLSB, em amostras de *Staphylococcus aureus*, *Staphylococcus* coagulase-negativo e *Streptococcus* spp., beta-hemolíticos, normalmente é mediada pelo gene *erm*A ou *erm*C, que pode ser constitutiva (MLS_{Bc}) ou induzível (MLS_{Bi}).

Na resistência induzível, a enzima metilase é produzida na presença de um agente indutor adequado, que é a eritromicina.

Nos testes de avaliação da sensibilidade, as amostras de *Staphylococcus aureus*, *Staphylococcus* coagulase-negativo e *Streptococcus* spp. beta-hemolítico, com resistência constitutiva, são resistentes à eritromicina e à clindamicina, e os isolados com resistência induzível são resistentes à eritromicina, mas se mostram sensíveis à clindamicina no teste *in vitro* e nesse caso a terapia *in vivo* com clindamicina pode resultar em falha terapêutica nesses casos.

Um teste de indução para detectar a resistência induzível à clindamicina mediada pelo gene *erm* pode ser realizado por método padronizado de disco-difusão em placa de ágar Mueller-Hinton, colocando-se um disco de eritromicina (15µg) próximo a um disco de clindamicina (2µg), a uma distância aproximada de 15 a 26mm entre as bordas dos discos. Para *Streptococcus* spp. beta-hemolítico, utilizar ágar Mueller-Hinton com 5% de sangue de carneiro e colocar os discos a uma distância de 12mm entre as bordas.

Após a incubação, o aparecimento de um achatamento (produção de uma zona de inibição tipo a letra D) no halo da clindamicina na parte próxima ao disco de eritromicina é considerado positivo e indica resistência induzida à clindamicina.

Para os isolados resistentes à eritromicina, quando o teste de indução for negativo, ou seja, não aparecimento do achatamento do halo de inibição, a amostra bacteriana é considerada sensível à clindamicina, entretanto, quando o teste de indução for positivo, a amostra bacteriana é considerada resistente à clindamicina.

Visto que a ocorrência de resistência induzível à clindamicina é muito variável, a realização do "Teste D" torna-se importante para detectar essa indução e prevenir possíveis falhas terapêuticas.

Quadro 7.6 – Resumo dos fenótipos de resistência observados após o teste de indução.

Mecanismo	Determinante (gene)	Eri	Cli	Teste de indução	Como reportar	
					Eri	Cli
Efluxo	*msr*A	R	S	–	R	S
Alteração ribossômica	*erm* (enzima MLS_{Bi})	R	S*	+	R	R
	erm (enzima MLS_{Bc})	R	R (constitutiva)	–	R	R

Eri = eritromicina; Cli = clindamicina; *msr*A = *macrolide streptogramin (type B) resistance*; *erm* = *erythromycin ribosome methylase*; MLS = *macrolide, lincosamide, streptogramin (type B)*; MLS_{Bi} = fenótipo de resistência induzível; MLS_{Bc} = fenótipo de resistência constitutiva; *requer indução para demonstrar resistência.

Bibliografia consultada

CLSI. Performance Standards for Antimicrobial Susceptibility Testing: Informational Supplement. M100-S15, Wayne, Pa., NCCLS, 2005.

OPLUSTIL, C.P.; ZOCCOLI, C.M.; TOBOUTI, N.R.; SINTO, S.I. *Procedimentos Básicos em Microbiologia Clínica*. 2ª ed., São Paulo, Sarvier, 2004.

STEWARD, C.D.; RANEY, P.M.; MORREL, A.K.; WILLIAMS, P.P.; McDOUGAL, L.K.; JEVITT, L.; McGOWAN Jr., J.E.; TENOVER, F.C. Testing for induction of clindamycin resistance in erythromycin-resistant isolates of *Staphylococcus aureus*. *J. Clin. Microbiol.*, v. 43, p. 1716-1721, 2005.

ZELASNY, A.M.; FERRARO, M.J.; GLENNEN, A.; HINDLER, J.F.; MANN, L.M.; MUNRO, S.; MURRAY, P.R.; RELLER, L.B.; TENOVER, F.C.; JORGENSEN, J.H. Selection of strains for quality assessment of the disk induction method for detection of inducible clindamycin resistance in staphylococci: a CLSI Collaborative Study. *J. Clin. Microbiol.*, v. 43, p. 2613-2615, 2005.

<http.www.anvisa.gov.br/serviçosaude/manuais/clsi.htm> ultimo acesso setembro de 2005.

Se uma enterobactéria apresenta um fenótipo de resistência à amicacina e sensibilidade à gentamicina como deve ser liberado o resultado?

Libera Maria Dalla Costa

São conhecidos três mecanismos de resistência aos aminoglicosídeos: redução de absorção da droga ou de permeabilidade, alteração da região de ligação no ribossomo ou inativação enzimática da droga.

Redução de absorção ou diminuição da permeabilidade celular podem ocorrer em *Pseudomonas aeruginosa* e outros bacilos gram-negativos que apresentam resistência devido a defeito no transporte da droga ou por impermeabilidade. Esse mecanismo é mediado por genes cromossômicos e determina resistência cruzada a todos os aminoglicosídeos, observando-se grau de resistência moderado (sensibilidade intermediária).

A região alterada de ligação no ribossomo pode interferir com a ligação do antimicrobiano ao alvo. A resistência à estreptomicina pode ocorrer por esse mecanismo, uma vez que esse antibiótico se liga a um único local na subunidade 30S do ribossomo. A resistência a outros aminoglicosídeos por esse mecanismo é incomum, uma vez que eles se ligam a múltiplos locais em ambas as subunidades do ribossomo.

A modificação enzimática do aminoglicosídeo é o mecanismo mais freqüente e importante na prática médica e confere altos graus de resistência. Os genes que codificam enzimas modificadoras de aminoglicosídeos são usualmente encontrados em plasmídios e transposons e podem ser adquiridos por conjugação. Mais de 50 enzimas modificadoras de aminoglicosídeos já foram identificadas, as quais modificam seus substratos em várias posições diferentes, acetilando (acetiltransferases – AAC), adenilando (adeniltransferases – ANT) e fosforilando (fosfotransferase – APH) grupos amino e hidroxil. A inativação do aminoglicosídeo depende da existência em sua molécula de locais sensíveis ao ataque da enzima e, considerando que existem diferenças químicas entre os membros do grupo, nem sempre esse mecanismo produz resistência cruzada entre os diferentes aminoglicosídeos. Algumas enzimas modificadoras apresentam formas diversas, freqüentemente com especificidades bastante diferentes para o substrato, como, por exemplo, as famílias de enzimas AAC(3) e AAC(6); por outro lado, enzimas não relacionadas podem apresentar o mesmo fenótipo de resistência. As numerosas enzimas modificadoras de aminoglicosídeos atuam em cada posição suscetível da estrutura do aminoglicosídeo. A interpretação do padrão característico de cada uma dessas enzimas diante desses agentes permite tomar decisões quanto à terapêutica a ser adotada.

Analisando no quadro 7.7, as enzimas produzidas e seus respectivos fenótipos, podemos observar que o fenótipo gentamicina S/r e amicacina R é possível de acontecer. Se esse fenótipo for identificado, sugere-se repetir o teste para a verificação da pureza e confirmação do resultado. Se isso acontecer, visto tratar-se de um fenótipo raro, sua liberação de forma inalterada e/ou com uma observação alertando a possibilidade de falha terapêutica fica a critério de cada instituição. A liberação do resultado sem edição e/ou a utilização desse antibiótico para o tratamento dependerão de dados locais de resistência.

Quadro 7.7 – Exemplos de fenótipos e interpretação do mecanismo de resistência a aminoglicosídeos em enterobactérias (excluindo *Serratia* spp. e *Klebsiella* spp.).

Fenótipo	Clássico	AAC(3) I	AAC(3) II	AAC(3) IV	AAC(6')	ANT(2')	APH(3')
Gentamicina	S	R	R	R	S/r	R	S
Netilmicina	S	S	R	R	R	S	S
Tobramicina	S	S	R	R	R	R	S
Amicacina	S	S	S	S	R	S	S
Kanamicina	S	S	R	R	R	R	R
Neomicina	S	S	S	R	R	S	R

Adaptado de Livermore, Winstanley e Shannon, 2001. Clássico = fenótipo sem resistência adquirida; S = sensível; R = resistente; S/r = zona reduzida; provavelmente sensível.

Bibliografia consultada

LIVERMORE, D.M.; WINSTANLEY, T.G.; SHANNON, K.P. Interpretative reading: recognizing the unusual and inferring resistance mechanisms from resistance phenotypes. *J. Antimicrob. Chemoth.*, v. 48 (Suppl. S1), p. 87-102, 2001.

TAVARES, W. Inibidores de betalactamase. In: Tavares, W. *Manual de Antibióticos e Quimioterápicos Antiinfecciosos*. 3ª ed., São Paulo, Atheneu, p. 555-572, 2001.

A característica do elemento genético onde está inserido o gene *mecA* pode auxiliar na diferenciação de amostras de *Staphylococcus aureus* MRSA hospitalar ou comunitário?

Sumiko Ikura Sinto

A resistência à oxacilina nos isolados de *S. aureus* (MRSA) é determinada pela produção de uma proteína referida como PBP2a ou PBP2', que é codificada pelo gene *mec*A. Esse gene, por sua vez, está inserido em um elemento genético designado como *staphylococcal cassete chromossome mec* (SCC*mec*), que está integrado no cromossomo das cepas MRSA.

SCC*mec* é um elemento genético móvel contendo um conjunto de genes com recombinases específico (*ccr*A e *ccr*B) e o gene do complexo *mec*A.

Nos estudos realizados com *S. aureus* resistentes à oxacilina, isolados em diferentes regiões geográficas, para elucidar a estrutura completa do SCC*mec*, demonstraram que há pelo menos três tipos diferentes de SCC*mec* no cromossomo das cepas MRSA isolados de ambiente hospitalar, sendo estes caracterizados como tipos I, II e III, e o tamanho destes elementos genéticos é de aproximadamente 34kb, 53kb e 66kb, respectivamente. No SCC*mec* tipo I foram encontrados genes de resistência apenas para betalactâmicos, enquanto os SCC*mec* tipos II e III continham múltiplos genes codificando resistência a metais pesados, anti-sépticos e outras classes de antimicrobianos, inseridos entre os genes *ccr* e o complexo *mec*.

Mais recentemente, a infecção por *S. aureus* resistente à oxacilina tem sido relatada em pacientes sem correlação com o ambiente hospitalar. Essas cepas, designadas por MRSA da comunidade (C-MRSA), têm sido reportadas em vários países. Em contraste ao MRSA de origem hospitalar (H-MRSA), as cepas C-MRSA são caracteristicamente suscetíveis a diversos antimicrobianos.

Para compreender a relação evolucionária entre C-MRSA e H-MRSA, estudos foram conduzidos para determinar a seqüência de nucleotídeos do elemento SCC*mec*-C-MRSA. E esse novo elemento foi designado de SCC*mec* tipo IV (21-24kb) e, mais recentemente, o SCC*mec* tipo V foi descrito em amostras de pacientes da comunidade.

O SCC*mec* tipos IV e V possuem uma organização genética simples, codificando apenas o gene *mec*A, sem fatores de virulência e/ou de resistência a outros antimicrobianos que não-betalactâmicos.

PCR multiplex com *primers* específicos tem sido uma das estratégias utilizadas para caracterizar esses cinco tipos de cassetes.

Sendo assim, uma melhor caracterização da origem clonal de *S. aureus* MRSA dentro do ambiente hospitalar requer definição não somente do perfil genético dos isolados (pela metodologia do PFGE), mas também da estrutura do SCC*mec*.

Bibliografia consultada

COOMBS, G.W.; NIMMO, G.R.; BELL, J.M.; HUYGENS, F.; O'BRIEN, F.G.; MALKOWSKI, M.J.; PEARSON, J.C.; STEPHENS, A.J.; GIFFARD, P.M.; Australian Group for Antimicrobial Resistance. Genetic diversity among community methicillin-resistant *Staphylococcus aureus* strains causing outpatient infection in Australia. *J. Clin. Microbiol.*, v. 42, p. 4735-4743, 2004.

ITO, T.; KATAYAMA, Y.; ASADA, K.; MORI, N.; TSUTSUMIMOTO, K.; TIENSASITORN, C.; HIRAMATSU, K. Strutural comparison of three types of staphylococcal cassette chromosome *mec* integrated in the chromosome in methicillin-resistant *Staphylococcus aureus*. *Antimicrob. Agents Chemother.*, v. 45, p. 1323-1336, 2001.

MA, X.X.; ITO, T.; TIENSASITORN, C.; JAMKLANG, M.; CHONGTRAKOOL, P.; BOYLE-VAVRA, S.; DAUM, R.S.; HIRAMATSU, K. Novel type of staphylococcal cassette chromosome mec identified in community-acquired methicillin-resistant *Staphylococcus aureus* Strains. *Antimicrob. Agents Chemother.*, v. 46, p. 1147-1152, 2002.

OKUMA, K.; IWAKAWA, K.; TURNIDGE, J.D.; GRUBB, W.B.; BELL, J.M.; O'BRIEN, F.G.; COOMBS, G.W.; PEARMAN, J.W.; TENOVER, F.C.; KAPI, M.; TIENSASITORN, C.; ITO, T.; HIRAMATSU, K. Dissemination of new methicillin-resistant *Staphylococcus aureus* clones in the community. *J. Clin. Microbiol.*, v. 40, p. 4289-4294, 2002.

OLIVEIRA, D.C.; LENCASTRE, H. Multiplex PCR strategy for rapid identification of strutural types and variants of the mec element in methicillin-resistant *Staphylococcus aureus*. *Antimicrob. Agentes Chemother.*, v. 46, p. 2155-2161, 2002.

Por que são testados dentre os aminoglicosídeos, nos antibiogramas de isolados de *Enterococcus* spp., apenas gentamicina e estreptomicina em altas concentrações (*high level*)?

Pedro Alves d'Azevedo

Os fenótipos de resistência considerados clinicamente mais relevantes são aqueles associados aos níveis elevados de resistência aos aminoglicosídeos (HLRA), resistência aos betalactâmicos e aos glicopeptídeos. Os *Enterococcus* spp. podem ser HLRA por meio de três mecanismos: alteração na molécula alvo, interferência com o transporte do antimicrobiano e degradação enzimática do antibiótico. Os dois primeiros tipos de resistência são devidos à mutação em genes cromossômicos, enquanto o terceiro geralmente é mediado por genes plasmidiais. A resistência a níveis elevados de estreptomicina (HLR-St – CIM > 2.000µg/ml) é devida à produção da enzima estreptomicina adeniltransferase (modificação enzimática) ou ainda à alteração ribossômica, tendo sido primeiramente detectada em *E. faecalis*, sendo atualmente comum também em *E. faecium*. A ocorrência de resistência a níveis elevados de gentamicina (HLR-Ge – CIM > 500µg/ml) foi descrita em *E. faecalis* e está associada com a produção de uma enzima bifuncional com atividade de acetilase – ACC(6') – e fosfotransferase – APH(2") –, conferindo resistência a todos os aminoglicosídeos, exceto à estreptomicina. Esse tipo de resistência também já foi descrito para *E. faecium*. O desenvolvimento de HLRA, principalmente HLR-Ge, entre *Enterococcus* spp. representa um sério problema terapêutico porque essa resistência impede o efeito sinérgico entre aminoglicosídeos e agentes ativos ao nível da parede celular (betalactâmicos). Essa combinação de drogas é utilizada no tratamento de endocardite.

Bibliografia consultada

LECLERCQ, R.; DUTKA-MALEN, S.; BRISSON-NOËL, A.; MOLINAS, C.; DERLOT, E.; ARTHUR, M.; DUVAL, J.; COURVALIN, P. Resistance of enterococci to aminoglycosides and glycopeptides. *Clin. Infect. Dis.*, v. 15, p. 495-501, 1992.

TEIXEIRA, L.M.; FACKLAM, R.R. *Enterococcus*. In: Murray, P.R. et al. (eds.). *Manual of Clinical Microbiology*. 8th ed., Washington, D.C., American Society for Microbiology, p. 442-433, 2003.

Qual é o real significado da categoria "intermediário" nos resultados dos testes de avaliação da resistência aos antimicrobianos?

Lauro Santos Filho

Em um resultado de teste de sensibilidade aos antimicrobianos (antibiograma), o termo intermediário é utilizado, tecnicamente, quando o halo de inibição não atinge o diâmetro indicativo de sensibilidade, ficando também acima da faixa de resistência.

A categoria intermediária tem aplicação clínica em locais onde a droga é fisiologicamente concentrada (quinolonas e betalactâmicos na urina) ou quando uma dosagem maior que a habitual pode ser utilizada (betalactâmicos). A categoria intermediária representa uma zona tampão para minimizar a influência de fatores técnicos que possam causar discrepâncias na interpretação dos diâmetros dos halos, especialmente nas drogas com uma faixa de toxicidade muito estreita.

Bibliografia consultada

ROSSI, F.; ANDREAZZI, D.B. *Resistência Bacteriana*. São Paulo, Atheneu, 2005.

<http.www.anvisa.gov.br/serviçosaude/manuais/clsi.htm> ultimo acesso setembro de 2005.

Em que situações é realmente importante a realização da determinação da concentração inibitória mínima e como podemos realizar no laboratório?

Carlos Emilio Levy

O teste de avaliação da sensibilidade bacteriana aos antimicrobianos pelo método de disco-difusão foi largamente utilizado nas últimas três décadas para orientar a prescrição de antimicrobianos na prática médica. Na atualidade, seu uso vem revelando crescentes limitações, particularmente com relação a bactérias hospitalares multirresistentes. A necessidade de recursos mais sensíveis para estimar o desempenho *in vitro* dos antimicrobianos para o tratamento de pacientes críticos vem exigindo a realização de testes de determinação da concentração inibitória mínima (CIM). As principais indicações para a realização da CIM são:

1. Pesquisar cepas resistentes de pneumococo, hemófilos e neisseria, particularmente quando isolados de amostras de sangue e liquor.
2. Fazer vigilância de resistência de patógenos mais prevalentes na comunidade para avaliar o desempenho de drogas comumente utilizadas para o tratamento.
3. Teste para *Staphylococcus aureus* e *Enterococcus* spp. com suspeita de resistência à vancomicina e/ou teicoplanina e de importância em infecção hospitalar – VISA(GISA)/VRSA(GRSA) e VRE –, visto que o teste de disco-difusão e a automação podem falhar na sua detecção.
4. No caso de pacientes graves quando não houver boa resposta clínica, apesar de o antibiograma pelo método de disco-difusão mostrar sensibilidade.
5. Nos casos de sepse, choque séptico, endocardite, meningite etc., para otimizar o uso de drogas tóxicas, reduzir os efeitos colaterais ou com base na farmacocinética/farmacodinâmica (PK/PD) fazer a escolha da droga com melhor desempenho (atividade, efeitos colaterais e custo).
6. Fungos leveduriformes (principalmente *Candida* spp. e *Cryptococcus* spp.) isolados em quadros sépticos ou infecções do sistema nervoso central. Indicado especialmente para espécies de *Candida* não-*albicans* que possam apresentar maior resistência aos antifúngicos.
7. Para avaliar atividade antimicrobiana de bactérias não-fermentadoras ou outros agentes sem testes tradicionais padronizados pela metodologia de difusão.
8. Avaliação da sensibilidade para anaeróbio e micobactérias de crescimento rápido.

Os métodos disponíveis para a determinação da CIM são:

- Diluição em ágar.
- Macrodiluição.
- Microdiluição.
- Etest.

Os dois primeiros testes são mais trabalhosos, sendo indicados principalmente para trabalhos de pesquisa quando se testam muitas cepas simultaneamente. O método da microdiluição é mais prático e largamente utilizado nos Estados Unidos, onde os painéis são comercializados liofilizados, prontos para uso. As placas podem ser preparadas no laboratório com as diluições e drogas desejadas, mas, dependendo do antimicrobiano testado, alguns cuidados no preparo e na leitura devem ser observados.

O Etest utiliza o método de difusão, a partir de tiras contendo um gradiente pré-formado e estável de antimicrobianos em uma faixa contínua de concentrações, que variam de 0,016 a 256µg/ml ou 0,002 a 32µg/ml, dependendo do antimicrobiano. O custo unitário do teste é mais elevado, mas a metodologia é versátil, prática, de uso individual, tornando-o interessante do ponto de vista custo-benefício. Algumas vantagens do Etest são: pouca interferência no resultado para variações do inóculo, aplicável para diferentes espécies, valores contínuos de CIM e não apenas por diluições ao dobro. Esse teste também permite observar eventuais clones resistentes no ágar, não necessita de nenhum equipamento para a realização, além de sua fácil execução, leitura e interpretação.

Bibliografia consultada

BAKER, C.N.; STOCKER, S.A.; CULVER, D.H.; THORNSBERRY, C. Comparison of the Etest to agar dilution, broth microdilution, and agar diffusion susceptibility testing techniques by using a special challenge set of bacteria. *J. Clin. Microbiol.*, v. 29(3), p. 533-538, 1991.

CLSI. Performance standards for antimicrobial susceptibility testing. Informational Supplement M100-S15, Wayne, Pa., 2005.

REX, J.H.; PFALLER, M.A.; WALSH, T.J. et al. Antifungal susceptibility testing: practical aspects and current challenges. *Clin. Microbiol. Review.*, v. 4(4), p. 643-658, 2001.

SCHULZ, J.E.; SAHM, D.F. Reliability of the Etest for detection of ampicillin, vancomycin, and high-level aminoglycoside resistance in *Enterococcus* spp. *J. Clin. Microbiol.*, v. 31(12), p. 3336-3339, 1993.

TENOVER, F.C.K.; BAKER, C.N.; SWENSON, J.M. Evaluation of commercial methods for determining antimicrobial susceptibility of *Streptococcus pneumoniae*. *J. Clin. Microbiol.*, v. 34(1), p. 10-14, 1995.

No caso de solicitação médica de antibiograma para um isolado bacteriano em que não há ainda padronização oficial (CLSI/NCCLS ou outro comitê internacional) para realizar este teste, como proceder?

Libera Maria Dalla Costa

A principal finalidade do antibiograma originou-se da necessidade de detectar resistências não previsíveis para efetuar a escolha do antimicrobiano mais adequado para o tratamento; além disso, a técnica tem importância epidemiológica vital no acompanhamento da resistência bacteriana, porque possibilita monitorar o surgimento de novos mecanismos de resistência e acompanhar a disseminação dos já existentes. O grande número de variáveis que interfere no resultado do antibiograma pode afetar sua utilidade como guia na escolha do tratamento, portanto a padronização rigorosa das técnicas é imprescindível para assegurar a reprodutibilidade do teste intra e interlaboratorial. No Brasil, em geral, as normas dc padronização utilizadas seguem as estabelecidas pelo CLSI/NCCLS, uma vez que não temos comitê local.

Antes de decidir pela não realização do antibiograma, o microbiologista deve certificar-se de que não se trata de um microrganismo que apresenta sensibilidade previsível aos antimicrobianos, e também se outros comitês de padronização do antibiograma já não padronizaram a técnica para a bactéria em questão. Deve também verificar as opções de antimicrobianos indicadas para as bactérias contidas nos manuais terapêuticos. Se a solicitação médica for de apenas incluir um antibiótico não padronizado para a bactéria, deve-se pesquisar a possibilidade de resistência intrínseca. De posse dessas informações, deve-se explicar ao médico todas as limitações do teste sem padronização e as implicações no tratamento, ponderando que o tratamento com as drogas recomendadas pelos comitês terapêuticos evita a realização de um antibiograma que possa trazer mais dúvidas na escolha do antibiótico.

Bibliografia consultada

Comitê Americano <http.www.clsi.org>

Comitê Britânico <http. www.bsac.org.uk>

Comitê Francês <http..www.sfm.asso.fr>

Comitê Europeu <http.www.escmid.org>

<http.www.anvisa.gov.br/serviçosaude/manuais/clsi.htm> ultimo acesso setembro de 2005.

O que é farmacocinética e farmacodinâmica?

Carlos Roberto Veiga Kiffer

Os parâmetros farmacocinéticos (FC) e farmacodinâmicos (FD) formam um vetor interligado que, em última análise, descreve a relação entre a dose e o efeito de um fármaco. A farmacocinética descreve as características de absorção, distribuição, metabolismo e eliminação de um fármaco no organismo humano. A farmacodinâmica refere-se às ações desse mesmo fármaco no corpo, inclusive a seus efeitos terapêuticos.

Existem vários parâmetros farmacocinéticos de interesse, mas para os antimicrobianos alguns desses são significativos por se correlacionarem com sua eficácia, quais sejam: área abaixo da curva de concentração sérica/tempo (AAC), concentração sérica máxima ($C_{máx}$), tempo em que a concentração sérica de um fármaco permanece acima da CIM (T > CIM), meia-vida sérica e penetração tecidual do fármaco. Por outro lado, os parâmetros farmacodinâmicos usados em estudos com antimicrobianos baseiam-se na duração dos efeitos bactericidas em associação com a CIM para aquele fármaco, tais como efeitos antibióticos persistentes ou efeito pós-antibiótico (PAE, *persistent antibiotic effect*), taxa de morte de bactérias e taxa de desenvolvimento de mutantes resistentes.

A área da farmacologia que estuda a farmacocinética e a farmacodinâmica dos antimicrobianos teve um impacto significativo sobre a escolha e os regimes de dose usados para muitos antimicrobianos, particularmente em infecções respiratórias comunitárias e hospitalares. Os parâmetros FC/FD são úteis para a otimização da terapêutica com antimicrobianos, especialmente hoje em dia, em função do aumento das resistências a esses fármacos. As características farmacocinéticas de um fármaco, tais como curva de concentração sérica e AAC, quando integradas às suas CIM, podem predizer a probabilidade de erradicação bacteriana e, até mesmo, de sucesso clínico. Estas relações FC/FD também são importantes na prevenção de seleção e disseminação de cepas resistentes, tendo inclusive levado à descrição da concentração de prevenção de mutantes – concentração mais baixa do antimicrobiano que previne a seleção de bactérias resistentes em inóculos bacterianos elevados.

A partir dos estudos das correlações FC/FD foi possível classificar os antimicrobianos em tempo-dependentes e concentração-dependentes.

A maximização do efeito antimicrobiano deve ser buscada em todas as situações com os instrumentos clínicos que estiverem à nossa disposição. Alguns desses instrumentos dependem exclusivamente de nosso conhecimento sobre as drogas, seus mecanismos de ação e o processo infeccioso em si. Dentre os instrumentos que estão ao alcance do clínico para maximizar as eficácias clínica e microbiológica dos antimicrobianos estão as estratégias de dosagem, as vias de administração e a duração do tratamento.

Bibliografia consultada

ANDES, D. et al. Application of pharmacokinetics and pharmacodynamics to antimicrobial therapy of respiratory tract infections. *Clin. Lab. Med.*, v. 24(2), p. 477-502, 2004.

CRAIG, W.A. Pharmacokinetic/pharmacodynamic parameters: rationale for antibacterial dosing of mice and men. *Clin. Infect. Dis.*, v. 26, p. 1-12, 1998.

DRUSANO, G.L. Prevention of resistance: a goal for dose selection for antimicrobial agents. *Clin. Infect. Dis.*, v. 36 (Suppl 1), p. S42-S50, 2003.

O que são antimicrobianos bactericidas e bacteriostáticos?

Carlos Emilio Levy

Quando realizamos o teste de avaliação da sensibilidade aos antimicrobianos diante dos diferentes patógenos, a inibição do crescimento pode ser atribuída à atividade bactericida ou bacteriostática. A interação entre droga e bactéria pode ter ação bactericida se o mecanismo de ação da droga resultar na morte bacteriana. Caso resulte apenas na inibição da multiplicação, ela é bacteriostática. Em geral, os antimicrobianos que atuam na síntese da parede celular bacteriana são considerados bactericidas, pelo rompimento da célula bacteriana causando sua morte. Aqueles que interferem nos passos metabólicos ou síntese de proteínas podem ser bacteriostáticos ou bactericidas, por interromper o processo de multiplicação ou de manutenção do metabolismo celular.

Entre os antimicrobianos bacteriostáticos podemos citar:

- Macrolídeos (eritromicina, azitromicina e claritromicina).
- Tetraciclinas e derivados.
- Sulfa e derivados.
- Trimetoprima.
- Cloranfenicol.
- Clindamicina.
- Etambutol.
- Linezolida.

Entre os antimicrobianos considerados bactericidas podemos citar:

- Todos os derivados betalactâmicos: penicilinas, outras penicilinas (piperacilina e ticarcilina), oxacilina, cefalosporinas, monobactam (aztreonam), carbapenens (imipenem, meropenem e ertapenem) e associação de penicilinas com inibidores de betalactamase.
- Aminoglicosídeos.
- Vancomicina e teicoplanina.
- Quinolonas e fluoroquinolonas.
- Rifampicina.
- Isoniazida.
- Pirazinamida.
- Metronidazol.

Drogas bactericidas podem, em doses subinibitórias (abaixo da concentração bactericida mínima), agir de forma bacteriostática, como a penicilina em relação ao pneumococo.

Drogas bacteriostáticas podem, em algumas situações, agir como bactericidas, como no caso do cloranfenicol em relação ao *Haemophilus influenzae*, *Neisseria meningitidis* e *Streptococcus pneumoniae*, tendo sido largamente utilizado no tratamento de meningites bacterianas. O cloranfenicol pode também ser bactericida para algumas espécies de *Salmonella* e outras enterobactérias, mas é bacteriostático ante o *S. aureus*. Eritromicina, claritromicina e azitromicina têm atividade bactericida contra *S. pyogenes* e *S. pneumoniae*. Linezolida é bacteriostático diante do *S. aureus* e enterococos, mas bactericida perante os *Streptococcus* spp., inclusive o *S. pneumoniae*.

Em pacientes não-neutropênicos e imunocompetentes, a escolha entre drogas bactericidas ou bacteriostáticas parece não interferir no sucesso do tratamento. Recomenda-se o uso de drogas bactericidas para o tratamento de endocardite, osteomielite, meningite e infecções em pacientes neutropênicos e imunocomprometidos.

O conceito de bactericida ou bacteriostático *in vitro* é relativo, pois a morte em mais de 99,9% das bactérias (bactericida) ou entre 90 e 99% (bacteriostático) depende das condições em que o teste é realizado: fase de crescimento bacteriano, tipo de bactéria, densidade (inóculo), duração do teste etc. O teste-padrão para determinar a concentração inibitória mínima (CIM) ou bacteriostática é determinar qual a menor concentração da droga que inibe de forma visível um número padronizado de microrganismos (5×10^5UFC/ml). O repique das diluições com crescimento inibido, em ágar isento de drogas, após 18 a 24 horas de incubação, revelará qual a menor concentração da droga que inibe mais de 99,9% de crescimento dos microrganismos e esta será considerada a concentração bactericida mínima (CBM). A relação CBM/CIM maior que 4 é a definição de droga bacteriostática. Especula-se que as condições propostas para o teste *in vitro* não sejam extrapoláveis para a situação *in vivo* e que os antibióticos bactericidas poderiam passar a ser bacteriostáticos e vice-versa. Para demonstrar essa questão, uma possível desvantagem da ação bactericida é a rápida lise bacteriana e liberação de endotoxinas que poderiam estar relacionadas ao pior prognóstico nas meningites e quadros sépticos, enquanto a clindamicina, que é bacteriostática, apresenta melhor desempenho em quadros de choque tóxico por *S. aureus*, *C. perfringens* e *S. pyogenes*, por agir em cepas em todas as fases da multiplicação, inclusive as de crescimento lento e em fase estacionária, quando as drogas bactericidas não agem. No tratamento de pacientes com endocardite e/ou meningite, é importante o uso de drogas que tenham atividade bactericida, sendo que para outras situações não existe comprovação *in vivo* da superioridade da atividade das drogas bactericidas sobre as bacteriostáticas.

Bibliografia consultada

FINBERG, R.W.; MOELLERING, R.C. et al. The importance of bactericidal drugs: future directions in infectious diseases. *Clin. Infect. Dis.*, v. 39, p. 1314-1320, 2004.

MULLIGAN, M.J.; COBBS, C.G. Bacteriostatic versus bactericidal activity In: Moellering, R.C. (ed.). *Antibacterial Agents: Pharmacodynamics, Pharmacology, New Agents. Infectious Disease Clinics of North America*, W.B. Saunders Co., Pa., v. 3(3), p. 389-398, 1989.

PANKEY, G.A.; SABATH, L.D. Clinical relevance of bacteriostatic versus bactercidal mechanisms of action in the treatment of Gram positive bacterial infections. *Clin. Infect. Dis.*, v. 38, p. 864-870, 2004.

O que é densidade de uso de antimicrobianos? Como mensurá-la em ambientes hospitalares e comunitários?

Carlos Roberto Veiga Kiffer

Densidade de uso ou consumo de drogas, em particular de antimicrobianos, refere-se a determinada medida aplicada ao consumo ou uso de fármacos em uma população definida. Trata-se, portanto, da tentativa de estimar a quantidade de um fármaco usado ou consumido em uma população, sem a necessidade de vincular seu uso com um indivíduo específico.

Existem diversas formas relatadas para a medição de consumo de uso populacional de antimicrobianos. Dentre essas formas, há relatos de consumo de gramas compradas ou administradas, medidas de dias em uso de dada terapia ou até mesmo número de doses administradas em certo período. Todavia, tais relatos apresentam sério problema metodológico, e nenhum deles permite comparações diretas do consumo ou uso populacional entre grupos, simplesmente por usarem bases de cálculo diferentes entre si, sem padronização e altamente dependentes de padrões locais de prescrição.

Logo, em função dessa necessidade de padronização para o cálculo de uma unidade comum de densidade de uso ou consumo de drogas na população, a Organização Mundial da Saúde (OMS) estabeleceu critérios para o que hoje se denomina *Defined Daily Doses* ou doses definidas diárias (DDD) de um fármaco. A DDD é uma média estimada da dose de manutenção de uma determinada droga em sua principal indicação para adultos. Ao se criar a definição de DDD, resolveu-se o problema do denominador comum para o cálculo de densidade de uso de um fármaco. Pode-se usar esse número como denominador em qualquer base de cálculo de consumo ou uso populacional. Para medidas de densidade, a própria OMS preconiza que se utilizem os seguintes índices de consumo ou uso:

a) Medida de densidade comunitária – baseada em número de DDD consumidas em determinado ambiente (região, cidade ou país) para cada 1.000 habitantes/dia daquele mesmo ambiente (DDD/1.000 habitantes/dia). Esse índice indicaria quantas pessoas a cada 1.000 habitantes da população daquele ambiente em determinado período podem, em teoria, ter recebido a dose-padrão estabelecida de um antimicrobiano.
b) Medida de densidade hospitalar – baseada em número de DDD consumidas em determinado hospital ou unidade hospitalar para cada 100 leitos/dia daquele hospital ou unidade. De maneira similar, esse índice indicaria quantas

pessoas a cada 100 leitos naquele hospital ou unidade em dado período podem, em teoria, ter recebido a dose-padrão estabelecida de um antimicrobiano.

Naturalmente, deve-se ressaltar que medidas de densidade baseadas em DDD fornecem uma estimativa do consumo de dado antimicrobiano e não um quadro exato do consumo em dada região ou hospital, mas permite comparações diretas entre diferentes antimicrobianos e classes, independentemente de seus preços, formulações ou padrões locais de prescrição.

Esses dados são uma ferramenta essencial para correlacionar o uso de antimicrobianos e a emergência de resistência bacteriana.

Bibliografia consultada

WHO Collaborating Center for Drug Statistics Methodology. URL: <http./www.whocc.no/atcddd>

Quais antimicrobianos são tempo-dependentes e quais são concentração-dependentes?

Carlos Roberto Veiga Kiffer

Uma parcela significativa dos antimicrobianos atualmente já tem suas características farmacodinâmicas bem definidas quanto à forma de eliminação dos microrganismos contra os quais se destinam. Para os antimicrobianos tempo-dependentes, a eliminação das bactérias depende do tempo de exposição às concentrações séricas e teciduais do fármaco. A ação desses antimicrobianos independe dos níveis séricos que eles venham a atingir, mas dependem do tempo que permaneçam acima das concentrações inibitórias mínimas dos antimicrobianos diante das bactérias. São exemplos dessa classe de antimicrobianos: carbapenêmicos, cefalosporinas, penicilinas e alguns macrolídeos. Os betalactâmicos são antimicrobianos tempo-dependentes, sem efeito pós-antibiótico significativo (com algumas exceções) e com erradicação bacteriana atingida quando concentrações livres dessas drogas permanecem cerca de 40 a 60% do intervalo entre as doses acima da CIM do agente infectante. Por outro lado, para os antimicrobianos concentração-dependentes, a eliminação das bactérias depende fundamentalmente das concentrações mais altas que os fármacos atinjam no soro e nos tecidos. Aqui, a ação não depende do tempo que esses antimicrobianos permaneçam acima da concentração inibitória mínima diante da bactéria em questão. Exemplos dessa classe de antimicrobianos são: aminoglicosídeos, fluoroquinolonas, cetolídeos e azitromicina. As fluoroquinolonas levam à erradicação bacteriana quando a razão entre suas curvas de concentração/tempo de droga livre e respectivas CIM excede o valor de 30 para patógenos respiratórios comunitários, e de 125 para os hospitalares.

Há ainda os antimicrobianos que carecem de mais estudos para ser classificados adequadamente ou que podem ter parâmetros mistos, tanto tempo quanto concentração-dependentes, dentre eles estão a linezolida (aparentemente concentração-dependente), a vancomicina e a teicoplanina.

Bibliografia consultada

DRUSANO, G.L. Antimicrobial pharmacodynamics: critical interactions of 'bug and drug'. *Nat. Rev. Microbiol.*, v. 2(4), p. 289-300, 2004.

DRUSANO, G.; CRAIG, W. Relevance of pharmacokinetics and pharmacodynamics in the selection of antibiotics for respiratory tract infections. *J. Chemother.*, v. 9, p. 38-44, 1997.

Como muda o espectro de ação antibacteriana nas cefalosporinas de uma geração para outra?

Helio Silva Sader

As cefalosporinas de primeira geração são as que possuem maior atividade diante dos cocos gram-positivos, especialmente estafilococos sensíveis à oxacilina. Porém, esses agentes possuem somente moderada atividade contra um número limitado de espécies de bacilos gram-negativos, como *Escherichia coli*, *Klebsiella pneumoniae* e *Proteus mirabilis*. Estafilococos resistentes à oxacilina devem ser considerados resistentes a todas as cefalosporinas disponíveis comercialmente hoje no Brasil. O espectro de ação das cefalosporinas de primeira geração orais não é muito diferente daquele apresentado pelas cefalosporinas de primeira geração de uso intravenoso.

Quando avaliadas como um grupo, as cefalosporinas de segunda geração são mais potentes que as de primeira geração diante da *E. coli*, *Klebsiella* spp. e *P. mirabilis*. Algumas cefalosporinas de segunda geração ampliam o espectro das cefalosporinas de primeira geração e apresentam boa atividade ante o *Haemophilus influenzae* e algumas espécies de *Enterobacter* spp., *Serratia* spp., *Proteus* indol-positivo, anaeróbios, *Neisseria meningitidis* e *Neisseria gonorrhoeae*. Nenhuma cefalosporina de segunda geração apresenta boa atividade contra *Pseudomonas* spp. Em geral, esses compostos são menos ativos perante as bactérias gram-positivas quando comparados com as cefalosporinas de primeira geração. Porém, além de apresentar maior atividade diante das bactérias gram-negativas (comparado com as cefalosporinas de primeira geração) e maior estabilidade à degradação por betalactamases, a cefuroxima tem a vantagem de manter atividade contra cocos gram-positivos semelhante àquela demonstrada pelas cefalosporinas de primeira geração. As cefalosporinas de segunda geração incluem o subgrupo das cefamicinas (cefoxitina). As cefamicinas apresentam espectro de ação mais amplo que as cefalosporinas de primeira geração e são muito mais estáveis à degradação pelas betalactamases, principalmente aquelas produzidas por bactérias anaeróbias do gênero *Bacteroides*. Esses compostos são as "cefalosporinas" mais potentes diante das bactérias anaeróbias gram-negativas. Porém, apresentam atividade bastante limitada ante as bactérias gram-positivas, aeróbias ou anaeróbias.

As cefalosporinas de terceira geração representaram um importante avanço na evolução dos betalactâmicos. Esses compostos, geralmente, incorporam um grupo aminotiazolil e grupos iminometoxi, que propiciam maior estabilidade e potência à molécula da cefalosporina. As cefalosporinas de terceira geração podem ser divididas em dois grupos: 1. compostos com atividade limitada ante a *P. aeruginosa*; e 2. compostos com boa atividade diante da *P. aeruginosa*. O primeiro grupo inclui principalmente ceftriaxona e cefotaxima, enquanto o segundo tem a ceftazidima como principal representante. Ceftriaxona e cefotaxima apresentam espectro muito semelhante, e o laboratório pode testar apenas uma delas e reportar o mesmo resultado para ambas. Ceftriaxona e cefotaxima apresentam excelente atividade contra estafilococos sensíveis à oxacilina, semelhante às cefalosporinas de primeira geração, e são as cefalosporinas mais potentes diante do *Streptococcus pneumoniae* e outros estreptococos. A maioria das amostras de *S. pneumoniae* resistentes à penicilina permanecem sensíveis à ceftriaxona/cefotaxima. Esses compostos apresentam também excelente atividade perante as enterobactérias; porém, *Enterobacter* spp. e *Serratia* spp. podem apresentar sensibilidade reduzida a esses compostos. Ceftazidima apresenta atividade diante das enterobactérias, semelhante à ceftriaxona/cefotaxima; porém, é ativa para *P. aeruginosa*. Por outro lado, a ceftazidima possui atividade bastante limitada para estafilococos (inclusive aqueles sensíveis à oxacilina) e estreptococos. As cefalosporinas de terceira geração de maneira geral possuem atividade limitada diante das bactérias anaeróbias.

As cefalosporinas de quarta geração são bastante estáveis à hidrólise pelas betalactamases cromossômicas induzíveis da classe 1 (AmpC) e apresentam maior permeabilidade através da membrana externa bacteriana, quando comparadas com as cefalosporinas de terceira geração. Os aprimoramentos obtidos pelas cefalosporinas de quarta geração proporcionaram maior atividade para enterobactérias resistentes às cefalosporinas de terceira geração por produção de betalactamases da classe 1. Além do aumento da atividade diante das bactérias gram-negativas, esses compostos também aprimoraram bastante a atividade contra as bactérias gram-positivas, apresentando atividade semelhante às cefalosporinas de primeira e terceira gerações contra estafilococos e pneumococos. A atividade anti-*Pseudomonas* das cefalosporinas de quarta geração é muito semelhante àquela apresentada pela ceftazidima.

Atualmente, encontra-se em fase avançada de pesquisas uma nova classe de cefalosporinas que possuem boa atividade para estafilococos resistentes à oxacilina. O composto é o ceftobiprole. Essas cefalosporinas são bastante potentes contra estafilococos e pneumococos, incluindo cepas multirresistentes, e mantêm atividade contra enterobactérias semelhante às cefalosporinas de terceira e quarta gerações. Porém, essas novas cefalosporinas possuem atividade limitada para *P. aeruginosa*. Devido a seu espectro de ação, esses novos compostos poderão representar uma excelente opção terapêutica para vários tipos de infecções comunitárias graves que necessitam de internação hospitalar.

Bibliografia consultada

DESHPANDE, L.; RHOMBERG, P.R.; FRITSCHE, T.R.; SADER, H.S.; JONES, R.N. Bactericidal activity of BAL9141, a novel parenteral cephalosporin against contemporary gram-positive and gram-negative isolates. *Diag. Microbiol. Infect. Dis.*, v. 50, p. 73-75, 2004.

KARCHMER, A.W. Cephalosporins. In: Mandell, G.L. et al. *Principals and Practice of Infectious Diseases*. 5th ed., Churchill Livingstone, p. 274-291, 2000.

SADER, H.S.; JONES, R.N. Cefalosporinas: quatro gerações de evolução estrutural. *Rev. Ass. Med. Bras.*, v. 41, p. 144-150, 1995.

SADER, H.S.; PEREIRA, C.A.P. Atualização em antimicrobianos. In: Borges, D.R.; Rothschild, H.A. *Atualização Terapêutica*. 21ª ed., São Paulo, Artes Médicas, p. 315-332, 2003.

Um isolado MRSA (ORSA) é mais virulento que um MSSA (OSSA)?

Ana Cristina Gales

Embora não haja evidências demonstrando que cepas de *Staphylococcus aureus* resistentes à oxacilina (ORSA) sejam mais virulentas que cepas sensíveis à oxacilina (OSSA), vários estudos têm relatado que a bacteriemia causada por ORSA é associada a um aumento significativo da mortalidade quando comparada à bacteriemia causada por amostras OSSA. Recentemente, Coosgrove et al. realizaram uma metanálise para avaliar o impacto da resistência à oxacilina na mortalidade da bacteriemia causada por *S. aureus*. Os autores incluíram 31 estudos publicados, entre janeiro de 1980 e dezembro de 2000, que continham o número de casos e a taxa de mortalidade de pacientes com bacteriemia por amostras OSSA e ORSA descritos. Um total de 3.963 pacientes com bacteriemia por *S. aureus* foram avaliados, 2.603 (65,7%) deles tiveram bacteriemia por OSSA e 1.360 (34,3%) bacteriemia por ORSA. Vinte e quatro estudos (77,4%) não reportaram diferença entre as taxas de mortalidade de pacientes com bacteriemia por OSSA e ORSA, enquanto sete estudos (22,6%) demonstraram maior mortalidade dos pacientes com bacteriemia por ORSA. Quando os resultados desses estudos foram combinados, um aumento significativo na taxa de mortalidade associada à bacteriemia causada por ORSA, quando comparada à bacteriemia causada por OSSA, foi encontrado (razão de chance: 1,93; intervalo de confiança 95%: 1,54-2,42; $p < 0,001$). A associação entre bacteriemia por ORSA e aumento da mortalidade persistiu quando foram ajustadas as co-morbidades ou a gravidade das doenças de base. Além da maior mortalidade, estudos recentes relataram que a bacteriemia por ORSA tem sido associada a maior período de hospitalização e custo hospitalar. Especula-se que o aumento da mortalidade, do tempo de internação e do custo relacionado às infecções causadas por ORSA poderia ser conseqüente a gravidade das doenças de base dos pacientes infectados por ORSA, retardo na introdução da terapia antimicrobiana adequada, uso de glicopeptídeos, e que estes poderiam ser menos eficientes quando comparados aos betalactâmicos no tratamento das infecções causadas por OSSA.

Bibliografia consultada

COOSGROVE, S.; QI, Y.; KAYE, K.S. et al. The impact of methicillin resistance in *Staphylococcus aureus* bacteremia on patient outcomes: mortality, length of stay, and hospital charges. *Infect. Control. Hosp. Epidemiol.*, v. 26, p. 166-174, 2005.

COOSGROVE, S.; SAKOULAS, G.; PERENCEVICH, E.N. et al. Comparison of mortality associated wirh methicillin-resistant and methicillin-susceptible *S. aureus* bacteremia: a meta analysis. *Clin. Infect. Dis.*, v. 36, p. 53-59, 2003.

MELZER, M.; EYKYN, S.J.; GRANSDEN, W.R. et al. Is methicllin-resistant *Staphylococcus aureus* more virulent than methicillin-susceptible *S. aureus*. A comparative study of british patients with nosocomial infection and bacteremia. *Clin. Infect. Dis.*, v. 37, p. 1453-1460, 2003.

MIZOBUCHI, S.; MINAMI, J.; JIN, F. et al. Comparison of the virulence of methicillin-resistant and methicillin-sensitive *Staphylococcus aureus*. *Microbiol. Immunol.*, v. 38, p. 599-605, 1994.

REED, S.E.; FRIEDMAN, J.Y.; ENGEMAN, J.J. et al. Costs and outcomes among hemodyalisis-dependent patients with methicillin-resistant and methicillin-susceptible *Staphylococcus aureus* bacteremia. *Infect. Control. Hosp. Epidemiol.*, v. 26, p. 175-183, 2005.

É possível um resultado de antibiograma de enterobactéria mostrar diferença de sensibilidade para os carbapenens?

Sumiko Ikura Sinto

O amplo espectro de ação, associado à estabilidade para AmpC e betalactamases de espectro ampliado (ESBL), faz dos carbapenens (imipenem, meropenem, ertapenem e doripenem) uma classe de antimicrobianos extremamente úteis. Diferem das cefalosporinas de espectro ampliado também por não selecionar mutantes AmpC desreprimidos de uma população bacteriana induzível.

Dentre as enterobactérias, há relatos de isolados que apresentam resistência aos carbapenens. A diferença de sensibilidade entre os carbapenens é observada com maior freqüência em bacilos gram-negativos não-fermentadores de origem hospitalar como *Pseudomonas aeruginosa* ou *Acinetobacter* spp. Até o momento, nas enterobactérias, a presença de metalo-betalactamase (MBL), que confere resistência a todos os carbapenens, apesar de fato raro, tem sido reportada com maior freqüência em *Klebsiella pneumoniae*, inclusive no Brasil. Cepas de enterobactérias que apresentam diferenças de sensibilidade entre os carbapenens é um evento raro e, quando ocorre, segundo relatos de publicações recentes, observados mais comumente em amostras de *Klebsiella pneumoniae*, estaria relacionada à produção de uma betalactamase específica ou deficiência de porinas.

Bibliografia consultada

CROWLEY, B.; BENEDÍ, V.J.; DOMÉNECH-SÁNCHEZ, A. Expression of SHV-2 β-lactamase and of reduced amounts of OmpK36 porin in *Klebsiella pneumoniae* results in increased resistance to cephalosporins and carbapenems. *Antimicrob. Agents Chemother.*, v. 46, p. 3679-3682, 2002.

JACOBY, G.A.; MILLS, D.M.; CHOW, N. Role of β-lactamases and porins in resistance to ertapenem and other β-lactams in *Klebsiella pneumoniae*. *Antimicrob. Agents Chemother.*, v. 48, p. 3203-3206, 2004.

LINCOPAN, N.; MCCULLOCH, J.A.; REINERT, C.; CASSETTARI, V.C.; GALES, A. C.; MAMIZUKA, E.M. First isolation of metallo-β-lactamase-producing multiresistant *Klebsiella pneumoniae* from a patient in Brazil. *J. Clin. Microbiol.*, v. 43, p. 516-519, 2005.

LIVERMORE, D.M.; WINSTANLEY, T.G.; SHANNON, K. Interpretative reading: recognizing the unusual and inferring resistance mechanisms from resistance phenotypes. *J. Antimicrob. Chemother.*, v. 48 (Suppl. S1), p. 87-102, 2001.

Como detectar ESBL (betalactamases de espectro ampliado) em amostras bacterianas produtoras de AmpC?

André Hsiung

Muitos laboratórios clínicos têm dificuldades na detecção de betalactamases de espectro ampliado (ESBL) e AmpC. Ainda há grandes controvérsias sobre a importância desses mecanismos de resistência, padronização na detecção e no resultado microbiológico apropriado. Falha na detecção dessas enzimas podem, conseqüentemente, contribuir na disseminação e possível falha terapêutica. Apesar de o CLSI/NCCLS apresentar recomendações para teste em patógenos comuns como *E. coli, K. pneumoniae, K. oxytoca* e *P. mirabilis*, ainda não há critérios de detecção de ESBL em outras espécies ou recomendações para a detecção de enzimas do tipo AmpC.

Atualmente, muitos patógenos podem apresentar mecanismos complexos de resistência como múltiplas betalactamases plasmidiais ou cromossômicas (ESBL e AmpC), desafiando a eficácia dos métodos de detecção e de avaliação da sensibilidade mais comumente utilizados. A maioria dos métodos disponíveis para a detecção de ESBL baseia-se na inibição de betalactamases por ácido clavulânico preservando a ação de cefalosporinas de espectro ampliado. Esse método é vastamente aplicado, em disco-difusão, sistemas automatizados (Vitek, Microscan) ou Etest e pode ser utilizado com confiança em espécies que tradicionalmente não produzem AmpC cromossômico como *E. coli, K. pneumoniae, K. oxytoca* e *P. mirabilis*. Entretanto, esse método torna-se ineficaz quando utilizado diante das espécies que naturalmente produzem betalactamases cromossômicas do tipo AmpC como *Enterobacter, Serratia, Providencia, Aeromonas* spp., *M. morganii, C. freundii, Hafnia alvei* e *P. aeruginosa*.

Elevada quantidade de enzimas AmpC pode dificultar a detecção de ESBL nessas espécies. O ácido clavulânico, em vez de servir como inibidor de betalactamase, pode freqüentemente induzir produção elevada de AmpC e conseqüentemente produzir cepas altamente resistentes, é "mascarar" a presença de ESBL. Tazobactam e sulbactam têm menor poder indutor de AmpC, porém esses compostos não apresentam desempenho adequado quando utilizados nos testes de detecção de ESBL. Como relatado em diversas publicações, a possibilidade mais sensata para a detecção de ESBL em cepas produtoras de AmpC é a inclusão de cefepima como um dos agentes de triagem. Níveis elevados de AmpC não afetam a atividade de cefepima; em contrapartida, esse composto é facilmente hidrolisado pelas ESBL. Devido às características desses dois tipos de enzimas, a cefepima torna-se agente de triagem importante na diferenciação de AmpC e ESBL em espécies como *Enterobacter, Serratia, Providencia, Aeromonas* spp., *M. morganii, C. freundii, Hafnia alvei* e *P. aeruginosa*. O fenótipo típico de AmpC é a resistência às cefamicinas (cefoxitina). Portanto, uma cepa que apresenta resistência à cefoxitina e às cefalosporinas de amplo espectro, inclusive à cefepima, sugere fortemente presença de AmpC e ESBL. Avaliação de tipos possíveis de betalactamases (AmpC e ESBL) em *Enterobacter* spp., *Serratia* spp., *Providencia* spp., *Aeromonas* spp., *M. morganii, C. freundii, Hafnia alvei* e *P. aeruginosa* pode ser feita por meio de algumas observações fenotípicas.

Quadro 7.8 – Diferenciação entre enzimas AmpC e ESBL entre *Enterobacter, Serratia, Providencia, Aeromonas* spp., *M. morganii, C. freundii, Hafnia alvei* e *P. aeruginosa*.

	Cefoxitina	Ampicilina	Cefalosporina de 1ª geração	Cefalosporina de 3ª geração	Cefepima
Baixo nível de AmpC	Resistente	Resistente	Resistente	Sensível	Sensível
Nível elevado de AmpC	Resistente	Resistente	Resistente	Resistente	Sensível
ESBL	Resistente	Resistente	Resistente	Resistente	Resistente

Menos freqüentemente, isolados de *E. coli, K. pneumoniae, K. oxytoca* e *P. mirabilis* também podem apresentar sensibilidade reduzida à cefoxitina, sugerindo presença de AmpC mediada por plamídios ou deficiência na permeabilidade da membrana externa. Nesses casos, sensibilidade a cefalosporinas de terceira geração e cefepima também deve ser considerada na diferenciação desse mecanismo de resistência.

Bibliografia consultada

BAUERNFEIND, A.; CHONG, Y.; SCHWEIGHART, S. Extended broad-spectrum β-lactamase in *Klebsiella pneumoniae* including resistance to cephamycins. *Infection*, v. 17, p. 316-321, 1989.

GOUSSARD, S.; COURVALIN, P. Updated sequence information for TEM beta-lactamase genes. *Antimicrob. Agents Chemother.*, v. 43, p. 367-370, 1999.

HERITAGE, J.; M'ZALI, F.H.; GASCOYNE-BINZI, D.; HAWKEY, P.M. Evolution and spread of SHV extended-spectrum beta-lactamases in gram-negative bacteria. *J. Antimicrob. Chemother.*, v. 44, p. 309-318, 1999.

JACOBY, G.A.; MEDEIROS, A.A. More extended-spectrum β-lactamases. *Antimicrob. Agents Chemother.*, v. 35, p. 1697-1704, 1991.

KNOTHE, H.; SHAH, P.; KRCMERY, V.; ANTAL, M.; MITSUHASHI, S. Transferable resistance to cefotaxime, cefoxitin, cefamandole and cefuroxime in clinical isolates of *Klebsiella pneumoniae* and *Serratia marcescens*. *Infection*, v. 11, p. 315-317, 1983.

MARCHANDIN, H.; CARRIERE, C.; SIROT, D.; PIERRE, H.J.; DARBAS, H. TEM-24 produced by four different species of *Enterobacteriaceae*, including *Providencia rettgeri*, in a single patient. *Antimicrob. Agents Chemother.*, v. 43, p. 2069-2073, 1999.

É necessário realizar teste para a detecção de metalo-betalactamases em *Pseudomonas aeruginosa*, *Acinetobacter* spp. ou enterobactérias na rotina laboratorial ou o teste de disco-difusão seria suficiente para a detecção de resistência aos carbapenêmicos?

Helio Silva Sader

A resistência aos carbapenêmicos imipenem e meropenem em amostras de *Pseudomonas aeruginosa* e *Acinetobacter* spp. tem aumentado rapidamente nos últimos anos. Nos hospitais brasileiros, a resistência a imipenem/meropenem varia desde taxas bem baixas até 30-50% em amostras de *P. aeruginosa* e 10-20% em amostras de *Acinetobacter* spp.

Os carbapenêmicos são bastante estáveis à degradação pelas betalactamases. Em *P. aeruginosa*, o mecanismo de resistência mais freqüente é a associação de hiperprodução de metalo-betalactamases cromossômicas com diminuição da permeabilidade da membrana externa por perda de porinas. Porém, nos últimos anos tem aumentado muito a ocorrência de amostras que produzem betalactamases capazes de degradar carbapenêmicos, chamadas carbapenemases. As carbapenemases podem pertencer, fundamentalmente, a dois grupos: 1. classe molecular A, conforme a classificação de Ambler, ou grupo 2f, segundo a classificação de Bush-Jacoby-Medeiros; apresentam resíduo de serina no local ativo e são inibidas pelo ácido clavulânico; 2. classe molecular B, conforme a classificação de Ambler (1980), ou grupo 3, segundo a classificação de Bush-Jacoby-Medeiros, são as metalo-betalactamases, as quais requerem zinco como co-fator para sua atividade catalítica, são inibidas por EDTA ou compostos derivados do ácido tiolático, como, por exemplo, o ácido 2-mercaptopropiônico, e as mais freqüentemente encontradas em *P. aeruginosa* e *Acinetobacter* spp. Essas enzimas conferem alto grau de resistência aos carbapenêmicos e os testes de sensibilidade realizados no laboratório de rotina, como disco-difusão e métodos automatizados, não apresentam dificuldade para detectar esse mecanismo de resistência. **Dessa maneira, não há necessidade da realização de testes especiais para a detecção de resistência aos carbapenêmicos em amostras de *P. aeruginosa* e *Acinetobacter* spp. produtoras de metalo-betalactamases.** Por outro lado, como se trata de um mecanismo de resistência bastante potente (confere resistência a praticamente todos os betalactâmicos) e com grande potencial de disseminação no ambiente hospitalar (os genes podem estar localizados em plasmídios ou integrons), a realização de testes para a detecção dessas betalactamases possui grande interesse epidemiológico. Porém, a realização desses testes deve fazer parte de um programa conjunto com o grupo de controle de infecção hospitalar e os resultados não devem ser liberados rotineiramente para o corpo clínico do hospital.

Embora ainda seja extremamente rara na grande maioria dos hospitais, a resistência aos carbapenêmicos em amostras de *Enterobacteriaceae* está emergindo em várias regiões do mundo e pode tornar-se um dos principais problemas de resistência no futuro. A resistência aos carbapenêmicos em *Enterobacteriaceae* pode ser devida à alteração de permeabilidade da membrana externa (perda de proteínas porinas) ou produção de carbapenemases. Os dois tipos principais de carbapenemases citados têm sido descritos em *Enterobacteriaceae*: as metalo-betalactamases e as betalactamases do grupo 2f. Dentre as metalo-betalactamases, tanto as enzimas do tipo IMP quanto do tipo VIM têm sido descritas em *Enterobacteriaceae*, principalmente na Europa e Ásia. Dentre as betalactamases do grupo 2f, há descrições de enzimas do tipo KPC (Estados Unidos), SME, IMI e NmcA. Porém, essas betalactamases (tanto metalo-betalactamases quanto grupo 2f) não conferem alto grau de resistência aos carbapenêmicos em amostras de *Enterobacteriaceae*. Embora haja elevação significativa da CIM, as amostras normalmente permanecem sensíveis a imipenem e/ou meropenem (CIM $\leq$ 4µg/ml e halo de inibição $\geq$ 16mm). Não há estudos clínicos avaliando a eficácia dos carbapenêmicos no tratamento de infecções causadas por *Enterobacteriaceae* produtoras de carbapenemases, mas ainda sensíveis a imipenem/meropenem. Dessa maneira, os testes especiais para a detecção tanto de metalo-betalactamases (testes de inbição com EDTA ou 2-MPA) quanto enzimas do grupo 2f (testes de inibição com clavulanato) poderiam ser realizados em amostras de *Enterobacteriaceae* com valores de CIM elevados para imipenem e/ou meropenem ($\geq$ 2µg/ml) para a detecção de amostras produtoras dessas enzimas. O objetivo da realização desses testes seria direcionar a implementação de medidas de controle da disseminação desse potente mecanismo de resistência no ambiente hospitalar e os resultados não devem ser liberados rotineiramente para o corpo clínico do hospital sem um completo esclarecimento de seu significado.

Bibliografia consultada

ARAKAWA, Y.; SHIBATA, N.; SHIBAYAMA, K.; KUROKAWA, H.; YAGI, T.; FUJIWARA, H.; GOTO, M. Convenient test for screening metallo-β-lactamase-producing gram-negative bacteria by using thiol compounds. *J. Clin. Microbiol.*, v. 38, p. 40-43, 2000.

BUSH, K.; JACOBY, G.A.; MEDEIROS, A.A. A functional classification scheme for β-lactamases and its correlation with molecular structure. *Antimicrob. Agents Chemother.*, v. 39, p. 1211-1233, 1995.

JONES, R.N.; BIEDENBACH, D.J.; SADER, H.S.; FRITSCHE, T.R.; TOLEMAN, M.A.; WALSH, T.R. Emerging epidemic of a metallo-β-lactamase-mediated resistances. *Diag. Microbiol. Infect. Dis.*, v. 51, p. 77-84, 2005.

POIREL, L.; NORDMANN, P. Emerging carbapenemases in gram-negative aerobes. *Clin. Microbiol. Infect.*, v. 8, p. 321-331, 2002.

SADER, H.S.; CASTANHEIRA, M.; MENDES, R.E.; TOLEMAN, M.; WALSH, T.R.; JONES, R.N. Dissemination and diversity of metallo-β-lactamases in Latin America: report from the SENTRY Antimicrobial Surveillance Program. International. *J. Antimicrobial. Agents*, v. 25, p. 57-61, 2005.

O que é a leitura interpretada de um teste de avaliação da resistência aos antimicrobianos?

Cássia Maria Zoccoli

É importante que o profissional saiba reconhecer, no momento da leitura e interpretação do resultado de um teste de resistência aos antimicrobianos, a resistência intrínseca (natural da própria bactéria) aos antimicrobianos, os vários mecanismos de resistência e a capacidade de expressão fenotípica no teste e os fenótipos raros de resistência.

Em algumas situações, alguns antimicrobianos podem mostrar-se sensíveis *in vitro*, apesar de clinicamente não terem ação e portanto não devem ser reportados como sensíveis. Por essa razão, esses resultados devem ser reportados ao médico como resistentes, de forma a evitar que certos antimicrobianos sejam utilizados inadequadamente para o tratamento (Quadro 7.9).

Bibliografia consultada

CLSI/NCCLS. *Performance Standardas for Antimicrobial Susceptibility Testing*. M100-S15, Wayne, Pa., NCCLS, 2005.

OPLUSTIL, C.P.; ZOCCOLI, C.M.; TOBOUTI, N.R.; SINTO, S.I. *Procedimentos Básicos em Microbiologia Clínica*. 2ª ed., Sarvier, São Paulo, 2004.

Quadro 7.9 – Alguns exemplos de como interpretar e reportar os resultados do teste de avaliação de resistência aos antimicrobianos.

Microrganismo e/ou amostra clínica	Resultado, interpretação e como reportar
Enterococcus spp.	Não reportar cefalosporinas, clindamicina, sulfametoxazol-trimetoprima e aminoglicosídeos (exceto em altas concentrações) como sensíveis: apesar de poderem mostrar sensibilidade *in vitro*, clinicamente não têm a ação esperada e não devem ser reportados como sensíveis O resultado da ampicilina prediz o resultado do imipenem para *E. faecalis* Infecções sistêmicas causadas por *Enterococcus* spp. requerem terapia combinada de penicilina/ampicilina ou vancomicina/teicoplanina associada a gentamicina/estreptomicina para garantir ação bactericida. O sinergismo ocorre somente quando as duas classes de drogas são sensíveis
Staphylococcus spp.	Cepas resistentes à oxacilina ou cefoxitina – reportar todos os betalactâmicos como resistentes
Klebsiella spp.	Sensível à ampicilina: fenótipo incoerente. Verificar identificação bacteriana e repetir o teste. Reportar como resistente
Salmonella spp. e *Shigella* spp.	Não reportar cefalosporinas de 1ª ou 2ª gerações e aminoglicosídeos. Apesar de poderem mostrar sensibilidade *in vitro*, clinicamente não têm a ação esperada e não devem ser reportados como sensíveis
Microrganismos sensíveis à tetraciclina	São também considerados sensíveis à doxiciclina e à minociclina. Entretanto, alguns microrganismos tetraciclina "I" ou "R" podem ser sensíveis à doxaciclina ou à minociclina ou a ambas
Liquor	Agentes antimicrobianos por via oral não devem ser reportados, tais como cefalosporinas de 1ª e 2ª gerações (exceto cefuroxima), clindamicina, macrolídeos, tetraciclinas, fluoroquinolonas e sulfametoxazol-trimetoprima
Enterobactérias resistentes a carbapenens	Fenótipos raros de resistência (até o momento). Verificar identificação bacteriana e repetir o antibiograma antes de reportar o resultado
Streptococcus β-hemolítico dos grupos A, B, C, F e G resistentes à penicilina/ampicilina e às cefalosporinas de 3ª e 4ª gerações	
Streptococcus pneumoniae resistente a cefotaxima e ceftriaxona (método quantitativo)	
Streptococcus viridans resistente à penicilina (método quantitativo)	
Staphylococcus spp. resistente à vancomicina	
Enterococcus faecalis resistente a ampicilina	

8

IDENTIFICAÇÃO DE MICRORGANISMOS

Qual a conduta ao isolar no laboratório um estafilococo com características morfológicas, culturais e bioquímicas de *Staphylococcus aureus* porém catalase-negativo?

Elsa Masae Mamizuka

A conduta do laboratório é confirmar a identificação do isolado por meio de provas diferenciais entre *Staphylococcus aureus* catalase-negativo (SACN) de *Staphylococcus aureus* sbsp. *anaerobius* e de *Staphylococcus saccharolyticus*, os quais também apresentam reações negativas para catalase. Outras provas fenotípicas confirmatórias de SACN são: coagulase (positiva), fermentação (positiva) para manitol, lactose, manose e trealose. A identificação por métodos automatizados ou miniaturizados como o sistema API (bioMérieux) mostra compatibilidade de 100% com *S. aureus*.

A catalase constitui um mecanismo de defesa para a bactéria contra células fagocitárias, porém não é um fator essencial para a sobrevivência de *S. aureus*, e parece também que a ausência dessa enzima não impede sua disseminação. Bertrand et al. (2002) descobriram que essas cepas pertenciam ao grande clone epidêmico MRSA (*meticilin resistant S. aureus*) disseminado na sua região geográfica. Há poucos relatos de *S. aureus* catalase-negativo descritos na literatura quando se faz busca no Medline. Há menos de 40 relatos relacionados a processos infecciosos como sepses, infecções urinárias, ulcerações cutâneas, pericardites etc. e foram em geral isolados de pacientes imunocompetentes. De qualquer forma, há necessidade de se conhecer a prevalência de SACN como agente causador de infecções e verificar qual a implicação da ausência da catalase na virulência dessa bactéria.

Bibliografia consultada

ALVAREZ-GARCIA, P.; GARCIA-CAMPELLO, M.; PASCUAL, A.; ALEMPARTE, E. First case of acute pericarditis due to catalase-negative *Staphylococcus aureus*. *Enferm. Infect. Microbiol. Clin.*, v. 21(10), p. 601-602, 2003.

BERTRAND, X.; HUGUENIN, Y.; TALON, D. First report of a catalase-negative methicillin-resistant *Staphylococcus aureus*. *Diagn. Microbiol. Infect. Dis.*, v. 3(3), p. 245-246, 2002.

FRIEDBERG, B.; HAUER, E.; BELKHIRAT, M.; WATINE, J.L.E.; COUSTUMIER, A. Catalase-negative *Staphylococcus aureus*: a rare cause of catheter-related bacteremia. *Clin. Microbiol. Infect.*, v. 9(12), p. 1253-1255, 2003.

MESSINA, C.G.; REEVES, E.P.; ROES, J.; SEGAL, A.W. Catalase negative *Staphylococcus aureus* retain virulence in mouse model of chronic granulomatous disease. *FEBS Letter*, v. 518(1-3), p. 107-110, 2002.

Pode existir uma cepa de *Streptococcus pneumoniae* resistente à optoquina?

Cícero Dias

Sim. O teste de suscetibilidade à optoquina (cloridrato de etil-hidrocupreína) é usado em laboratórios clínicos para distinguir *Streptococcus pneumoniae* (suscetível) de outros estreptococos integrantes do grupo *viridans* (resistentes). Contudo, amostras de pneumococos com o fenótipo de resistência à optoquina são reconhecidas, havendo relatos de sua ocorrência em diversos países. A resistência dá-se por mutações pontuais nos genes que codificam a molécula-alvo da optoquina, uma ATPase presente na membrana citoplasmática do microrganismo. Em conseqüência dessas mutações, a proteína resultante apresentará baixa afinidade pela optoquina, verificando-se o fenótipo de resistência. Uma questão que pode ser levantada nesse ponto seria a da prevalência de amostras de pneumococos resistentes à optoquina. Não há, contudo, estudos sistemáticos realizados com o propósito de responder esta questão, ou seja, a resistência é encarada como ocasional.

Cabe aqui ressaltar as condições recomendadas para o teste da optoquina: o inóculo é realizado diretamente a partir de uma colônia típica isolada, em meio ágar TSA (peptona de soja e caseína) com 5% de sangue de carneiro, não utilizar base de Mueller-Hinton. Discos comerciais de optoquina de 6mm são aplicados sobre a superfície da placa semeada e a leitura é feita após incubação por 18 a 24 horas a 35°C, em atmosfera de CO_2. Zonas de inibição > 14mm são indicativas de inibição e identificam o isolado como *Streptococcus pneumoniae*. É importante ressaltar que as amostras de *S. pneumoniae* resistentes à optoquina já caracterizadas não apresentam zona de inibição ao redor do disco de optoquina.

O *Manual of Clinical Microbiology*, em sua 8ª edição, não menciona a existência de amostras de pneumococos resistentes à optoquina, indicando apenas que amostras com zonas de inibição inferiores devem ser submetidas a um teste adicional. O teste da bile-solubilidade (solução de desoxicolato de sódio a 2%) é uma alternativa bastante confiável para o reconhecimento de *S. pneumoniae*.

Bibliografia consultada

PIKIS, A.; CAMPOS, J.M.; RODRIGUEZ, W.J.; KEITH, J.M. Optochin resistance in *Streptococcus pneumoniae*: mechanism, significance, and clinical implications. *J. Infect. Dis.*, v. 184, p. 582-590, 2001.

RUOFF, K.L.; WHILEY, R.A.; BEIGHTON, D. *Streptococcus*. In: Murray, P.R. et al. *Manual of Clinical Microbiology*. 8th ed., Washington, D.C., American Society for Microbiology, p. 405-421, 2003.

VERHELST, R.; KAIJALAINEN, T.; DE BAERE, T.; VERSCHRAEGEN, G.; CLAEYS, G.; VAN SIMAEY, L.V.; DE GANCK, C.; VANEECHOUTTE, M. Comparison of five genotypic techniques for identification of optochin-resistant pneumococcus-like isolates. *J. Clin. Microbiol.*, v. 41, p. 3521-3525, 2003.

Qual a importância de se identificar a espécie de isolados clínicos de *Enterococcus* spp. e quais provas bioquímicas devem ser usadas?

Pedro Alves d'Azevedo

A importância em se diferenciar corretamente as espécies de *Enterococcus* isolados de materiais clínicos ocorre da habilidade das diferentes espécies em adquirir resistência aos antimicrobianos, principalmente resistência aos glicopeptídeos.

Atualmente há cinco grupos de enterococos (grupos I a V) que incluem um total de 21 espécies. A maioria destas podem ser identificadas por técnicas de identificação convencional que incluem testes bioquímicos e características morfológicas. As características bioquímicas avaliam a habilidade do enterococo em utilizar aproximadamente 10 ou mais substratos, resultando em um modelo característico para uma espécie em particular. As provas bioquímicas recomendadas para a identificação das principais espécies de enterococos isolados de materiais clínicos estão listadas no quadro 8.1.

Trabalhos de diversos autores mostram que, no laboratório de microbiologia clínica, cerca de 90% dos isolados de materiais clínicos pertencem a *Enterococcus faecalis*, 5% a *Enterococcus faecium* e o restante a outras espécies. Dentre estas as mais importantes são o *Enterococcus gallinarum* e o *Enterococcus casseliflavus*, que são intrinsecamente resistentes a níveis baixos de vancomicina. Entretanto, hoje em dia, já existem descritos surtos relacionados principalmente ao *E. gallinarum* a níveis elevados de resistência à vancomicina. Esses microrganismos podem ser diferenciados por serem móveis e pelo *E. casseliflavus* produzir pigmentação amarela.

Quadro 8.1 – Características fenotípicas utilizadas para a identificação de *Enterococcus* spp. mais freqüentemente isolados.

Microrganismos	PYR	LAP	NaCl a 6,5%	BE	MOT	PIG	ARA	SOR	RAF	PYU
E. faecalis	+	+	+	+	–	–	–	–	–	+
E. faecium	+	+	+	+	–	–	+	–	V	–
E. casseliflavus	+	+	+	+	+	+	+	–	+	V
E. gallinarum	+	+	+	+	+	–	+	–	+	–

PYR = *pyrrolidonyl-β-Naphthylamine*; LAP = leucina aminopeptidase; BE = bile esculina; MOT = motilidade; PIG = pigmento; ARA = arabinose; SOR = sorbitol; RAF = rafinose; PYU = piruvato.

Bibliografia consultada

FACKLAM, R.R.; CARVALHO, M.G.S; TEIXEIRA, L.M. History, taxonomy, biochemical characteristics, and antibiotic susceptibility testing of enterococci. In: GILMORE, M.S. et al. (eds.). *The Enterococci: Pathogenesis, Molecular Biology, and Antibiotic Resistance*. Washington, D.C., American Society for Microbiology, p. 1-54, 2002.

TEIXEIRA, L.M.; FACKLAM, R.R. *Enterococcus*. In: MURRAY, P.R. et al. (eds.). *Manual of Clinical Microbiology*. 8th ed., Washington, D.C., American Society for Microbiology, p. 433-442, 2003.

No caso de isolamento na rotina laboratorial de *Proteus mirabilis* que não produza H_2S, como podemos confirmar esse achado?

André Hsiung

P. mirabilis é uma das espécies mais isoladas, do gênero *Proteus*, na rotina laboratorial. O perfil fenotípico dessa espécie é a produção de H_2S, L-triptofano desaminase positivo, produção de véu (*swarm*) em meios não-seletivos, teste da urease positivo e é diferenciado de *Proteus vulgaris* por não produzir indol. Eventualmente, algumas amostras de *P. mirabilis* apresentam um fenótipo sem a produção de H_2S nos meios de identificação presuntiva, como por exemplo o meio de Rugai modificado (IAL), e pode então ser identificado de forma errônea como *Morganella morganii* ou *Providencia rettgeri*, uma vez que o teste do citrato de Simmons pode ser variável e o do indol nesse meio pode ser de difícil interpretação. *Proteus mirabilis* não produtores de H_2S são raramente isolados no laboratório clínico.

Os testes bioquímicos como a produção de indol, descarboxilação da ornitina, fermentação da maltose podem ser utilizados para a confirmação da espécie, como mostra o quadro 8.2.

Um outro teste que pode ser útil é a suscetibilidade à ampicilina; *P. mirabilis* é usualmente sensível, enquanto as espécies correlatas são resistentes.

Quadro 8.2 – Testes bioquímicos para a confirmação das espécies do gênero *Proteus*, *Morganella* e *Providencia*.

	Swarm	Indol	Ornitina	Maltose
P. mirabilis	Positivo	Negativo	Positivo	Negativo
P. vulgaris	Positivo	Positivo	Negativo	Positivo
P. penneri	Positivo	Negativo	Negativo	Positivo
Morganella morganii	Negativo	Positivo*	Positivo	Negativo
Providencia rettgeri	Negativo	Positivo*	Negativo	Negativo

* A visualização ocorre nas laterais do tampão de algodão e não na ponta exposta ao meio de cultura dentro do tubo.

Bibliografia consultada

MOHR O'HARA, C.F.W.; BRENNER, F.W.; MILLER, J.M. Classification, identification, and clinical significance of *Proteus, Providencia,* and *Morganella*. *Clin. Microbiol. Rev.*, v. 13, p. 534-546, 2000.

MURRAY, P.R.; BARON, E.J.; JORGENSEN, J.H.; PFALLER, M.A.; YOLKEN, R.H. *Manual of Clinical Microbiology*. 8th ed., Washington, D.C., American Society for Microbiology, 2003.

Quais os métodos que podem ser utilizados para identificar *Streptococcus pyogenes*?

Lycia Mara Jenné Mimica

O *Streptococcus pyogenes* (grupo A) é responsável por cerca de 15 a 30% dos casos de faringite em crianças de 5 a 15 anos, e 5 a 10% em adultos. Outras bactérias também podem causar faringite, mas a grande maioria desses quadros é de etiologia viral. Em crianças, as complicações mais sérias da faringite estreptocócica são a febre reumática, a glomerulonefrite difusa aguda e o abscesso peritonsilar. A detecção desse agente etiológico é importante tanto para a indicação de tratamento antibiótico como para prevenir as eventuais complicações.

O diagnóstico laboratorial pode ser feito por cultura de orofaringe em meios de cultura adequados ou com testes rápidos (*kits* que utilizam atualmente métodos imunocromatográficos) para a detecção direta de antígenos dessa espécie bacteriana na amostra colhida.

A identificação de *S. pyogenes* pode ser realizada observando as características das colônias em meio de ágar-sangue e provas bioquímicas simples. As colônias são beta-hemolíticas em AS, catalase-negativa, teste de PYR positivo (leitura em até 10 minutos) e teste de hipurato negativo. A inclusão na semeadura primária de um disco de bacitracina não é o método ideal para o diagnóstico de espécie, pois cerca de 10% dos *S. pyogenes* têm-se mostrado resistentes à bacitracina. Além dos métodos tradicionais descritos, pode ser empregada a técnica de aglutinação em látex, que diferencia os estreptococos beta-hemolíticos dos grupos de Lancefield A, B, C, F e G.

Bibliografia consultada

BISNO, A.L.; GERBER, M.A.; GWALTNEY Jr., J.M.; KAPLAN, E.L.; SCHWARTZ, R.H. Practice guideline for the diagnosis and management of group A streptococcal pharyngitis. *Clin. Infect. Dis.*, v. 35, p. 113-125, 2002.

Committee on Infectious Diseases. Group A streptococcal infection. In: PICKERING, L.K. (ed.). *Red Book*. Elk Grove Village, I.L., American Academy of Pediatrics, p. 526-536, 2001.

Como posso suspeitar que um isolado é sugestivo de *Nocardia* spp. e como é feita sua identificação no laboratório?

Amauri José da Silva

O gênero *Nocardia* apresenta-se como bactéria filamentosa, gram-positiva, parcialmente ácido-resistente (coloração de Kinyoun), aeróbia estrita e algumas espécies possuem micélio aéreo, crescem bem em temperatura de 35°C em meios para bactérias, fungos e micobactérias. As colônias podem variar de tonalidade, do branco-amarelado ao alaranjado, em geral de consistência dura e enrugada, e ter odor de terra molhada ou mofo.

A identificação das espécies pode ser realizada por provas bioquímicas, técnicas moleculares ou associando perfil de sensibilidade aos antimicrobianos e provas bioquímicas, sendo esta última associação de fácil realização para a grande maioria dos laboratórios (Fig. 8.1).

Bibliografia consultada

KISKA, D.L.; HICKS, K.; PETTIT, D.P. Identification of medically relevant nocardia species with an abbreviated battery of tests. *J. Clin. Microbiol.*, v. 40, p. 1346-1351, 2002.

LACAZ, C.S. et al. Identificação dos actinomicetos aeróbios (segundo Kwon-Chung & Bennett, 1992). In: LACAZ, C.S.; PORTO, E.; HEINS-VACCARI, E.M.; MELO, N.T. *Guia para Identificação: Fungos-Actinomicetos-Algas de Interesse Médico*. São Paulo, Sarvier, 1998.

Figura 8.1 – Algoritmo para a identificação das espécies de *Nocardia*.

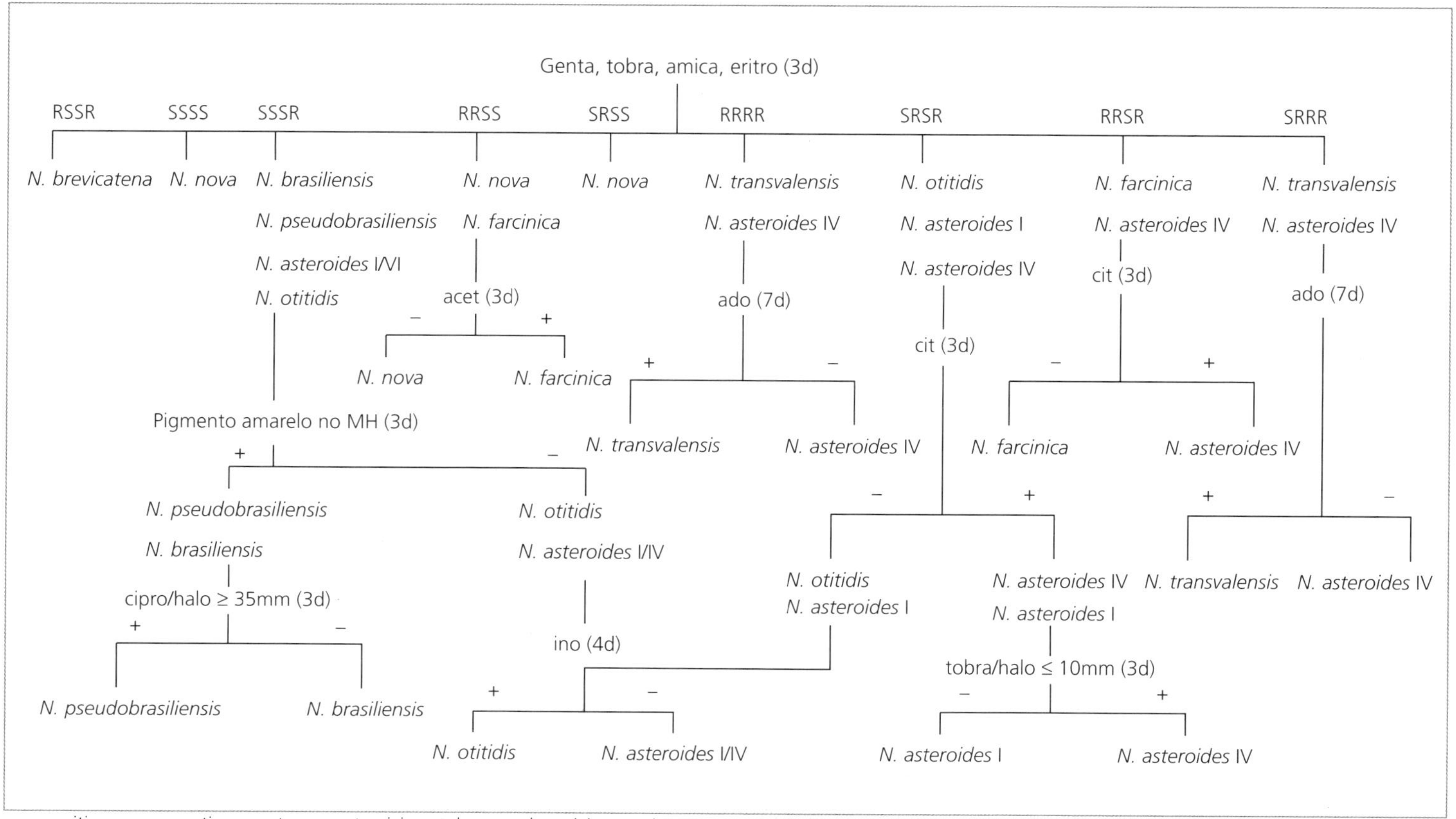

+ = positivo; – = negativo; genta = gentamicina; tobra = tobramicina; amica = amicacina; eritro = eritromicina; cipro = ciprofloxacina; ado = adonitol; ino = inositol; cit = citrato; MH = Mueller-Hinton ágar; acet = acetamida; (d) = dias de incubação; R = resistente; S = sensível.

Quais bactérias pertencem ao grupo HACEK, quais suas características, importância e como pode ser feita sua detecção laboratorial?

Marcelo Pilonetto

HACEK é uma sigla que identifica os seguintes microrganismos:

H*aemophilus* spp. (*H. aprophilus, H. paraprophilus, H. influenzae, H. parainfluenzae*)
A*ctinobacillus actinomycetemcomitans*
C*ardiobacterium hominis*
E*ikenella corrodens*
K*ingella* spp. (*K. kingae, K. denitrificans*)

São bacilos gram-negativos curtos ou cocobacilos que fazem parte da microbiota da orofaringe. Apresentam crescimento lento (bactérias fastidiosas), o qual pode ser melhorado com incubação em 4% de CO_2. Podem causar endocardite bacteriana em pacientes com prótese valvar, anomalias cardíacas estruturais, mas também podem acometer pacientes sem alterações cardíacas. Alguns fatores predisponentes são: febre reumática, doença periodontal e procedimentos odontológicos invasivos.

A importância desse grupo deve-se ao fato de serem uma causa rara de endocardite infecciosa, que se apresenta com maior freqüência em crianças e jovens, sendo responsáveis por aproximadamente 3% do total de casos de endocardite. As infecções por HACEK podem ser de difícil diagnóstico, devido à dificuldade do isolamento nos protocolos convencionais de hemocultura. O isolamento pode ser otimizado quando há suspeita clínica de infecção por HACEK. A sensibilidade da detecção laboratorial pode ser melhorada incubando-se os frascos de hemocultura convencionais por até sete dias ou mais. A hemocultura automatizada melhora a sensibilidade de detecção desses microrganismos, aumentando inclusive a positividade em casos suspeitos e diminuindo o tempo de detecção. Tanto na hemocultura manual quanto na automatizada, o repique (no automatizado só repicamos o frasco positivo) deve ser feito em ágar-chocolate e ágar-sangue e incubado por até 72 horas em atmosfera com 5% de CO_2. O crescimento de colônias pequenas a médias, de cocobacilos gram-negativos, que não se desenvolvem em ágar MacConkey e que, em média, demoram mais que 72 horas para se desenvolver em meios líquidos, é sugestivo de HACEK.

Bibliografia consultada

BROUQUI, P.; RAOULT, D. Endocarditis due to rare and fastidious bacteria. *Clin. Microbiol. Rev.*, v. 14(1), p. 177-207, 2001.

DAS, M.; BADLEY, A.D.; COCKERILL, F.R.; STECKELBERG, J.M.; WILSON, W.R. Infective endocarditis caused by HACEK microorganisms. *Annu. Rev. Med.*, v. 48, p. 25-33, 1997.

EL KHIZZI, N.; KASAB, S.A.; OSOBA, A.O. HACEK group endocarditis at the Riyadh Armed Forces Hospital. *J. Infect.*, v. 34(1), p. 69-74, 1997.

FEDER Jr., H.M.; ROBERTS, J.C.; SALAZAR, J.C.; LEOPOLD, H.B.; TORO-SALAZAR, O. HACEK endocarditis in infants and children: two cases and a literature review. *Pediatr. Infect. Dis. J.*, v. 22, p. 557-562, 2003.

Em que situações ou materiais clínicos deve ser realizada a identificação em nível de espécie de *Staphylococcus* coagulase-negativo?

Afonso Luís Barth

Os estafilococos coagulase-negativos (ECN) constituem o maior grupo de bactérias da microbiota normal em seres humanos. Assim, freqüentemente os ECN são considerados contaminantes no material clínico, sendo vistos como um grande grupo sem a necessidade de identificação em nível de espécie. No entanto, o papel de ECN, em particular o *Staphylococcus epidermidis*, espécie de ECN mais prevalente, como causadores de infecções nosocomiais tem aumentado nos últimos anos. Essas infecções estão, normalmente, associadas ao uso de materiais protéticos, cateteres e são mais prevalentes em pacientes imunocomprometidos.

Talvez mais importante que a identificação da espécie de ECN seja a avaliação se a bactéria foi isolada em cultura pura a partir do material clínico e se foi feito o isolamento repetido da mesma bactéria durante o processo infeccioso, como no caso de diversas hemoculturas de um mesmo paciente. Neste último caso, a identificação da espécie pode ser importante para definir a ocorrência da mesma espécie de ECN em diferentes amostras.

A situação mais importante em que a identificação da espécie de ECN deve ser realizada é no exame bacteriológico da urina (urocultura). Como o *Staphylococcus saprophyticus* é um importante patógeno da via urinária, especialmente em mulheres jovens, sexualmente ativas, é necessário realizar teste de identificação dessa espécie quando for isolado ECN na urocultura. ECN não-*S. saprophitycus* em urocultura geralmente são considerados contaminantes.

A identificação de outros ECN em nível de espécie pode ser realizada em situações especiais, conforme a seguir.

1. *Staphylococcus haemolyticus* – quando há suspeita de resistência ou diminuição de sensibilidade a vancomicina; segunda espécie de ECN mais prevalente; causa endocardite, sepse, peritonite, dentre outros quadros infecciosos.
2. *Staphylococcus lugdunensis* – ECN associado a endocardite grave com alta mortalidade; necessita ser identificado em nível de espécie, pois a interpretação do resultado do teste de disco-difusão para sensibilidade à oxacilina é distinta daquela preconizada para os outros ECN.

Embora diversos outros ECN tenham sido associados a processos infecciosos, a incidência de infecção por estas bactérias é muito baixa. Considerando este aspecto e o fato de que a identificação de ECN em nível de espécie pode ter custo elevado, identificar todos os ECN no laboratório clínico é, no mínimo, um assunto controverso.

Bibliografia consultada

BANNERMAN, T.L. *Staphylococcus, Micrococcus,* and other catalase-positive cocci that grow aerobically. In: Murray, P.R. et al. *Manual of Clinical Microbiology*. 8th ed., Washington, D.C., American Society for Microbiology, 2003.

CLSI. Clinical Laboratory Standards Institute. *Performance Standards for Antimicrobial Disk Susceptibility Tests*. NCCLS Document M100-S15. Pensylvania, 2005.

KLOOS, W.E.; BANNERMAN, T.L. Update on clinical significance of coagulase-negative *Staphylococci*. *Clin. Microbiol. Rev.*, v. 1, p. 117-140, 1994.

Em que situações pode ser utilizado um número reduzido de testes para a identificação dos microrganismos mais freqüentemente isolados no laboratório de microbiologia?

Carmen Paz Oplustil

Muitos laboratórios não dispõem de métodos automatizados para a identificação de microrganismos. Os microrganismos isolados no laboratório geralmente demonstram características bioquímicas e morfológicas únicas que permitem sua identificação em nível de gênero e espécie. Existem diversos métodos que podem ser utilizados para esse fim, entre eles estão algumas provas bioquímicas e enzimáticas, a coloração de Gram e as características morfológicas da colônia. Esses testes em geral são trabalhosos e precisam de um tempo para sua interpretação. O ideal quando se fala em testes rápidos é empregá-los para diminuir o tempo para o resultado final, sem aumentar o custo do exame.

Os testes que se qualificam na categoria de testes rápidos são aqueles que podem ser realizados em poucos minutos ou algumas horas, por exemplo, em tubo único, em lâmina, por aglutinação, substratos cromogênicos ou fluorogênicos, ou microscopia. Um aspecto crítico no emprego de um teste rápido é a experiência do microbiologista, que deve estar capacitado a interpretar corretamente o Gram e verificar as características das colônias para selecionar as provas necessárias para a identificação. É importante lembrar que no momento de se empregar um teste rápido é necessário realizar conjuntamente um controle positivo e um negativo.

Alguns microrganismos podem ser identificados rápida e corretamente com apenas uma prova bioquímica associada à observação da coloração de Gram e o aspecto morfológico da colônia. O quadro 8.3 mostra alguns exemplos de testes rápidos para a identificação utilizando os critérios descritos acima.

Alguns microrganismos requerem mais de uma prova bioquímica além do Gram e da morfologia da colônia para serem identificados utilizando provas rápidas e para isso o ideal é utilizar alguns algoritmos. Uma vez que *Escherichia coli* é um dos microrganismos mais comuns no laboratório de microbiologia, um esquema de identificação rápida é de extrema importância. A figura 8.2 mostra um esquema de identificação rápida para *E. coli*. Outros algoritmos podem ser elaborados para a identificação das espécies de estafilococos, anaeróbios e enterococos, entre outros, de acordo com a necessidade.

O emprego de testes rápidos deve ser feito com critério. Existem algumas situações nas quais se faz necessária a identificação da espécie empregando testes bioquímicos tradicionais e mais completos, como, por exemplo, em isolados de materiais normalmente estéreis (sangue e liquor) e microrganismos envolvidos em surtos de infecção hospitalar.

Quadro 8.3 – Exemplos de testes rápidos que podem ser utilizados para a identificação presuntiva de algumas espécies de microrganismos.

Microrganismos	Morfologia da colônia	Gram	Teste bioquímico (resultado)
Proteus mirabilis	Colônia média que apresenta véu (*swarming*)	Bacilo gram-negativo	Indol (negativo)
Proteus vulgaris	Colônia média que apresenta véu (*swarming*)	Bacilo gram-negativo	Indol (positivo)
Pseudomonas aeruginosa	Colônia com formato de gota e com odor de uva	Bacilo gram-negativo	Oxidase (positivo) Indol (negativo)
Candida albicans	Colônia lisa estrelada ou não	Células grandes	Tubo germinativo (positivo)
Haemophilus influenzae	Sem crescimento em ágar-sangue, colônias pequenas, incolores brilhantes em ágar-chocolate	Cocobacilo gram-negativo	ALA (negativo)
Moraxella catarrhalis	Colônias que deslizam no ágar-sangue, melhor após 48 horas	Diplococo gram-negativo	Oxidase (positivo) Teste de betalactamase (positivo, cefalosporina cromogênica)
Gardnerella vaginalis	Colônias muito pequenas no ágar-sangue	Cocobacilo gram-lábil, aparecem como se fossem *clues cells*; elas não ficam homogeneamente esparramadas no esfregaço	Catalase (negativo) Hidrólise do hipurato (positivo)
Streptococcus pyogenes	Colônias pequenas com hemólise beta, três a cinco vezes maior em relação à colônia	Coco gram-positivo	Catalase (negativo) PYR (positivo)
Enterococcus spp.	Colônias acinzentadas, não-hemolíticas no ágar-sangue	Coco gram-positivo	Catalase (negativo) PYR (positivo)
Staphylococcus aureus	Colônias pigmentadas, com hemólise no ágar-sangue	Coco gram-positivo	Catalase (positivo) Coagulase em tubo (positiva)

ALA = ácido delta-aminolevulínico.

Figura 8.2 – Algoritmo de identificação rápida de *Escherichia coli*.

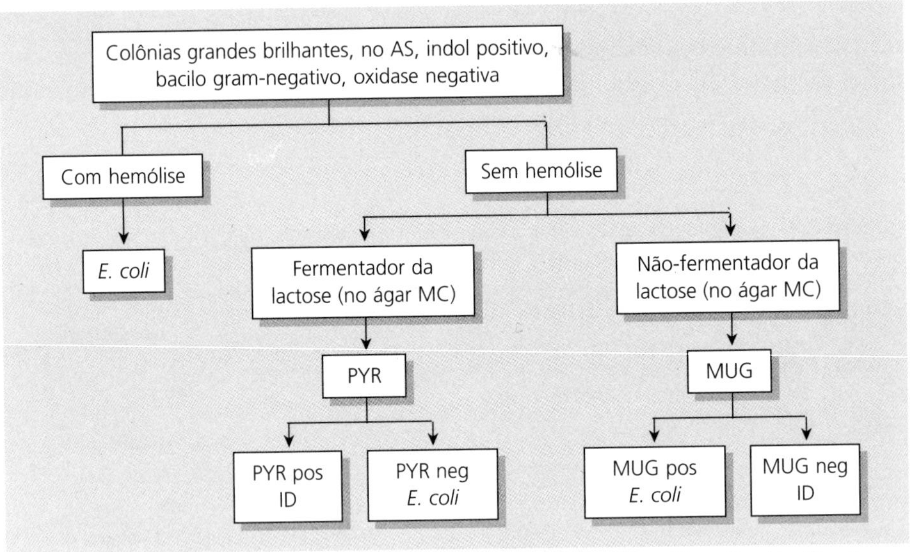

PYR = enzima L-pirrolidonil aril-amidase; MUG = metilumbeliferil-beta-D-glicuronidase; ID = identificação com provas adicionais; AS = ágar-sangue; MC = ágar MacConkey; pos = positivo; neg = negativo.

Bibliografia consultada

CLSI. *Abbreviated Identification of Bacteria and Yeast;* Approved Guideline M35-A, Wayne, Pa., NCCLS, 2002.

YORK, M.K. Abbreviated, rapid identification of bacteria and yeasts. *Clin. Microbiol. Newsletter*, v. 21(10), May 15, 1999.

Quais provas básicas devem ser utilizadas para a identificação de bacilos gram-negativos não-fermentadores da glicose mais freqüentemente isolados na rotina laboratorial?

Carlos Emilio Levy

As bactérias não-fermentadoras de importância clínica mais comumente isoladas na rotina são: *Pseudomonas aeruginosa* e outras espécies do gênero, *Acinetobacter* spp., *Alcaligenes* spp., *Achromobacter* spp., complexo *Burkholderia cepacia*, *Chryseobacterium* (*Flavobacterium*) spp., *Moraxella* spp. e *Stenotrophomonas maltophilia*.

Provas fundamentais para a caracterização simplificada de bacilos gram-negativos não-fermentadores:

Provas 1

1. Oxidação/fermentação da glicose (OF): testar o tipo de metabolismo (oxidação ou fermentação da glicose) em dois tubos de meio OF de Leifson, um aberto e outro fechado, com uma coluna de 1cm de óleo mineral.
2. Reação de oxidase: é uma prova fundamental, por isso deve-se utilizar reagente de boa procedência e com controle de qualidade do teste (cepa controle positiva e negativa).
3. Motilidade em meio líquido: deve ser realizada em caldo BHI ou TSB incubando à temperatura ambiente por até 18 horas. Colocar uma gota do meio entre lâmina e lamínula e observar ao microscópio. Poucas bactérias cruzando o campo microscópico já indicam um resultado positivo.

Provas 2

1. Utilização de aminoácidos: lisina, arginina e um controle sem aminoácido.
2. DNAse.
3. Crescimento a 42°C ou 44°C.
4. Produção de indol.
5. PYR: discos com β-naftil-amida do ácido piroglutâmico.
6. Sensibilidade à polimixina e ao imipenem.

Com os resultados de oxidase e motilidade podemos classificar uma bactéria não-fermentadora em grupos:

- Grupo I: oxidase e motilidade negativos.
- Crescimento em caldo a 44°C:
  positivo: *Acinetobacter baumannii* (grupo ou complexo);
  negativo: *Acinetobacter* spp.

Quadro 8.4 – Grupo II, oxidase negativa e motilidade positiva.

Bactéria	Provas			
	DNAse	Polimixina B	Imipenem	PYR
Burkholderia cepacia complexo	Negativa	R	≥ 16mm	Negativo
S. maltophilia	Positiva	S	0mm	Negativo
Pseudomonas spp.*	Negativa	S	≥ 16mm	Positivo

R = resistente; S = sensível; PYR = *pyrrolidonyl-β-naphthylamine*; **P. oryzihabitans* ou *P. luteola*. Caixas cinzas são provas importantes para caracterizar os diferentes agentes.

Quadro 8.5 – Grupo III, oxidase positiva e motilidade negativa.

Bactérias	Provas			
	Morfologia	OF glicose	DNAse	Indol
Chryseobacterium meningosepticum	Bacilo	Inativo	Positiva	Positivo
Chryseobacterium spp.	Bacilo	Inativo	Negativa	Positivo
Moraxella spp.	Cocóide	Oxidativo	Variável	Negativo

Caixas cinzas são provas importantes para caracterizar os diferentes agentes.

Quadro 8.6 – Grupo IV, oxidase positiva e motilidade positiva.

Bactérias	Provas				
	OF glicose	Lisina	Arginina	Polimixina B	42°C
P. aeruginosa	Oxidativo	Negativa	Positiva	S	Positivo
Pseudomonas stutzeri	Oxidativo	Negativa	Negativa	S	Variável
Burkholderia pseudomallei	Oxidativo	Negativa	Positiva	R	Positivo
Pseudomonas spp.	Oxidativo	Negativa	Positiva	S	Negativo
Burkholderia cepacia	Oxidativo	Positiva (80%)	Negativa	R	Variável
Alcaligenes spp.	Inativo	NT	Negativa	S	Negativo

OF = oxidação/fermentação; NT = não testado; S = sensível; R = resistente. Caixas cinzas são provas importantes para caracterizar os diferentes agentes.

Bibliografia consultada

ANVISA. *Manual de Microbiologia Clínica Aplicada ao Controle de Infecção Hospitalar*. v. 3, 2003. <http.www.anvisa.gov.br>

KONEMAN, E.W.; ALEN, S.D.; JANDA, W.M.; SCHRENKENBERGER, P.C.; WINN Jr., W.C. Nonfermentative gram-negative Bacili. In: *Color Atlas and Textbook of Diagnostic Microbiology*. 5th ed., Philadelphia, Pa., Lippincott, 1997.

LAFFINEUR, K.; JANSSENS, M.; CHARLIER, J. et al. Biochemical and susceptibility tests useful for identification of nonfermenting Gram-negative rods. *J. Clin. Microbiol.*, v. 40(3), p. 1085-1087, 2002.

MURRAY, P.R. et al. *Manual of Clinical Microbiology*. 8th ed., Washington, D.C., American Society for Microbiology, 2003.

OPLUSTIL, C.P.; ZOCCOLI, C.M.; TOBOUTI, N.R.; SINTO, S.I. *Procedimentos Básicos em Microbiologia Clínica*. São Paulo, Sarvier, 2004.

SCHRENKENBERGER, P.C. *Practical Approach to the Identification of Glucose non Fermenting Gram-negative Bacilii – A Guide to Identification*. 2nd ed., University of Illinois, College of Medicine at Chicago, CACMLE, 1996.

Posso utilizar apenas o método da coagulase em lâmina para distinguir *Staphylococcus aureus* de *Staphylococcus* coagulase-negativo?

Amauri José da Silva

Não, pois algumas espécies de *Staphylococcus* coagulase-negativo (SCN) podem apresentar prova de coagulase em lâmina positiva.

Apesar de simples e rápido, o método da coagulase em lâmina tem a desvantagem de detectar apenas a coagulase conjugada. No método da coagulase em tubo detectamos a coagulase livre.

Toda colônia sugestiva de *S. aureus*, com prova de coagulase em lâmina positiva, necessita de confirmação pelo teste da coagulase em tubo e teste do PYR. A diferenciação das espécies listadas no quadro 8.7 é fundamental para a interpretação do teste de suscetibilidade à oxacilina, pois os critérios interpretativos preconizados pelo CLSI/NCCLS para *S. aureus* são diferentes dos para SCN. Essa diferenciação deve ser realizada principalmente em amostras clínicas coletadas de locais estéreis, como, por exemplo, em hemoculturas.

Quadro 8.7 – Testes diferenciais para *S. aureus*, *S. lugdunensis* e *S. intermedius*.

	PYR	L-ornitina descarboxilase	Coagulase em tubo	Coagulase em lâmina	Fermentação do manitol
Staphylococcus aureus	–	–	+	+	+
Staphylococcus lugdunensis	+	+	–	+	–
Staphylococcus intermedius	+	–	+	V	V

V = variável; + = positivo; – = negativo; PYR = *pyrrolidonyl-β-naphthylamine*.

Bibliografia consultada

CLSI/NCCLS. Performance Standards for Antimicrobial Susceptibility Testing. NCCLS document M100-S15, Wayne, Pa., NCCLS, 2005.

KONEMAN, E.W.; ALLEN, S.D.; JANDA, W.M.; SCHRECKENBERGER, P.C.; WINN, W.C. *Color Atlas and Textbook of Diagnostic Microbiology*. 5th ed. Philadelphia, Pa., Lippincott, 1997.

9

MICOLOGIA

Qual a importância clínica do isolamento de fungos filamentosos em culturas de escarro?

Arnaldo Colombo

A interpretação do isolamento de fungos filamentosos no trato respiratório de pacientes hospitalizados causa muita polêmica, pois, na maioria das vezes, tal achado reflete contaminação na coleta ou no processamento da cultura, ou simplesmente colonização do trato respiratório. Na suspeita de pneumonia por fungo filamentoso, tendo em vista as considerações anteriores, o diagnóstico definitivo de infecção é obtido pelo somatório dos resultados da biópsia (comprovando invasão tecidual) e cultura de material biológico.

Fungos filamentosos escuros (demácios) raramente são agentes causadores de pneumonia, sendo seu achado considerado contaminante até prova em contrário. Fungos hialinos e zigomicetos são agentes potencialmente causadores de pneumonia, devendo seu isolamento em trato respiratório ser analisado com mais critério. Importante observar que tais infecções acometem populações bem específicas de pacientes, particularmente aqueles expostos a transplantes de órgãos, usuários de corticosteróides e pacientes com diabetes ou doenças hematológicas malignas. Fora desse contexto clínico, a possibilidade de contaminação ou colonização deve ser considerada. Em pacientes neutropênicos e com doença pulmonar estabelecida, o isolamento de *Aspergillus* spp. em trato respiratório tem alto poder preditivo de doença fúngica. Por outro lado, agentes emergentes de doenças fúngicas têm sido progressivamente documentados em pacientes gravemente imunocomprometidos. Sendo assim, em pacientes expostos a transplante de medula óssea ou em casos de doenças hematológicas malignas em atividade, o achado de culturas de secreção pulmonar positivas para *Fusarium* spp. e *Scedosporium* spp. pode ser indicativo de micose pulmonar.

Deve-se evitar trabalhar com dados isolados de cultura de trato respiratório, sendo às vezes aconselhável a realização de biópsia pulmonar para a consolidação do diagnóstico definitivo de doença fúngica. No caso específico de aspergilose, a pesquisa de antígeno específico circulante (galactomanana) por técnica de ELISA pode auxiliar no diagnóstico. Infelizmente, este exame não está disponível em nosso país, sendo realizado apenas em laboratórios dos EUA e países da Europa.

Em pacientes neutropênicos, a realização de tomografia de tórax de alta resolução pode auxiliar no reconhecimento de sinais radiológicos precoces sugestivos de aspergilose, representados pela presença de nódulo pulmonar circunscrito por sinal do halo (área hemorrágica).

Qual é o significado do isolamento de leveduras em culturas de ponta de cateter venoso?

Arnaldo Colombo

A cultura positiva de ponta de cateter venoso em posição central (CVC) não é critério seguro para a definição de fungemia ou doença sistêmica pela mesma levedura, visto que pode haver contaminação do material ao longo de sua coleta/processamento ou mesmo colonização do CVC pela levedura (particularmente em CVC de curta permanência), sem relação obrigatória com infecção de corrente sangüínea.

Técnicas de quantificação de cultura de ponta de CVC foram validadas para auxiliar no diagnóstico de infecção bacteriana relacionada ao CVC, mas sua utilidade em infecções causadas por leveduras está pouco estabelecida.

Na vida real, poderíamos sugerir algumas condutas diante de um achado de cultura positiva de CVC:

1. Tendo em vista a alta mortalidade das fungemias e suas limitações diagnósticas, sempre reportar ao clínico este achado, para dividir com ele a responsabilidade na interpretação do resultado, levando em conta os dados clínicos e epidemiológicos do paciente em questão.
2. Sugerir a solicitação de hemoculturas por punção venosa periférica em pacientes que apresentem alguma evidência clínica de infecção junto com o resultado de cultura positiva.
3. Pacientes neutropênicos, recebendo drogas imunodepressoras, com quadro infeccioso em andamento sem diagnóstico etiológico estabelecido, considerar como fungemia verdadeira, independente da fragilidade do critério diagnóstico.
4. Cenários clínicos outros, interpretar com o clínico caso a caso, na dependência da apresentação clínica do paciente, tempo de internação e estado imunológico do hospedeiro.

Quais as indicações clínicas para a realização de testes de avaliação de resistência em leveduras e fungos filamentosos?

Arnaldo Colombo

O uso de testes de suscetibilidade a antifúngicos como elemento de auxílio na definição terapêutica de micoses superficiais e sistêmicas ainda é assunto polêmico. Apesar de avanços significativos já obtidos na padronização internacional de testes de suscetibilidade a antifúngicos, assim como no estabelecimento de sua relevância clínica, ainda há muita discussão sobre os pontos de corte para os diferentes antimicóticos, assim como sobre o melhor uso clínico para esses testes.

As evidências científicas são maiores na utilização clínica de testes de suscetibilidade de *Candida* spp. a azólicos, particularmente a fluconazol, situação na qual a correlação *in vitro* versus *in vivo* de seus resultados é mais consistente.

As principais indicações de testes de suscetibilidade de leveduras a antifúngicos são:

1. Condução de estudos epidemiológicos para a caracterização do perfil de suscetibilidade a antifúngicos com amostras de *Candida* spp. obtidas de pacientes com infecções invasivas. Esses estudos são relevantes para permitir avaliar se o fluconazol ainda é uma opção segura na terapêutica empírica de fungemias hospitalares naquela determinada unidade de internação ou hospital.
2. Avaliação de alternativas terapêuticas em portadores de aids e candidíase orofaríngea ou esofágica recorrente, com má resposta a fluconazol.
3. Avaliação da suscetibilidade a antifúngicos em pacientes com fungemia por *Candida* e má resposta terapêutica, particularmente nos casos de persistência de culturas positivas ao longo do tratamento.
4. Avaliação da sensibilidade a antifúngicos de cepas relacionadas a episódios de infecção de escape a tratamento com antimicótico. Esta situação é particularmente freqüente nos pacientes neutropênicos expostos a profilaxia ou terapêutica antifúngica empírica.
5. Análise do perfil de suscetibilidade de amostras de *C. glabrata*, cujo risco de resistência a fluconazol e itraconazol é maior, antes de iniciar terapêutica com esses azólicos.

Nos casos de infecção fúngica invasiva por *Candida* spp., tendo em vista a gravidade da doença e a demora na obtenção de resultados de culturas e testes de suscetibilidade, parece mais prático realizar o teste de suscetibilidade a fluconazol em todas as amostras clínicas provenientes de fluidos biológicos normalmente estéreis. Nesse contexto, havendo má resposta ao esquema inicial, em 48/72 horas do início do tratamento o clínico já teria o resultado do perfil de suscetibilidade para definir sua estratégia terapêutica.

Deve-se considerar que a grande maioria dos casos de candidíase vulvovaginal, incluindo aqueles relacionados a doenças recorrentes, é causada por amostras de *Candida* spp. sensíveis a fluconazol. Nesse contexto, é dispensável a solicitação de resultados de suscetibilidade a antifúngicos na rotina de atendimento dessas pacientes. Esse exame não deve ser indicado com base na ocorrência da recorrência da infecção, mas sim guardado para pacientes cujo episódio incidente não apresente nenhuma resposta ao tratamento com azólicos.

Em relação aos testes de suscetibilidade de fungos filamentosos, ainda há muita controvérsia sobre sua aplicação clínica, não sendo indicada sua realização na rotina de atendimento médico.

Quais são as orientações de coleta para o diagnóstico de micoses superficiais?

Raquel Virginia Rocha Vilela

Uma coleta bem feita é a garantia para o sucesso de qualquer exame microbiológico. No diagnóstico das infecções fúngicas ela tem papel crucial no êxito do exame e é considerada representativa quando o procedimento adotado consegue atingir, em um determinado local anatômico, o lugar mais provável de se encontrar estruturas fúngicas, podendo assim levar ao diagnóstico da enfermidade. Essa fase pré-analítica é de suma importância para o sucesso do exame micológico direto e de cultivo. O período que antecede a coleta também influi na execução do exame, pois essa fase pode promover a liberação de um resultado falso-negativo, mesmo que a coleta tenha sido bem-sucedida. Para tal, o preparo do paciente é uma etapa que deve ser bem protocolada e respeitada, evitando assim outros interferentes na positividade da amostra coletada. É recomendado que o paciente entre em contato com o laboratório antes de marcar a coleta, para que evite sua suspensão, pelo fato de esse não se apresentar em condições adequadas para a realização do exame. A seguir serão abordados os aspectos principais que devem ser observados na coleta do exame micológico direto e de cultivo das amostras biológicas destinadas ao diagnóstico das infecções fúngicas superficiais.

Lesões superficiais da pele

Recomendações ao paciente

- Não lavar a lesão com sabões anti-sépticos no dia da coleta.
- Não utilizar cremes (mesmo hidratante) ou talco.
- Para paciente que usa antifúngico local ou outro medicamento (corticóides e correlatos), este deve ser suspenso por 10 dias antes da coleta. Para pacientes que usam antifúngico sistêmico, este deve ser suspenso por 30 dias que antecedem a coleta.

Coleta e transporte das amostras

As lesões de pele devem sempre ser coletadas nas bordas ativas da lesão utilizando um bisturi, porque nessa região é possível encontrar estruturas fúngicas viáveis para o crescimento em meios de cultivo. O centro das lesões, em especial aquelas produzidas por dermatófitos, tende à cura, portanto a coleta no centro pode ser causa de exames com resultados negativos.

No caso de lesões pouco descamativas como apresentam algumas malasszioses, aplicar a técnica de Porto. Estender um pedaço de fita aderente tipo "durex" sobre as lesões e fazer pressão com os dedos para que haja perfeita adesão da fita na pele, evitando deixar pregas. Retirar a fita com um movimento único. Repetir a operação em outras lesões e colocar em lâmina de vidro.

Colocar o material em placa de Petri estéril, papel laminado e/ou lâminas sobrepostas para o transporte até o laboratório. Transportar as amostras ao laboratório à temperatura ambiente. Não se recomenda a conservação a 4°C.

Processamento das amostras – quando se suspeita da presença de dermatófitos, os fragmentos devem ser inoculados de preferência nas bordas laterais do tubo com o meio de cultura para facilitar o crescimento, já que os dermatófitos são ávidos por luz. A execução do exame micológico direto e o cultivo não exigem rapidez, pois um pequeno fragmento de artroconídio pode manter-se viável em uma escama por um ano.

Fragmentos de pêlos parasitados

Recomendações ao paciente

- Se a região dos pêlos acometidos for na cabeça, este local não deve ser lavado no dia da coleta, especialmente se o paciente estiver usando xampus com substâncias anti-sépticas.
- O uso de medicamento antifúngico local deve ser suspenso por 10 dias que antecedem a coleta. O uso de medicamento antifúngico sistêmico deve ser suspenso por 30 dias que antecedem a coleta.

Coleta e transporte das amostras

Observar a aderência de nódulos aos pêlos. Para a coleta de pêlos acometidos é importante observar aqueles que apresentem características de tonsura, estes são quebradiços. Para orientar a escolha desses pêlos, o auxílio da lâmpada de Wood pode ser um instrumento interessante para essa avaliação. Com o auxílio de uma pinça, remover os pêlos acometidos, que podem ser transferidos para uma placa de Petri estéril ou direto para a lâmina. Em caso de colonização do córtex com presença de nódulos, observar macroscopicamente o local e cortar os fragmentos com o auxílio de uma tesoura.

Transportar as amostras ao laboratório à temperatura ambiente. Não se recomenda a conservação a 4°C. Os envelopes de papel laminado deverão ser mantidos secos e à temperatura ambiente.

Para lesões ungueais

Recomendações ao paciente

- É recomendado que o paciente compareça ao laboratório com os pés e as mãos limpos, lavados com água e sabão neutro, de preferência calçados com meias de algodão.
- Deve-se retirar o esmalte pelo menos um dia antes da coleta para que remanescentes de esmalte ou acetona não interfiram no crescimento fúngico caso o pedido do exame inclua o cultivo da amostra.
- O uso de medicamento local na unha deve ser suspenso 10 dias antes da coleta e o uso de antifúngicos sistêmico deve ser suspenso 30 dias antes da coleta.
- Se a lesão for supra-ungueal (leuconíquia), ela não pode ter sido cortada previamente a ponto de dificultar a coleta.
- Se a lesão for subungueal é importante que a unha esteja com tamanho ideal, para que não comprometa o local da lesão.

Coleta e transporte das amostras

É importante ressaltar que o laboratório deve evitar o corte ungueal, pois algumas vezes este procedimento pode alterar o crescimento normal da matriz ungueal, causando deformidades do leito. Por isso recomenda-se que a unha acometida esteja com um tamanho ideal (± 1mm do limbo).

Nas lesões supra-ungueais, a coleta será realizada com uma lâmina de bisturi número 10. Sua superfície deve ser raspada retirando o material das bordas da lesão.

Nas lesões subungueais, o material mais representativo está no limite entre a região sã e a acometida e para tal coleta o uso de cureta de Hole BAK é o ideal. Esse instrumento é muito utilizado em odontologia. Ele deve ser inserido na região subungueal até o limite da região indicada. Se a lesão for profunda, ela pode apresentar material ceratóxico em abundância, portanto, o primeiro material obtido deverá ser desprezado. Deve-se valorizar para o exame apenas o material que estiver no limite mais profundo dessa lesão.

Transportar as amostras ao laboratório à temperatura ambiente. Não se recomenda a conservação a 4°C. Os envelopes de papel laminado deverão ser mantidos secos e à temperatura ambiente.

Bibliografia consultada

DATA FUNGI – ATLAS DE MICOLOGIA EM SOFTWARE – BIOSOFTWARE SISTEMAS DIDÁTICOS – Raquel Virginia Rocha Vilela.

Como realizar a coleta de lesões cutâneas ulceradas para o diagnóstico de infecções fúngicas?

Raquel Virginia Rocha Vilela

Em muitas circunstâncias, o pedido de exames micológicos de lesões ulceradas é indicado com o objetivo de elucidar a natureza fúngica da lesão ou para fazer o diagnóstico diferencial com outros processos, infecciosos ou não. Para tanto, a coleta deve ser a mais representativa possível.

Algumas lesões ulceradas são recobertas com material crostoso. É importante ressaltar que o material ideal deve ser obtido após a remoção da crosta. Este procedimento é feito com o auxílio de uma lâmina de bisturi estéril e o material deve se coletado bem abaixo, na base limbolateral. Este material pode ser usado para realizar exame direto, esfregaços para colorações e cultivo. Evitar tocar nas laterais, para que não haja remoção da microbiota da pele. Antes da coleta, lavar com solução fisiológica estéril e enxugar com gaze estéril.

Bibliografia consultada

DATA FUNGI – ATLAS DE MICOLOGIA EM SOFTWARE – BIOSOFTWARE SISTEMAS DIDÁTICOS – Raquel Virginia Rocha Vilela.

Quais as metodologias que podem ser utilizadas para a pesquisa direta e para o isolamento de fungos em diferentes materiais clínicos?

Amauri José da Silva

Precisamos a princípio levar em conta o material clínico e se possível a suspeita diagnóstica para escolhermos o método de pesquisa e os meios de cultura. A pesquisa direta é muito importante para verificarmos a presença ou não de elementos fúngicos, nos direcionando às vezes para a escolha do melhor meio de cultura e tempo de incubação.

No Quadro 9.1 apresentamos os principais métodos de pesquisa, meios de cultura, temperatura e tempo de incubação para o isolamento de fungos nos diferentes materiais clínicos.

Bibliografia consultada

LACAZ, C.S. et al. Identificação dos actinomicetos aeróbios (segundo Kwon-Chung & Bennett, 1992) In: Lacaz, C.S.; Porto, E.; Heins-Vaccari, E.M.; Melo, N.T. *Guia para Identificação: Fungos-Actinomicetos-Algas de Interesse Médico*. São Paulo, Sarvier, 1988.

SIDRIM, J.J.C.; ROCHA, M.F.G. *Micologia Médica á Luz de Autores Contemporâneos*. São Paulo, Guanabara Koogan, 2004.

Quadro 9.1 – Pesquisa direta, meios de cultura, temperatura e tempo de incubação para processamento de amostras para pesquisa de fungos.

Materiais clínicos	Exame direto					Meios de cultura					Temperatura		Tempo de incubação		
	KOH a 20%	Gram	Giemsa/HE	A fresco	Tinta-da-china	Ágar Sabouraud	Ágar Sabouraud + cloranfenicol	Ágar Mycosel	Ágar BHI	Ágar Sabouraud + azeite	30°C ± 2	35°C ± 2	5 dias	15 dias	30 dias
Pele, pêlos e cabelo	X					X		X		X[c]	X	X[c]		X	
Unhas	X					X		X			X			X	
Secreções em geral ou raspado de mucosas	X[a]	X[a]		X[a]		X					X		X		X
Biópsias	X		X[b]			X			X		X	X			X
Sangue ou medula óssea			X			X			X		X	X			X
Líquido cefalorraquidiano		X		X	X	X					X	X		X	X
Fezes		X		X			X				X		X		
Urina		X		X			X				X		X		
Líquidos nobres ou aspirados	X[a]	X[a]		X[a]		X			X		X	X			X
Escarro	X	X				X					X	X			X

[a] De acordo com o aspecto do material clínico. [b] Fazer imprints. [c] Na suspeita de *Malassezia*. HE = Hematoxilina-eosina.

Qual o significado de hemoculturas positivas para fungos filamentosos? Quais as espécies mais comumente isoladas?

Raquel Virginia Rocha Vilela

A princípio é importante mencionar que o encontro de um fungo filamentoso em uma hemocultura jamais deve ser omitido do resultado. Não cabe ao serviço de microbiologia desconsiderar um isolado desta natureza simplesmente por pensar que este possa refletir uma contaminação da amostra. Este resultado deve ser discutido levando em consideração os dados clínicos do paciente, referentes a processos infecciosos de base, que podem levar à imunossupressão, possibilitando que ele se torne mais suscetível a processos infecciosos devido a agentes menos comuns. As hemoculturas positivas para fungos filamentosos não são muito freqüentes na maioria dos serviços, com exceção de centros de referência de tratamento de doenças infectocontagiosas, em especial a aids, ou em centro de transplantes.

Os agentes etiológicos mais comumente isolados são: *Aspergillus* spp., *Fusarium* spp., *Scedosporium apiospermum*, *Histoplasma capsulatum*, zigomicetos e outros.

A prevalência das espécies fúngicas isoladas pode variar de acordo com o perfil do hospital. Por exemplo, os hospitais de pacientes imunodeprimidos, em especial pacientes com aids, podem ter como principais fungos filamentosos isolados o *Histoplasma* e o zigomiceto, já hospitais de transplantados podem apresentar prevalência maior nos seus isolados de espécies filamentosas como *Aspergillus* e *Fusarium*.

Bibliografia consultada

KONEMAN, E.W.; ALLEN, S.D.; JANDA, W.M.; SCHRECKENBERGER, P.C.; WINN Jr., W.C. *Color Atlas and Texbook of Diagnostic Microbiology*. 5th ed., Philadelphia, Lippincott, 1997.

MURRAY, P.R.; BARON, E.J.; PFALLER, M.A.; TENOVER, F.C.; YOLKEN, R.H. *Manual of Clinical Microbiology*. 6th ed., Washington, D.C., American Society for Microbiology, 1995.

Qual a importância de se diferenciar as espécies de *Candida* quando isoladas em diferentes materiais clínicos?

Raquel Virginia Rocha Vilela

A interpretação laboratorial, em materiais clínicos variados, dos quais foram recuperados fungos do gênero *Candida*, sempre representará um desafio para os micologistas e clínicos, pois nem sempre é fácil estabelecer sua real participação na etiologia de um processo infeccioso. Parte das infecções causadas por fungos desse gênero é de natureza oportunística e, freqüentemente, afeta as mucosas ou a pele, podendo causar processos infecciosos agudos ou crônicos, superficiais ou profundos, com grande variedade de manifestações clínicas. O patógeno mais isolado dos materiais clínicos é *Candida albicans*, embora seja crescente o isolamento de outras espécies desse gênero. As espécies não-*albicans* mais isoladas são: *Candida tropicalis, Candida parapsilosis, Candida krusei, Candida glabrata* e *Candida gluillermontii*. Quando o isolamento de fungos desse gênero provier de amostras biológicas de locais estéreis, partindo do princípio de que a coleta foi realizada de forma adequada, esse achado deverá ser correlacionado com o processo infeccioso. O grande desafio é o isolamento desse grupo de fungos de locais anatômicos onde ele possa fazer parte da microbiota residente, como por exemplo: pele, mucosa oral, mucosa nasal etc. É muito importante correlacionar seu isolamento com o quadro clínico apresentado pelo paciente, para uma melhor interpretação clinicolaboratorial.

É cada vez mais importante a identificação precisa desse agente etiológico, em nível de espécie, pois sabemos que a infecção por espécies não-*albicans* tem aumentado consideravelmente. É sabido que algumas espécies de *Candida* apresentam resistência intrínseca a determinados antifúngicos, por exemplo: *C. guilliermondii* e *C. lusitaniae* – resistência intrínseca à anfotericina B; *C. glabrata* e *C. krusei* – resistência intrínseca ao fluconazol. Assim, a identificação orientaria a opção terapêutica evitando escolhas inadequadas que por certo repercutira em falha terapêutica. Em alguns casos, o uso indiscriminado de antifúngicos locais, como nas candidoses vaginais, pode promover uma seleção da microbiota, já que ela pode ser formada por mais de uma espécie de fungos desse gênero. Dessa forma, ocorreria maior crescimento de uma espécie de *Candida* naturalmente resistente a um determinado antifúngico, promovendo o aparecimento de um quadro clínico conhecido como candidose vaginal recorrente. Portanto, a identificação precisa das espécies de *Candida* pode inferir na não realização do antifungigrama e conseqüentemente na escolha terapêutica adequada.

Bibliografia consultada

BARNETT, J.A.; PANKHURST, R.J. *A New Key to the Yeast*. Amsterdam, North Holland, 1974.

BONIFÁCIO SOUZA, E.M. et al. Aspectos morfo-fisiológicos, fatores de virulência e sensibilidade a antifúngico de amostras de *Candida albicans*, sorotipos A e B, isolados em São Paulo, Brasil. *Rev. Microbiol.*, v. 21, p. 247-253, 1990.

KURTZMAN, C.P.; FELL, J.W. *The Yest: A Taxonomic Study*. Amsterdam, Elsevier, 1998.

KWON-CHUNG, K.J.; BENNETT, J.E. *Medical Mycology*. Philadelphia, Lea & Febiger, 1992.

Quais os controles de qualidade considerados indispensáveis a serem aplicados na rotina laboratorial de micologia?

Raquel Virginia Rocha Vilela

A qualidade implica o controle da execução de todos os processos efetuados na realização de um exame microbiológico. Para tal, devemos monitorar todos os passos que vão desde o pedido médico, a coleta da amostra até a liberação do exame. O controle laboratorial de micologia engloba basicamente três fases: pré-analítica, analítica e pós-analítica.

A fase pré-analítica consiste na interpretação correta do pedido médico, na preparação adequada do paciente antes da coleta e no transporte da amostra. É importante que um protocolo seja montado para garantir que a amostra clínica esteja dentro dos padrões para que tenha representatividade. Para cada local anatômico, uma consideração adequada deverá ser então apreciada.

A fase analítica consiste na execução técnica do exame e no controle de todos os insumos utilizados para a realização dessa fase, tais como meios de cultura, que deverão ser controlados com o uso de cepas-padrão, temperatura e tempo de incubação (controle de estufas), controle de corantes, soluções e reagentes.

A fase pós-analítica consiste na liberação dos resultados com linguagem clara, facilitando a sua interpretação.

No quadro 9.2 encontra-se uma descrição das cepas cuja utilização é recomendada para o controle de qualidade dos meios de cultura mais utilizados na rotina de um laboratório de micologia.

Quadro 9.2 – Controle de qualidade de meios de cultura utilizados na rotina para a cultura de fungos em um laboratório de microbiologia.

Meio	pH (± 0,2)	Cepas controle	ATCC	Espectro do resultado
Ágar Sabouraud Emmons modificado	5,6-6,9	*Candida albicans*	60193	Crescimento
		T. mentagrophytes	9533	Crescimento
		Escherichia coli	25922	Inibição com antimicrobianos
		Aspergillus niger	16404	Inibe na presença de cicloeximida, cresce com gentamicina e cloranfenicol
Ágar-batata	5,6	*Escherichia coli*	25922	Inibição de crescimento
		Candida albicans	60193	Crescimento
		T. mentagrophytes	9533	Crescimento
Ágar-arroz	5,8	*Candida albicans*	1031	Crescimento de clamidosporos
		Candida krusei	6258	Ausência de clamidosporos
Ágar Niger	6,5	*Criptococcus neoformans*	32045	Crescimento com pigmento marrom
		Criptococcus laurentii	18803	Crescimento sem pigmento
Ágar-uréia	7,0	*T. mentagrophytes*	9533	Crescimento cor rosa
		T. rubrum	28188	Ausência de crescimento

10

MICOBACTÉRIAS

Quais as principais espécies de micobactérias envolvidas em processos infecciosos de importância clínica?

Carmen Paz Oplustil

O gênero *Mycobacterium* é o único da família *Mycobacteriaceae* e inclui patógenos obrigatórios, oportunistas e saprófitas. No gênero existem 95 espécies bem caracterizadas, das quais *Mycobacterium tuberculosis*, e foram sempre as causadoras de maior preocupação por terem seu nicho ecológico no homem e em alguns animais. As espécies conhecidas como micobactérias não-*tuberculosis* (NTM), micobactérias atípicas ou micobactérias outras que não-*tuberculosis* (MOTT) têm mostrado grande importância na morbidade, conforme inúmeras publicações científicas.

Fazem parte do complexo *Mycobacterium tuberculosis: M. tuberculosis, M. bovis* (*M. africanum, M. microti* e *M. canettii*).

A espécie *M. leprae* é o patógeno causador da hanseníase e tem como particularidade a não-replicação nos meios atualmente disponíveis. Das micobactérias agrupadas como não-*tuberculosis*, as reportadas como causadoras de infecções localizadas ou disseminadas no homem são as listadas no quadro 10.1.

A diferenciação da grande maioria dessas espécies atualmente só é possível com o uso de técnicas moleculares, entre as quais podemos citar a PCR seguida de clivagem com enzimas de restrição ou seqüenciamento de DNA.

Bibliografia consultada

KATOCH, V.M. Infections due to non-tuberculous mycobacteria (NTM). *Indian J. Med. Res.*, v. 120, p. 290-304, 2004.

PFYFFER, G.E.; BROWN-ELLIOTT, B.A.; WALLACE Jr., R.J. Mycobacterium: general characteristics, isolation, and staining procedures. In: Murray, P.R. et al. (eds.) *Manual of Clinical Microbiology*. 8th ed., Washington, D.C., American Society for Microbiology, 2003.

TORTOLI, E. Clinical features of infections caused by new nontuberculous mycobacteria, Part I. *Clin. Microbiol. Newsletter*, v. 26, June 15, 2004.

TORTOLI, E. Clinical features of infections caused by new nontuberculous mycobacteria, Part II. *Clin. Microbiol. Newsletter*, v. 26, July 1, 2004.

Quadro 10.1 – Algumas espécies de micobactérias não-*tuberculosis* (NTM) envolvidas em processos infecciosos.

Espécie	Tipo de infecção causada no homem	Infecção disseminada em imunodeprimidos
M. avium	Infecção pulmonar, linfadenite, osteomielite, artrite, infecção disseminada	X
M. intracellulare	Infecção pulmonar, linfadenite, infecção disseminada	X
M. kansasii	Infecção pulmonar, osteomielite, artrite, infecções cutâneas	X
M. fortuitum	Infecção pulmonar, osteomielite, artrite, infecções em feridas, abscessos	X
M. abscessus	Infecções em feridas	
M. chelonae	Infecções em feridas	X
M. marinum	Infecções cutâneas e em feridas	X
M. ulcerans	Infecções cutâneas	
M. xenopi	Infecção pulmonar	X
M. scrofulaceum	Linfadenite	X
M. simiae	Infecção pulmonar	
M. habana	Infecção pulmonar	
M. interjectum	Infecção pulmonar, linfadenite	
M. heckeshornense	Infecção pulmonar	
M. szulgai	Infecção pulmonar, linfadenite, artrite, osteomielite, infecções cutâneas	X
M. immunogenum	Infecção pulmonar, sepse, artrite	
M. genavense	Infecção disseminada, enterite, infecções de pele, linfadenite	X
M. bohemicum	Linfadenite, infecções cutâneas	
M. haemophilum	Linfadenite, infecção cutânea	X
M. celatum	Infecções respiratórias, linfadenite	X
M. conspicuum	Infecção disseminada	X
M. malmoense	Infecção pulmonar, linfadenite	X
M. smegmatis	Infecções em feridas, bacteriemia	
M. wolinskyi	Infecções em feridas, bacteriemia	
M. goodii	Infecções em feridas, bacteriemia	
M. thermoresistible	Infecções em feridas, bacteriemia	
M. elephantis	Linfadenite	
M. neoaurum	Bacteriemia	
M. vaccae	Infecções pulmonar e cutâneas	
M. palustre	Infecções em feridas, bacteriemia	
M. septicum	Bacteriemia	
M. shimoidei	Infecção pulmonar	
M. terrae	Infecções em articulações e pulmonar	
M. asiaticum	Infecções ósseas e em articulações	
M. branderi	Infecções pulmonar e em ferida	
M. heidelbergense	Infecção pulmonar, linfadenite	
M. intermedium	Infecção pulmonar	
M. mageritense	Infecção de sinus, sepse	
M. triplex	Infecção pulmonar	X
M. lentiflavum	Infecção pulmonar, linfadenite	X
M. nonchromogenicum	Osteomielite, artrite, infecções em feridas	

Existe alguma indicação clínica em se solicitar pesquisa de micobactérias em amostra de fezes? Como processar este material no laboratório?

Carmen Paz Oplustil

A tuberculose (TB) intestinal pode originar-se da disseminação hematogênica, deglutição de secreções respiratórias em pacientes com doença pulmonar ativa, ou ingestão de leite e derivados contaminados. Os locais anatômicos mais comumente acometidos são a transição jejunoileal, a região ileocecal e cólons, correspondendo a aproximadamente 90% dos casos de TB intestinal. Os métodos de triagem para o diagnóstico da doença são o estudo radiológico do intestino delgado e a colonoscopia. As amostras ideais para o diagnóstico são fragmentos obtidos de lesões observadas durante colonoscopia ou fragmentos de tecidos coletados durante laparoscopia de pacientes com sinais radiológicos sugestivos de TB. Essas amostras devem ser submetidas a exame histopatológico, cultura para micobactérias e pesquisa do DNA do complexo *M. tuberculosis* por PCR, pois nenhum destes testes possui, isoladamente, sensibilidade adequada para o diagnóstico da doença. A pesquisa de micobactérias nas fezes pode ser uma alternativa não-invasiva naqueles pacientes que têm evidência radiológica de TB intestinal, mas não há estudos sistemáticos quanto à sensibilidade da cultura ou da microscopia para bacilos álcool-ácido resistentes nessa situação clínica.

Caso o laboratório venha a realizar o exame de pesquisa e cultura para micobactérias em material de fezes, as amostras devem ser colhidas sem conservante. O processamento deve ser feito inoculando aproximadamente 1g de fezes em 0,5ml de água destilada. Proceder a descontaminação e concentração da amostra utilizando o método de N-acetil-L-cisteína-NaOH (1%).

Alguns aspectos devem ser considerados no que se refere à utilidade da pesquisa de micobactérias nas fezes. Portales et al. isolaram micobactérias em 50% das amostras de fezes de indivíduos sadios. Dentre as espécies identificadas, 20% eram *M. avium/intracellulare*. Estes achados tornam sem utilidade a pesquisa de *M. avium/intracellulare* em amostras de fezes de pacientes com aids, ou ainda a pesquisa de outras espécies que não pertençam ao complexo *M. tuberculosis*. O conceito de que a microscopia para bacilos álcool-ácido resistentes poderia ser utilizada como triagem para a seleção de amostras de fezes a serem submetidas a cultura foi eliminado por Morris et al. Esses autores analisaram 2.176 amostras de fezes e demonstraram que a sensibilidade da microscopia em relação à cultura é de cerca de 34%.

Caso o laboratório opte por oferecer a pesquisa e cultura para micobactérias em fezes, deve estar ciente de que a maior validade do exame é para pesquisar o complexo *M. tuberculosis* e alertar o médico quanto ao fato de que a sensibilidade da cultura é baixa, e que esse exame não é indicado em pacientes com tuberculose pulmonar ativa.

Bibliografia consultada

FORBES, B.A.; SAHM, D.F.; WEISSFELD, A.S. Mycobacteria. In: *Bailey & Scott´s. Diagnostic Microbiology*. 10th ed., St. Louis, Missouri, Mosby, p. 715-750, 1998.

KIEHN, T.E.; CAMMARATA, R. Laboratory diagnosis os mycobacterial infections in patients with acquired immunodeficiency syndrome. *J. Clin. Microbiol.*, v. 24, p. 708-711, 1986.

MORRIS, A.; RELLER, B.; SALFINGER, M.; JACKSON, K.; SIEVERS, A.; DWYER, B. Mycobacteria in stool specimens: the nonvalue of smears for predicting culture results. *J. Clin. Microbiol.*, v. 31, p. 1385, 1993.

PFYFFER, G.E.; BROWN-ELLIOTT, B.A.; WALLACE Jr., R.J. Mycobacterium: general characteristics, isolation, and staining procedures. In: Murray, P.R. et al. (eds.) *Manual of Clinical Microbiology*. 8th ed., Washington, D.C., American Society for Microbiology, 2003.

PORTALES, F.; LARSSON, L.; SMEETS, P. Isolation of mycobacteria from healthy person´s stools. *Int. J. Lepr. Other Mycobact. Dis.*, v. 56, p. 468-471, 1988.

Como pode ser interpretado o teste de PPD como complemento diagnóstico de tuberculose?

Carlos Roberto Veiga Kiffer

O teste de PPD (derivado protéico purificado) é um teste intradérmico utilizado para avaliação da imunidade contra *Mycobacterium tuberculosis*. Suas principais indicações são: identificação de infecção latente, avaliação de resposta à vacinação BCG e triagem de contactantes com portadores de tuberculose pulmonar ativa (domiciliares e profissionais). O teste pode também ser usado para auxílio diagnóstico nos casos de suspeita de doença tuberculosa ativa de pacientes em que não se conseguiu estabelecer o diagnóstico microbiológico ou radiológico, particularmente em população pediátrica.

A sensibilidade do PPD é de 80 a 85%, ou seja, cerca de 15 a 20% das pessoas com tuberculose ativa apresentam um teste de PPD inicial negativo (falso-negativo). No quadro 10.2, observam-se diversos fatores relacionados à pessoa testada que podem levar a resultado negativo do PPD, mesmo em presença de infecção ou doença tuberculosa. Em função da alta freqüência de resultados falso-negativos, não se deve indicar o teste de PPD como diagnóstico de doença ativa. Resultados falso-negativos também podem estar relacionados à degradação do antígeno (PPD) causado por temperatura inadequada de armazenamento ou exposição prolongada à luz. Outro fator importante é a administração correta do teste (leitura, diluição etc.).

Quadro 10.2 – Possíveis fatores relacionados a resultados falso-negativos do PPD.

Infecções
Virais (sarampo, caxumba, varicela, HIV)
Bacterianas (febre tifóide, brucelose, hanseníase, tuberculose grave, tuberculose pleural)
Fúngicas (paracoccidioidomicose)
Vacinações com vírus vivo atenuado (MMR, Pólio Oral, Varicela)
Alterações metabólicas (insuficiência renal crônica)
Baixa protéica (depleção protéica nutricional, afibrinogenemia)
Doenças de órgãos linfóides (doença de Hodgkin, linfoma, leucemia crônica, sarcoidose)
Drogas (corticosteróides e imunossupressores)
Idade (recém-nascidos e idosos)
Estresse (cirurgia, queimaduras, transplantados)

Há resultados falso-positivos com a aplicação do teste de PPD, sendo a principal causa a infecção prévia por outra espécie de micobactéria (não-tuberculosa). Indivíduos vacinados com BCG apresentam diâmetros de enduração inferiores a 10mm, enquanto pacientes com doença ativa têm diâmetros de enduração superior a 10mm. A especificidade do teste de PPD é cerca de 90-95% em países como o Brasil, onde há vasta vacinação com BCG e prevalência considerável de infecções por outras micobactérias. Em tais condições é difícil prever os exatos valores preditivos positivo ou negativo do teste de PPD.

Bibliografia consultada

American Thoracic Society. Diagnostic standards and classification of tuberculosis in adults and children. *Am. J. Respir. Crit. Care Med.*, v. 161, p. 1376-1395, 2000.

British Thoracic Society, Joint Tuberculosis Committee. Control and prevention of tuberculosis in the United Kingdom: code of practice 2000. *Thorax*, v. 55, p. 887-901, 2000.

CASTELO FILHO, A. et al. II Consenso brasileiro de tuberculosis. Diretrizes brasileiras para tuberculose. *J. Bras. Pneumol.*, v. 30, p. 557-586, 2004.

Quais os métodos laboratoriais que podem ser utilizados para avaliar a suscetibilidade de micobactérias aos antimicrobianos?

Carmen Paz Oplustil

O teste de avaliação da suscetibilidade de micobactérias deve ser realizado em todos os isolados iniciais de *M. tuberculosis* e em algumas outras espécies de micobactérias não do complexo *tuberculosis* de importância clínica. O NCCLS (CLSI) publicou pela primeira vez uma padronização do teste para algumas espécies de micobactérias, a versão atualizada foi publicada em 2003.

Para o complexo *Mycobacterium tuberculosis*, os métodos são baseados na habilidade de o microrganismo crescer em meio sólido ou líquido com uma concentração crítica do antimicrobiano, que representa a menor concentração do antimicrobiano que inibe o microrganismo.

O método das proporções em ágar é considerado o de referência para todos os antimicrobianos, exceto pirazinamida. No método das proporções, é definida como resistência a concentração que apresenta um crescimento > 1% quando comparado com o controle. Uma das desvantagens desse método é que são necessárias no mínimo três semanas para obtermos os resultados.

A tabela 10.1 mostra as metodologias alternativas para o método das proporções que apresentam resultados mais rápidos e as respectivas concentrações de antimicrobianos.

Para as micobactérias não do complexo *tuberculosis* existem critérios e métodos para as espécies *M. avium, M. kansasii, M. fortuitum, M. chelonae* e *M. abscessus*.

Em relação ao *M. avium*, apenas o teste com claritromicina pelo método da macrodiluição (por exemplo, Bactec 460) ou microdiluição é recomendando. Os resultados de claritromicina predizem os de azitromicina, não sendo assim necessário testar os dois antimicrobianos.

Para *M. kansasii* deve ser testado apenas rifampicina pelo método das proporções como descrito para *M. tuberculosis* ou um método de macrodiluição. Outras drogas que podem ser testadas caso o isolado apresente resistência à rifampicina são: etambutol, estreptomicina, claritromicina, amicacina, ciprofloxacina, sulfametoxazol-trimetoprima e gatifloxacina.

Nas micobactérias de crescimento rápido (*M. fortuitum, M. chelonae* e *M. abscessus*), o método de escolha é o da microdiluição e os antimicrobianos recomendados são: amicacina, cefoxitina, ciprofloxacina, claritromicina, doxiciclina, imipenem (não reportar para *M. chelonae* e *M. abscessus*), linezolida, sulfametoxazol-trimetoprima e tobramicina (somente para *M. chelonae*). Apesar de o método da microdiluição ser de fácil execução, a interpretação requer experiência,

Tabela 10.1 – Métodos comerciais para a realização dos testes de avaliação da sensibilidade do complexo *M. tuberculosis* e suas concentrações, comparadas com o método das proporções.

Antimicrobiano	Método e concentração dos antimicrobianos (µg/ml)			
	460TB	MGIT 960	ESPII	Ágar 7H10
Isoniazida*	0,1	0,1	0,1	0,2
	0,4	0,4	0,4	1,0
Rifampicina*	2,0	1,0	1,0	1,0
Etambutol*	2,5	5,0	5,0	5,0
	7,5	–	8,0	10,0
Pirazinamida*	100	100	–	2,0
Estreptomicina	2,0	1,0	–	2,0
	6,0	4,0	–	10,0

*Antimicrobianos que devem ser testados obrigatoriamente pois representam as drogas de primeira escolha no tratamento da tuberculose; – = não disponível ou não recomendado.

dependendo do microrganismo testado. Outros métodos têm sido empregados para micobactérias de crescimento rápido, como Etest, disco, difusão e eluição do disco, mas ainda não existem dados suficientes que possam provar sua eficácia na detecção de resistência. Para a realização do Etest, deve ser preparada uma suspensão na escala 1 de McFarland e o meio utilizado deve ser o ágar Mueller-Hinton com sangue de carneiro. A incubação deve ser realizada em ar ambiente a 30°C por 72 horas. Esse teste pode ser utilizado como um método alternativo, mas, quando o isolado for resistente a ciprofloxacina, amicacina ou claritromicina, o resultado deverá ser confirmado pelo método da microdiluição.

Como podemos perceber, a identificação correta da espécie é extremamente importante para definir qual o tipo de teste que será realizado e ainda quais antimicrobianos a serem testados.

Existem métodos moleculares descritos para a detecção de resistência, e geralmente o foco é a detecção do gene de resistência à rifampicina. Entre os comercialmente disponíveis podemos citar o INNO-LiPA RIF.TB (Innogenetics NV, Zwijndrecht, Bélgica), que detecta resistência à rifampicina de cepas de *M. tuberculosis* diretamente de amostras clínicas. No futuro, essas técnicas vão precisar abranger um número grande de genes de resistência para que possam ser empregadas na rotina laboratorial.

Bibliografia consultada

INDERLIEDE, C.B.; PFYFFER, G.E. Susceptibility test methods: mycobacteria. In: Murray, P.R. et al. (eds.) *Manual of Clinical Microbiology*. 8th ed., Washington, D.C., American Society for Microbiology, 2003.

NCCLS. *Susceptibility Testing of Mycobacteria, Nocardia, and other Aerobic Actinomycetes*. Wayne, Pa., Approved Standard. M24-A. NCCLS, 2003.

WOODS, G.L. Mycobacterial susceptibility testing and reporting: when, how, and what to test. *Clin. Microbiol. Newsletter*, v. 29, Nº 9, 2005.

Em que situações o laboratório de microbiologia deve ficar atento e pesquisar a presença de micobactérias, independente da solicitação médica específica?

Jorge Luiz Mello Sampaio

Há um número crescente de relatos, na literatura indexada, quanto à ocorrência de surtos e de casos isolados de infecções por micobactérias de crescimento rápido. O aumento da incidência dessas infecções provavelmente é devido ao crescente número de procedimentos estéticos realizados atualmente, tais como mesoterapia, mamoplastia de aumento, cirurgia refrativa para a correção de miopia e laparoscopias realizadas com equipamentos não submetidos a desinfecção de alto nível, dentre outros.

As micobactérias de crescimento rápido são amplamente distribuídas no ambiente e sua presença já foi documentada em amostras de solo, água encanada, água de piscina, água deionizada, esgoto, equipamentos de broncoscopia ou endoscopia, entre outros. As espécies mais prevalentes tanto no ambiente quanto nos casos de infecções são: *M. abscessus*, *M. chelonae* e *M. fortuitum*. Na maioria dos casos de infecção por essas espécies, há evidências de esterilização ou desinfecção inadequadas ou uso de soluções contaminadas. A importância do laboratório de microbiologia está no fato de que a maioria dos médicos não suspeita de infecção por esse grupo de bactérias ou o faz apenas tardiamente. Um exame simples que pode ser realizado em casos de amostras coletadas de abscessos pós-cirurgias de prótese mamária, cirurgias plásticas em geral, abscessos pós-mesoterapia, abscessos pós-cirurgias laparoscópicas e raspados corneanos pós-cirurgia refrativa é a coloração de Ziehl-Neelsen. Essa coloração pode inclusive ser realizada em esfregaço que já tenha sido utilizado para a coloração de Gram, após a remoção do óleo para microscopia. A segunda estratégia, que não representa custo adicional significativo para o laboratório e pode ter grande impacto no manejo do paciente, é guardar a placa de ágar-sangue do isolamento primário por sete a dez dias após a liberação do laudo da cultura geral, selando-a com "Parafilm" ou fita adesiva para impedir a desidratação e incubando a 30°C ou em temperatura ambiente. As três espécies citadas acima crescem adequadamente em ágar-sangue e a identificação presuntiva de *Mycobacterium* spp. pode ser feita com a coloração de Ziehl-Neelsen.

Bibliografia consultada

BROWN-ELLIOTT, B.A.; WALLACE Jr., R.J. Clinical and taxonomic status of pathogenic non-pigmented or late-pigmenting rapidly growing mycobacteria. *Clin. Microbiol. Rev.*, v. 15(4), p. 716-746, 2002.

TIWARI, T.S.; RAY, B.; JOST Jr., K.C.; RATHOD, M.K.; ZHANG, Y.; BROWN-ELLIOTT, B.A.; HENDRICKS, K.; WALLACE Jr., R.J. Forty years of disinfectant failure: outbreak of postinjection *Mycobacterium abscessus* infection caused by contamination of benzalkonium chloride. *Clin. Infect. Dis.*, v. 36(8), p. 954-962, 2003.

Quais os materiais clínicos em que para a pesquisa de micobactérias é essencial a centrifugação da amostra? Quais as condições ideais desse procedimento?

Carmen Paz Oplustil

Materiais clínicos como tecidos, aspirados e líquidos normalmente estéreis não necessitam de centrifugação, podendo ser inoculados diretamente nos meios de cultura. A centrifugação da amostra faz-se necessária quando, no caso de líquidos, o volume da amostra for grande, uma vez que em geral o número de micobactérias presentes nesse tipo de material pode ser pequeno. Em amostras potencialmente contaminadas com outras bactérias, a centrifugação é necessária após o processo de descontaminação, para concentrar as micobactérias e aumentar a possibilidade de detecção, tanto na pesquisa direta em lâmina após coloração quanto na cultura.

Nos materiais potencialmente contaminados o processo de centrifugação deve ser controlado quanto a velocidade aplicada, temperatura durante o processo e tempo de centrifugação. A eficiência na sedimentação será dada por uma relação entre a velocidade de centrifugação e o tempo do processo. O ideal é ter uma velocidade maior e um tempo de centrifugação menor, para diminuir o período de contato do material com o produto descontaminante que está sendo usado. A agravante de velocidades maiores de centrifugação é que a temperatura pode aumentar muito durante o processo, o que proporciona um efeito bactericida sobre as micobactérias eventualmente presentes. Por isso, a recomendação para a centrifugação das amostras e obtenção de 95% de sedimentação das micobactérias é a velocidade de 3.000x*g* por 15 minutos com refrigeração a 4°C.

Bibliografia consultada

FORBES, B.A.; SAHM, D.F.; WEISSFELD, A.S. Mycobacteria. In: *Bailey & Scott's. Diagnostic Microbiology*. 10th ed., St. Louis, Mo. Mosby, p. 715-750, 1998.

PFYFFER, G.E.; BROWN-ELLIOTT, B.A.; WALLACE Jr., R.J. Mycobacterium: general characteristics, isolation, and staining procedures. In: Murray, P.R. et al. (eds.). *Manual of Clinical Microbiology*. 8th ed., Washington, D.C., American Society for Microbiology, 2003.

Quais as metodologias moleculares aplicáveis ao diagnóstico de infecções por micobactérias?

Carmen Paz Oplustil

O princípio básico do diagnóstico molecular é a detecção de seqüência específica de ácidos nucléicos. A detecção pode ser feita por hibridização com uma seqüência complementar (sonda) seguida de detecção desse produto híbrido ou amplificação do alvo utilizando iniciadores específicos.

As sondas são utilizadas para a identificação das espécies de micobactérias mais comumente isoladas. Comercialmente, as sondas da Gen-Probe (Accu-Probe) são as mais utilizadas e possibilitam a identificação de complexo *M. tuberculosis, M. gordonae, M. avium, M. intracellulare* e *M. kansasii.*

As metodologias moleculares que utilizam processos de amplificação baseiam-se na detecção do DNA ou RNA das diferentes espécies após a amplificação dos ácidos nucléicos ou do sinal utilizado para a detecção do alvo. Existem hoje diversas metodologias moleculares comerciais para a detecção de *M. tuberculosis* em amostras clínicas, algumas aprovadas pelo FDA (Food and Drug Administration). Dentre as metodologias disponíveis podemos citar: Amplicor (Roche Molecular System, Branchburg, N.J.), baseado na metodologia de PCR (*polimerase chain reaction*); AMTD2 (Gen-Probe, Inc., San Diego, Calif), baseado na metodologia de amplificação mediada pela transcrição; LCx MTB assay (Abbott Laboratories, Abbott Park, Illinois), baseado na reação da ligase em cadeia; DTB (BD ProbeTec ET Direct TB System, Becton-Dickinson Biosciences Microbiology Produtcs, Sparks, Md), baseado na metodologia de *strand displacement* (SDA); e INNO-LiPA RIF.TB (Innogenetics NV, Zwijndrecht, Bélgica), baseado no método de hibridização reversa. A tabela 10.2 apresenta as principais características dos métodos comerciais citados acima.

O teste Amplicor é baseado na metodologia da reação da polimerase em cadeia (PCR) que tem como princípio a detecção do DNA amplificado por meio de uma enzima (Taq polimerase). A sensibilidade do método, comparado com a cultura, oscila entre 83 e 97% e a especificidade entre 99,6 e 100%, sendo que por reação estima-se que sejam detectadas amostras que possuem mais que 20 organismos. Essa sensibilidade diminui drasticamente em amostras com pesquisa direta (Ziehl) negativa (40 a 73%), por isso esse teste foi aprovado pelo FDA apenas para amostras com pesquisa direta positivas.

O teste AMTD é baseado no método de amplificação mediada pela transcrição (TMA) e utiliza como alvo o rRNA que aparece em um número elevado de cópias e são característicos do complexo *M. tuberculosis*. A sensibilidade do mé-

Tabela 10.2 – Características dos diferentes métodos comerciais de amplificação (MCA) para a detecção de *M. tuberculosis* diretamente de amostras clínicas.

MCA	Método de amplificação	Alvo amplificado	Detecção	Tempo de ensaio (h)	Automação	CIA	Sensibilidade	Especificidade	Aprovado pelo FDA
AMTD2	TMA	16SRNA	Q	2,5	N	N	85,7-97,8%	93,2-100%	S
Amplicor	PCR	16SDNA	C	6	S	S	83-97%	99-100%	S
LCx	LCR	antígeno b	F	6	S	N	81,8-100%	97,7-100%	N
DTB	SDA	IS6110	F	3	S	S	97,9-100%	96,5-99,2%	N
LiPA	Nested PCR	Gene RpoB	C	12	S	N	98,9%	100%	N

Q = quimioluminescência; C = coloritmétrico; F = fluorimétrico; CIA = controle interno de amplificação; PCR = reação da polimerase em cadeia; TMA = *transcription mediated reaction*; SDA = *strand displacement*; LCR = reação da ligase em cadeia. Sensibilidade e especificidade apresentadas são baseadas em diversos trabalhos publicados quando testadas em amostras respiratórias, independente de serem positivas ou negativas na pesquisa direta.

todo aparece relatada em diversos trabalhos e está entre 85,7 e 97,8% e a especificidade entre 93,2 e 100%.

Esses métodos moleculares estão aprovados para uso no laboratório de análises clínicas apenas em amostras de escarro, mas muitos estudos mostram que essas metodologias podem ser utilizadas em outro tipo de amostras, como lavado broncoalveolar, liquor, líquido pleural, urina, aspirados de linfonodos, aspirado gástrico, entre outros, com bons resultados.

Por muito tempo, a metodologia da PCR foi utilizada, e ainda é, de forma caseira para a detecção de antígenos (38kDa), genes que codificam antígenos específicos ou seqüências do genoma (IS6110) de *M. tuberculosis*, servindo de ferramenta para a detecção do agente. Esses métodos vêm perdendo adeptos para a PCR em tempo real que combina em um só equipamento os passos de amplificação e detecção, que podem ser qualitativa e quantitativa, dos produtos da PCR.

A interpretação dos resultados deve seguir alguns critérios. É importante mencionar que esse tipo de método não deve ser indicado para amostras de pacientes que estão já em tratamento para infecções por micobactérias, uma vez que o método não diferencia bacilos vivos de mortos. O quadro 10.3 mostra como interpretar o resultado desses testes.

Antes de implementar métodos moleculares no laboratório, alguns fatores devem ser levados em consideração. Quando o número de amostras que o laboratório recebe é pequeno, o teste tende a ser realizado semanalmente, com isso o desserviço para o paciente é muito grande, porque ele fica um período muito longo sem diagnóstico. Os técnicos necessários para a realização desses testes precisam ser altamente treinados para poder interpretar corretamente os resultados. Os *kits* comerciais ainda possuem um custo elevado, o que, em alguns casos, pode inviabilizar sua implementação. E, por último, em laboratórios nos quais se deseja implementar esse teste, deve-se lembrar que a recomendação é de que o teste deve ser sempre acompanhado de uma pesquisa direta e de uma cultura em meios específicos.

Quadro 10.3 – Interpretando o resultado dos testes de amplificação para a detecção de infecções por micobactérias.

Resultado dos MCA	Resultado da pesquisa direta (Ziehl)	Teste para inibidores	Resultado provável
–	+	–	Paciente com IMT
+	–	–	Provável IMT se confirmar o resultado em duas amostras consecutivas
–	–	–	Paciente não tem IMT

MCA = métodos comerciais de amplificação; + = resultado positivo; – = resultado negativo; IMT = Infecção por *Mycobacterium tuberculosis*.

Bibliografia consultada

CHUA, H.C.; TAY, L.; WANG, S.X.; CHAN, Y.C. Use of ligase chain reaction in early diagnosis of tuberculous meningitis. *Ann. Acad. Med. Singapore*, v. 34, p. 149-153, 2005.

NOLTE, F.S.; CALIENDO, A.M. Molecular detection and identification of microorganisms. In: Murray, P.R. et al. (ed.). *Manual of Clinical Microbiology*. 8th ed. Washington, D.C., American Society for Microbiology, 2003.

PIERSIMONI, C.; SCARPARO, C. Relevance of comercial amplification methods for diret detection of *Mycobacterium tuberculosis* complex in clinical samples. *J. Clin. Microbiol.*, v. 41, p. 5355-5365, 2003.

SMITH, T.F.; UHL, J.R.; ESPY, M.J.; SLOAN, L.M.; VETTER, E.A.; JONES, M.F.; ROSENBLATT, J.E.; COCKERILL, F.R. Development, implementation, and tred analysis of real-time PCR tests for the clinical microbiology laboratory. *Clin. Microbiol. Newsletter*, v. 26, p. 145-153, 2004.

SOINI, H.; MUSSER, J.M. Molecular diagnosis of mycobacteria. *Clin. Chem.*, v. 47, p. 809-814, 2001.

Quais as indicações e orientações necessárias para o diagnóstico de infecções por micobactérias em amostras de urina quanto à coleta e ao número de amostras? Como deve ser processado este tipo de material para cultura de micobactérias?

Antonia Maria de Oliveira Machado

O trato urinário é o segundo local mais acometido por *Mycobacterium tuberculosis* depois do trato respiratório. Os rins são afetados durante a infecção primária, mas geralmente não há manifestações clínicas. A infecção renal ocorre por via hematogênica a partir de infecção pulmonar e ocasionalmente de focos medulares e do trato digestório. A verdadeira incidência da tuberculose renal pode estar subestimada, pois os sinais radiológicos podem estar ausentes e o diagnóstico é feito pela cultura de urina específica para micobactérias. O comprometimento renal pode ser indolente, com pouco ou nenhum sintoma, e apresentar latência por mais de 20 anos após a infecção primária.

Os achados compatíveis com tuberculose urinária são: cultura de urina de jato médio negativa com leucocitúria, hematúria, e calcificações renais nos exames radiológicos. O exame confirmatório é o microbiológico da urina para a detecção de bacilos álcool-ácido resistentes (BAAR) e cultura para a detecção de micobactérias. A amostra ideal é a primeira urina da manhã, ou qualquer outra amostra, desde que o paciente esteja de 3 a 4 horas sem urinar, coletada em frasco estéril de boca larga e em três dias consecutivos, de preferência por micção espontânea, mas pode ser coletada com sonda vesical. A higiene da genitália antes da coleta é importante, facilitando assim o processo de descontaminação da amostra antes da inoculação nos meios de cultura. O mínimo de 40ml por amostra é usualmente requerido para o exame microbiológico. Cuidados com o transporte da amostra são fundamentais, portanto ela deve ser entregue no laboratório no máximo em 3 horas após a coleta, em temperatura ambiente ou refrigerada de 2 a 8°C, no máximo em 24 horas. Devem ser rejeitadas as amostras de urina de 24 horas, as coletadas em frasco inadequado ou com vazamento ou quando mais de uma amostra for coletada no mesmo dia. O processamento da amostra deve ser sempre realizado em cabine de segurança biológica classe I ou II, utilizando os equipamentos de proteção individual apropriados como avental, luvas e máscara (tipo N95).

O preparo da amostra deve ser feito por meio de centrifugação, a 3.000x*g* durante 15 minutos a 4°C (centrífuga refrigerada), desprezar o sobrenadante deixando 2ml de sedimento. Preparar duas lâminas para baciloscopia do sedimento e corar pelo método de Ziehl-Neelsen. O restante será descontaminado para a cultura utilizando-se igual volume de solução de NaOH a 4% (método de Petroff), sendo que a diluição final da mistura será de 2%.

O meio de cultura Lowenstein-Jensen é o mais utilizado, mas estão disponíveis no mercado os meios Middlebrook 7H10 ou 7H11, Bactec 12B, MGIT e MBBact. O importante é lembrar que devem ser utilizados um meio sólido e um meio líquido.

Bibliografia consultada

ISENBERG, H.D. *Essential Procedures for Microbiology*. Washington, D.C., American Society for Microbiology, 1998.

KHAN, A.N. et al. *Tuberculosis, Genitourinary Tract*. Medicine Continuing Education, 5 de novembro de 2004.

MILLER, J.M. *A Guide for to Specimen Management in Clinical Microbiology*. Washington, D.C., American Society for Microbiology, 1996.

MURRAY, P.R. et al. *Manual de Clinical Microbiology*. 8th ed., Washington, D.C., American Society for Microbiology, p. 1325, 2003.

<http://www.anvisa.gov.br/serviçosaude/manuais/microbiologia.htm> ultimo acesso setembro de 2005.

Quais são os melhores métodos disponíveis para o isolamento de micobactérias em amostras clínicas diversas?

Carmen Paz Oplustil

O melhor método, conforme recomendações do CDC (*Centers for Diseases Control and Prevention*), é aquele que permite o crescimento e a identificação de *M. tuberculosis* dentro de 10 a 14 dias após a coleta ou recebimento da amostra no laboratório. Este prazo só pode ser atingido se métodos moleculares forem associados aos meios de cultura tradicionais.

Os meios de cultura sólidos mais utilizados são o de Lowenstein-Jensen (com e sem antimicrobianos), que tem como vantagem permitir a visualização do pigmento das colônias, o que ajuda na identificação, e o Middlebrook 7H10 ou 7H11, que tem como vantagem permitir a visualização de culturas com mais de um tipo de micobactéria (culturas mistas). Existem os meios bifásicos (Septi-Check, Becton Dickinson, Biosciences) que possuem um meio líquido 7H9 e um laminocultivo acoplado contendo Lowenstein-Jensen e 7H11. Esse sistema, quando comparado com o meio sólido, diminui o tempo de detecção. Entre os meios líquidos, os mais utilizados são os que estão associados a equipamentos automatizados como MGIT (MGIT 960), Bactec 12B (Bactec 460, Becton Dickinson, Biosciences), MB/BacT (MB/BacT 3D, bioMérieux, Inc., Durham, NC) e ESP Myco (ESP Culture System II). O meio MGIT possui uma versão para uso manual que tem as mesmas características do meio utilizado no equipamento.

A escolha do meio a ser utilizado dependerá do conhecimento técnico que os profissionais do laboratório têm com o manuseio de culturas para micobactérias e do volume de exames realizados. O que é importante e deve ser sempre observado é que não deve ser utilizado apenas um tipo de meio, sempre deve haver a associação de um meio líquido com um meio sólido.

Bibliografia consultada

PFYFFER, G.E.; BROWN-ELLIOTT, B.A.; WALLACE Jr., R.J. Mycobacterium: general characteristics, isolation, and staining procedures. In: Murray, P.R. et al. (eds.). *Manual of Clinical Microbiology*. 8th ed., Washington D.C., American Society for Microbiology, 2003.

TENOVER, F.C.; CRAWFORD, J.T.; HUEBNER, R.E.; GEITER, L.J.; HORSBURGH Jr., C.R. GOOD, R.C. The resurgence of tuberculosis: is your laboratory ready? *J. Clin. Microbiol.*, v. 31, p. 767-770, 1993.

Na rotina laboratorial podemos identificar uma cepa de *Mycobacterium bovis* como sendo uma cepa BCG?

Jorge Luiz Mello Sampaio

O complexo *M. tuberculosis* abrange as espécies *M. tuberculosis, M. bovis, M. africanum* e *M. microti*. Recentemente foi proposta a inclusão das espécies *M. canettii, M. caprae* e *M. pinnipedii*. Todas as espécies causam quadro de tuberculose em humanos e em mamíferos.

As espécies *M. tuberculosis* e *M. bovis* podem ser diferenciadas pelos testes da redução do nitrato e da produção de niacina. Esses dois testes são positivos em amostras de *M. tuberculosis* e negativos em amostras de *M. bovis*. O teste da urease é positivo em cerca de 50% das amostras de *M. bovis* selvagem e positiva nas cepas *M. bovis* BCG. A análise de ácidos micólicos por cromatografia líquida de alto desempenho permite a identificação de *M. bovis* BCG, mas é um método não acessível à maioria dos laboratórios clínicos.

As espécies do complexo *M. tuberculosis* possuem em seu cromossomo uma região denominada DR (repetição direta), composta por múltiplas cópias de uma seqüência de 36 pares de bases (bp), intercaladas por seqüências distintas entre si. Essa região DR tem sido estudada nas diferentes espécies do complexo *M. tuberculosis* e as regiões que se intercalam entre as repetições diretas foram seqüenciadas e a elas foram atribuídos números de 1 a 43. As regiões 33 e 34 estão ausentes em *M. tuberculosis* e presentes em *M. bovis* e *M. bovis* BCG. *M. bovis* BCG tem duas cópias da região 33 e apenas uma cópia da região 34. A reação em cadeia da polimerase (PCR), utilizando oligonucleotídeos específicos para as regiões 33 e 34, permite a diferenciação simples, rápida e segura entre *M. bovis* e *M. bovis* BCG, pois em uma reação de PCR com DNA de *M. bovis* BCG haverá amplicons de 172bp e de 99bp, mas quando utilizado o DNA de *M. bovis* selvagem haverá apenas amplicons com 99bp. Essa metodologia não é capaz de diferenciar *M. bovis* selvagem de *M. africanum*, sendo necessário, nesse caso, a análise do polimorfismo do gene *gyrB*, conforme descrito por Niemann et al.

Bibliografia consultada

KAMERBEEK, J.; SCHOULS, L.; KOLK, A.; VAN AGTERVELD, M.; VAN SOOLINGEN, D.; KUIJPER, S.; BUNSCHOTEN, A.; MOLHUIZEN, H.; SHAW, R.; GOYAL, M.; VAN EMBDEN, J. Simultaneous detection and strain differentiation of *Mycobacterium tuberculosis* for diagnosis and epidemiology. *J. Clin. Microbiol.*, v. 35(4), p. 907-914, 1997.

NIEMANN, S.; HARMSEN, D.; RUSCH-GERDES, S.; RICHTER, E. Differentiation of clinical *Mycobacterium tuberculosis* complex isolates by gyrB DNA sequence polymorphism analysis. *J. Clin. Microbiol.*, v. 38(9), p. 3231-3234, 2000.

YEBOAH-MANU, D.; YATES, M.D.; WILSON, S.M. Application of a simple multiplex PCR to aid in routine work of the mycobacterium reference laboratory. *J. Clin. Microbiol.*, v. 39(11), p. 4166-4168, 2001.

As micobactérias podem crescer nos meios de cultura habituais como ágar-sangue e ágar-chocolate?

Sumiko Ikura Sinto

Sim. Atualmente, o isolamento de espécies de micobactérias não pertencentes ao complexo *Mycobacterim tuberculosis* (NTM) em diferentes tipos de amostras clínicas tem sido reportado tanto em amostras de pacientes imunocomprometidos quanto de imunocompetentes.

Devido a sua importância clínica em termos de estratégia para o tratamento e as implicações epidemiológicas, o diagnóstico de infecção por uma possível micobactéria, mesmo nas rotinas microbiológicas não pertinentes a esse microrganismo, pode às vezes ser realizado.

As espécies de NTM, como *M. fortuitum*, *M. chelonae* e *M. abscessus*, devido ao fato de crescerem rapidamente (três a cinco dias) em meios como ágar-sangue e ágar-chocolate na temperatura de 25 a 30°C, podem ocasionalmente ser detectadas na rotina geral do laboratório.

No que ser refere ao *M. haemophilum* (micobactéria de crescimento lento), essa espécie necessita, para seu isolamento, da presença de hemina, hemoglobina ou citrato férrico amoniacal. Essa espécie é incapaz de crescer em meios de rotina como Lowenstein-Jensen, Middlebrook 7H9 e 7H10 sem suplementação e crescem adequadamente no ágar-chocolate incubado em estufa com 5-10% de CO_2 na temperatura entre 25 e 30°C. Eventualmente, é possível o isolamento de *M. haemophilum* em meios líquidos sem a hemina ou citrato férrico a partir de amostras clínicas como mascerados de biópsias que, por conterem hemácias, permitem seu crescimento. Outra alternativa seria suplementar o meio líquido com sangue de carneiro lisado, hemina ou discos contendo fator X ou Lowenstein-Jensen com 1% de citrato férrico amoniacal, antes da semeadura de amostras. As colônias tornam-se visíveis dentro de duas a três semanas e à temperatura de 37°C apresenta crescimento muito pobre, podendo às vezes não crescer.

Bibliografia consultada

METCHOCK, B.G.; NOLTE, F.S.; WALLACE Jr., R.J. *Mycobacterium*. In: Murray, P.R. et al. (eds.). *Manual of Clinical Microbiology*. 7th ed., Washington, D.C., American Society for Microbiology, 1999.

PFYFFER, G.E.; BROWN-ELLIOTT, B.A.; WALLACE Jr, R.J. *Mycobacterium*: general characteristics, isolation, and staining procedures. In: Murray, P.R. et al. (eds.). *Manual of Clinical Microbiology*. 8th ed., Washington, D.C., American Society for Microbiology, 2003.

11

CONTROLE DE QUALIDADE

Quais os cuidados indispensáveis na realização de testes de avaliação de resistência aos antimicrobianos pela metodologia de disco-difusão?

Cássia Maria Zoccoli

Os testes para a avaliação da resistência devem ser realizados em bactérias isoladas de amostras clínicas representativas de um processo infeccioso, nas quais a sensibilidade aos antimicrobianos não é previsível. Sua finalidade básica é saber se a bactéria é resistente aos antimicrobianos selecionados e testados. Não é indicada a realização do antibiograma de microrganismos considerados pertencentes à microbiota normal de determinados locais anatômicos, como, por exemplo, *Staphylococcus* coagulase-negativo isolado em secreção nasal ou *Streptococcus* do grupo *viridans* isolado de orofaringe.

A seguir estão listados alguns fatores importantes a serem considerados quando da realização dos testes de avaliação de resistência aos antimicrobianos, baseados na padronização descrita pelo CLSI/NCCLS.

1. **Limitações do procedimento**

   O método de disco-difusão, segundo o CLSI/NCCLS, foi padronizado até o momento para microrganismos de crescimento rápido, como enterobactérias, *Staphylococcus* spp., *Enterococcus* spp., *Pseudomonas aeruginosa, Acinetobacter* spp., *Stenotrophomonas maltophilia, Burkholderia cepacia, Vibrio cholerae, Haemophilus* spp., *Streptococcus pneumoniae* e *Neisseria gonorrhoeae*.

2. **Preparo do inóculo**

   - Turbidez da amostra deve ser ajustada na escala 0,5 de McFarland. Para cepas mucóides de *Streptococcus pneumoniae*, utilizar escala 1,0.
   - As colônias a serem testadas devem ter de 18 a 24 horas de crescimento em meio sólido não-seletivo. Nesses casos, pode-se utilizar a metodologia da suspensão direta.
   - Comparar o inóculo ajustado com a escala de McFarland colocando os tubos lado a lado contra um cartão de fundo branco com tiras pretas (Figura 11.1). Os tubos devem ter a mesma dimensão para poder ser comparados. O inóculo pode ser ajustado com colorímetro ou turbidímetro.
   - A escala padrão de McFarland deve estar ao abrigo da luz, respeitando-se o prazo de validade.
   - A escolha do método de preparo do inóculo (crescimento e/ou suspensão direta) e do meio utilizado para o teste de avaliação da resistência depende do microrganismo a ser testado (Quadro 11.1).

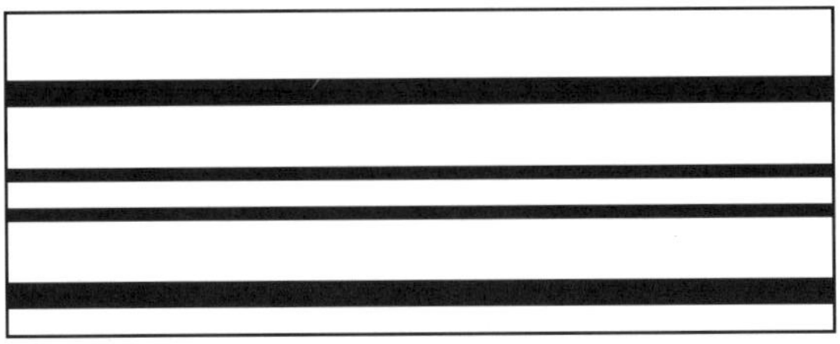

Figura 11.1 – Cartão para ajuste no inóculo.

Quadro 11.1 – Guia para a realização do teste de avaliação de resistência aos antimicrobianos pela metodologia de disco-difusão.

Microrganismos	Meio	Inóculo	Incubação
Enterobactérias	MH	Método de crescimento ou suspensão direta de meio não-seletivo, escala 0,5 de MF	35 ± 2°C, estufa aeróbia, 16 a 18h
Pseudomonas aeruginosa, *Acinetobacter* spp., *B. cepacia* e *S. maltophilia*	MH	Método de crescimento ou suspensão direta de meio não-seletivo, escala 0,5 de MF	35 ± 2°C, estufa aeróbia, 16 a 18h *P. aeruginosa* isoladas de pacientes com fibrose cística – por 24h *S. maltophilia* e *B. cepacia* – 20 a 24h
Staphylococcus spp.	MH	Suspensão direta de meio não-seletivo, escala 0,5 de MF	33 a 35°C, estufa aeróbia, 16 a 18h; 24h para oxacilina e vancomicina
Enterococcus spp.	MH	Método de crescimento ou suspensão direta de meio não-seletivo, escala 0,5 de MF	35 ± 2°C, estufa aeróbia, 16 a 18h; 24h para vancomicina
Haemophilus spp.	HTM	Suspensão direta do meio, escala 0,5 de MF	35 ± 2°C em 5% de CO_2, 16 a 18h
Neisseria gonorrhoeae	GC com 1% Isovitalex	Suspensão direta do meio, escala 0,5 de MF	35 ± 2°C em 5% de CO_2, 20 a 24h
Streptococcus pneumoniae e outros *Streptococcus* spp.	MH + sangue de carneiro a 5%	Suspensão direta do meio, escala 0,5 de MF	35 ± 2°C em 5% de CO_2, 20 a 24h

MH = ágar Mueller-Hinton; MF = McFarland; HTM = *Haemophilus test medium*.

3. **Inoculação na placa**

– Observar espessura do meio na placa (4mm no centro e bordas).

– Deixar as placas de ágar e os discos de antibióticos em temperatura ambiente por cerca de 1 hora antes do uso (não expor a temperaturas elevadas).

– Na presença de água de condensação na superfície do meio, deixar secar com a tampa semi-aberta.

- A semeadura na placa deve ser no máximo dentro de 15 minutos após o preparo e ajuste do inóculo.
- Mergulhar o *swab* no caldo com a suspensão ajustada, comprimir o *swab* contra as paredes internas do tubo para retirar o excesso do inóculo e semear na superfície do ágar apropriado em três direções, cobrindo toda a superfície do ágar.
- Deixar a placa semeada à temperatura ambiente por 5 minutos e não mais de 15 minutos, para que o inóculo seja completamente absorvido pelo ágar antes de aplicar os discos.

4. **Aplicação dos discos**
   - As orientações sobre quais antimicrobianos utilizar para cada microrganismo testado são publicadas pelo CLSI/NCCLS e atualizadas anualmente.
   - Colocar no máximo 12 discos em placas de 150mm.
   - Colocar no máximo cinco discos em placas de 90mm.
   - Para *Haemophilus* spp. e *Neisseria gonorrhoeae*, colocar no máximo nove discos em placas de 150mm, pois o diâmetro dos halos de alguns antibióticos pode ser muito grande, podendo gerar confluência e dificultar a leitura.
   - Após a colocação dos discos, com o auxílio de uma pinça, pressionar levemente a superfície de cada disco, sem movimentá-lo do local, pois a difusão da droga é imediata.
   - A concentração inadequada do antimicrobiano contida nos discos pode afetar o resultado, assim como sua conservação em temperaturas inadequadas, por isso é importante realizar o controle de qualidade dos discos a cada novo lote/entrega e semanalmente.

5. **Incubação das placas**
   - Incubar as placas invertidas no máximo 15 minutos após a aplicação dos discos.
   - Anotar no verso da placa o horário do procedimento quando testar *S. aureus*, *Enterococcus* spp., *P. aeruginosa*, *S. maltophilia* e *B. cepacia*.
   - Temperatura de incubação: 33 a 35°C (a temperatura é crítica para estafilococos).
   - As bactérias são incubadas em estufa aeróbia, com exceção de *Haemophilus* spp., *Streptococcus* spp. e *N. gonorrhoeae* que devem ser incubados em estufa de CO_2.
   - O tempo de incubação deverá ser respeitado dependendo do microrganismo testado, conforme descrito no quadro 11.1.

6. **Leitura das placas**
   - Após o período de incubação recomendado, proceder à leitura das placas.
   - Observar se há crescimento confluente; se forem encontradas colônias isoladas, o inóculo foi insuficiente e o teste deve ser repetido.

- As placas de Mueller-Hinton não-suplementado, ágar HTM (*Haemophilus test medium*) e ágar GC devem ser lidas sobre uma superfície escura com luz posicionada diretamente sob a placa. O diâmetro do halo de inibição é lido com o auxílio de uma régua sobre o fundo da placa. O halo de inibição inicia e termina no ponto onde não é visível o crescimento do microrganismo a olho nu.
- No ágar Mueller-Hinton sangue, abrir a placa e ler com o auxílio de uma régua o mais próximo possível do crescimento, utilizando uma fonte de luz sobre a placa.
- Em cepas que apresentam hemólise, tomar cuidado para ler a inibição do crescimento e não a hemólise.
- A leitura de oxacilina e vancomicina para *Staphylococcus* spp. e vancomicina para *Enterococcus* spp. deve ser feita sob uma fonte de luz. Colônias pequenas dentro dos halos devem ser verificadas se são clones resistentes (verificar a sensibilidade dessas colônias separadamente) ou eventual contaminação, antes de serem liberadas como cepas resistentes a esses antimicrobianos.
- Cepas de *Proteus* spp. podem apresentar um pequeno véu dentro do halo de inibição; ignorar o véu e ler do ponto onde se inicia o crescimento confluente.
- Os halos de inibição para cada antimicrobiano testado devem ser interpretados nas categorias sensível, intermediário ou resistente, de acordo com os critérios estabelecidos nas tabelas do CLSI/NCCLS, documento M100 (revisado anualmente).

7. **Controle de qualidade**

O controle de qualidade é fundamental e tem como finalidade monitorar a precisão e a acurácia dos procedimentos aplicados nos testes de detecção da resistência, verificar a qualidade dos materiais empregados e o desempenho do profissional que conduz o teste e finaliza o exame. Para esse controle, podem ser utilizadas algumas cepas-padrões ATCC (*American Type Culture Collection*) ou de outras coleções, assim como o laboratório deve participar de programas de controle de qualidade externos.

Bibliografia consultada

CLSI/NCCLS. *Performance Standards for Antimicrobial Susceptibility Testing*. M100-S15. Wayne, Pa., NCCLS, 2005.

NCCLS. *Performance Standards for Antimicrobial Disk Susceptibility Tests*: Aproved Standard. M2-A8, NCCLS, 2003

OPLUSTIL, C.P.; ZOCCOLI, C.M.; TOBOUTI, N.R.; SINTO, S.I. *Procedimentos Básicos em Microbiologia Clínica*. 2ª ed., São Paulo, Sarvier, 2004.

Como é feito o controle de qualidade dos meios de cultura sólidos e líquidos, seletivos e não-seletivos?

Sumiko Ikura Sinto

O controle de qualidade (CQ) é realizado para verificar se um determinado meio de cultura, seja ele preparado pelo próprio usuário ou obtido comercialmente, está adequado quanto às propriedades nutritivas e/ou seletivas, com o objetivo de obter um diagnóstico microbiológico seguro e confiável.

O controle é realizado com inóculo padronizado e microrganismos de referência, como por exemplo da *American Type Culture Collection* (ATCC), ou microrganismos isolados previamente no laboratório, armazenados adequadamente e que foram devidamente identificados, documentados e mostram estabilidade quanto à expressão fenotípica para um determinado meio de cultura.

Para meios de cultura preparados pelo usuário, o controle de qualidade é realizado a cada novo lote e para meios comerciais seletivos a cada novo lote e/ou entrega, antes de serem colocados em uso na rotina.

Etapas dos testes de desempenho dos meios de cultura:

1. Antes da realização do CQ, repicar as cepas de referência em meios adequados, que devem ser de cultura recente. O uso de inóculo direto não é recomendado, pois um inóculo muito denso ou muito leve pode mascarar as propriedades nutritivas e/ou seletivas de um meio de cultura.
2. Na hora do teste, fazer a suspensão dos microrganismos a serem testados na turbidez equivalente à escala 0,5 de McFarland em solução fisiológica estéril. Uma suspensão padronizada de microrganismo é recomendada para melhor avaliar o desempenho de um determinado meio de cultura, além de permitir resultados comparáveis de controle de qualidade entre aqueles que usam meios comerciais.
3. Para testar propriedades nutritivas do meio, preparar uma diluição de 1:100 (10µl da suspensão do microrganismo na escala 0,5 de McFarland + 990µl de solução fisiológica estéril). Homogeneizar e semear 10µl nos meios a serem controlados, concentração final de 10^3-10^4UFC/placa.
4. Para testar propriedades seletivas do meio, preparar uma diluição de 1:10 (100µl da suspensão do microrganismo na escala 0,5 de McFarland + 900µl de solução fisiológica estéril). Homogeneizar e semear 10µl nos meios a serem controlados.

Uma suspensão padronizada mais concentrada avalia a habilidade de um meio seletivo inibir certos microrganismos adequadamente, e uma suspensão padronizada menos concentrada, a habilidade de um meio não-seletivo em permitir crescimento adequado de determinado microrganismo (Quadro 11.2).

5. Para meios de cultura em tubo, inocular 10μl da suspensão na turbidez equivalente à escala 0,5 de McFarland.
6. Incubar os meios em condições adequadas de crescimento para os microrganismos testados.

Meios não-seletivos – o resultado é satisfatório quando as colônias apresentam tamanho e morfologia típicos dentro de 24 a 48 horas de incubação. O resultado é insatisfatório quando não houver crescimento dentro de 48 horas ou crescimento insuficiente para a visualização da morfologia típica.

Meios seletivos – o resultado é satisfatório quando as colônias apresentam tamanho e morfologia típicos dentro de 24 a 48 horas de incubação. Inibição total ou parcial das cepas utilizadas.

O resultado é insatisfatório quando não houver crescimento dentro de 48 horas ou crescimento insuficiente para a visualização da morfologia típica. Inibição inadequada das cepas-controle usadas para propriedades seletivas.

Bibliografia consultada

CLSI/NCCLS. *Quality Control for Commercially Prepared Microbiological Culture Media.* Approved Standard. M22-A3. Wayne, Pa., NCCLS, 2004.

Quadro 11.2 – Exemplos dos testes de controle de qualidade realizados com alguns meios de cultura quanto às propriedades seletivas e nutritivas.

Meio de cultura	Atmosfera, tempo e temperatura de incubação	Microrganismo de referência (Nº ATCC)	Resultado esperado
Ágar-chocolate	CO_2, 24-48h, 35ºC	*N. gonorrhoeae* (43069)	Crescimento
		H. influenzae (10211)	Crescimento
Meios seletivos para *Neisseria* spp.	CO_2, 24-48h, 35°C	*N. gonorrhoeae* (43069)	Crescimento
		*N. sicca** (9913)	Inibição parcial
		*N. meningitidis** (13090)	Crescimento
		S. epidermidis (12228)	Inibição (parcial)
		P. mirabilis (43071)	Inibição (parcial) só para meios contendo trimetoprima
		*E. coli** (25922)	Inibição (parcial)
		*C. albicans** (10231)	Inibição (parcial)
Meios seletivos para fungos	Ar ambiente, ≤ 7dias, 25ºC	*A. niger* (16404)	Inibição (parcial a completa) em meios contendo cicloeximida
		C. albicans (10231)	Crescimento
		T. mentagrophytes (9533)	Crescimento
		E. coli (25922)	Inibição (parcial a completa) em meios contendo cloranfenicol
Ágar-sangue para anaeróbios	Anaerobiose, 24-48h, 35°C	*B. fragilis* (25285)	Crescimento
		C. perfringens (13124)	Crescimento com hemólise beta
		F. nucleatum (25586)	Crescimento
		P. anaerobius (27337)	Crescimento
		P. melaninogenica (25845)	Crescimento
Lowenstein-Jensen e Middlebrook não requerem CQ do usuário, desde que o fabricante do meio forneça o certificado dos controles realizados com o ATCC referidos		*M. tuberculosis* (25177) *M. kansasii* (12478) *M. scrofulaceum* (19981) *M. intracellulare* (13950) *M. fortuitum* (6841)	Crescimento
		E. coli (25922)	Inibição

*Deve ser incluído só no controle de qualidade (CQ) feito pelo fabricante.

Quais os discos de antimicrobianos que melhor avaliam a qualidade do ágar Mueller-Hinton nos testes de controle de qualidade?

Sumiko Ikura Sinto

Na avaliação da qualidade do ágar Mueller-Hinton (MH), testamos as propriedades nutritivas do meio, utilizando inóculo padronizado do microrganismo em teste e condições adequadas de temperatura e tempo de incubação e devem ser verificadas as espessuras do meio nas bordas e centro da placa. Além desses testes, utilizamos cepas bacterianas de referência, como *American Type Culture Collection* (ATCC) e discos de antimicrobianos que habitualmente são afetados quando a concentração de algum substrato e/ou pH do meio não estão adequados (Quadro 11.3).

Estes controles são realizados de rotina toda vez que um novo lote é recebido no laboratório ou quando houver troca de fornecedor, para instituições que utilizam meios comerciais.

Staphylococcus aureus ATCC 25923, *Escherichia coli* ATCC 25922, *Pseudomonas aeruginosa* ATCC 27853, *Enterococcus faecalis* ATCC 29212 são as cepas de referência utilizadas para o controle de qualidade do ágar MH não suplementado e *Streptococcus pneumoniae* ATCC 49619 para ágar MH suplementado com sangue de carneiro.

Quadro 11.3 – Discos de antimicrobianos que podem ser utilizados para avaliar a qualidade do meio de Mueller-Hinton.

Problemas	Resultado
pH < 7,2	Aminoglicosídeos, quinolonas e macrolídeos apresentam halos menores que os limites aceitáveis especificados no documento CLSI/NCCLS
	Tetraciclina apresenta halos maiores que os limites aceitáveis especificados no documento CLSI/NCCLS
pH > 7,4	Aminoglicosídeos, quinolonas e macrolídeos apresentam halos maiores que os limites aceitáveis especificados no documento CLSI/NCCLS
	Tetraciclina apresenta halos menores que os limites aceitáveis especificados no documento CLSI/NCCLS
Excesso de timina ou timidina	Halo de inibição indefinido ou menor que 20mm para disco de sulfametoxazol/trimetoprima, testado com *Enterococcus faecalis* ATCC 29212
Variação nos níveis de cálcio, magnésio e zinco	Ao testar *Pseudomonas aeruginosa* ATCC 27853, o excesso de cátions divalentes reduz os halos de inibição dos aminoglicosídeos e tetraciclinas. Na deficiência, efeito contrário é observado O excesso de íons zinco pode reduzir os halos de inibição dos carbapenens

Bibliografia consultada

CLSI(NCCLS). *Performance Standards for Antimicrobial Disk Susceptibility Tests*. Aproved Standard M2-A8, NCCLS, 2003.

Qual é a melhor forma de preservação de microrganismos por longos períodos?

Nina Reiko Tobouti

Dois métodos para a preservação de cepas de microrganismos por longos períodos são recomendados: a preservação em temperatura ultrabaixa e a liofilização. Apesar de o método da liofilização ser mais eficaz, requer equipamentos e conhecimentos específicos.

As temperaturas utilizadas podem variar de –70°C a –196°C em equipamentos como o *freezer* de temperatura ultrabaixa e nitrogênio líquido. Os microrganismos são suspensos em meios contendo crioprotetores e colocados em tubos estéreis especiais como tubos de polipropileno, com tampa rosqueável com anel de vedação.

Agentes crioprotetores protegem os microrganismos de danos causados pelo congelamento e podem ser de dois tipos: os que protegem as células intracelularmente (glicerol e dimetil sulfóxido – DMSO) e os que protegem as células externamente (*skim milk* ou leite desnatado e sacarose).

Formulação dos agentes crioprotetores:

- Glicerol a 10% (vol/vol) em caldo tríptico de soja, autoclavado a 121°C por 15 minutos.
- DMSO a 5% (vol/vol), esterilizado com filtro 0,22μ (Millipore). Pode ser estocado por somente um mês.
- *Skim milk*, leite desnatado em pó a 20% (peso/vol) dissolvido em água destilada, esterilizado a 110°C por 20 minutos. É o produto mais comumente usado e apresenta bons resultados na manutenção da viabilidade e custo-benefício.
- Sacarose a 24% (vol/vol) em água destilada, esterilizada por filtração.

Bibliografia consultada

CLSI/NCCLS. *Quality Control for Commercially Prepared Microbiological Culture Media*. Approved Standard M22-A3, Wayne, Pa., NCCLS, 2004.

MURRAY, P.R.; BARON, E.J.; JORGENSEN, J.H.; PFALLER, M.A.; YOLKEN, R.H. *Manual of Clinical Microbiology*. 8th ed., Washington, D.C., American Society for Microbiology, 2004.

OPLUSTIL, C.P.; ZOCCOLI, C.M.; TOBOUTI, N.R.; SINTO, S.I. *Procedimentos Básicos em Microbiologia Clínica*. 2ª ed., São Paulo, Sarvier, 2004.

Quadro 11.4 – Instruções para a estocagem e manutenção de organismos.

Organismos	Temperatura de estocagem	Crioprotetores	Tempo de estocagem	Método de estocagem
Bactérias Gram-positivas (exceto *Streptococcus* spp.)	–20°C	Glicerol, sacarose ou *skim milk*	1-3 anos	*Freezer*
	–70 a –196°C	*Skim milk*, glicerol, sacarose	Mais de 5 anos	*Freezer* e nitrogênio líquido
Streptococcus spp.	–20°C	*Skim milk*	2 meses	*Freezer*
	–70 a –196°C	*Skim milk*	2 meses-1 ano	*Freezer* e nitrogênio líquido
Micobactéria	–20°C	*Skim milk*	2-5 anos	*Freezer*
	–70 a –196°C	*Skim milk*	3-5 anos	*Freezer* e nitrogênio líquido
Bactérias gram-negativas	–20°C	Sacarose, lactose	1-2 anos	*Freezer*
	–70 a –196°C	Sacarose, lactose, glicerol ou *skim milk*	Mais de 2 anos	*Freezer* e nitrogênio líquido
Leveduras	TA	Nenhum	1-2 anos	Água destilada

TA = temperatura ambiente.

Verificação e validação de procedimentos em laboratório de microbiologia: quando e como devemos fazer?

Cássia Maria Zoccoli

Os processos de verificação e validação das metodologias utilizadas na rotina microbiológica fazem parte do programa da garantia da qualidade do laboratório.

O processo de **verificação** estabelece que os parâmetros de desempenho de uma metodologia (sensibilidade, especificidade, valores preditivos positivo e negativo, precisão e acurácia) estão satisfatórios e consistentes, mas não garante que o método está continuamente correspondendo aos resultados esperados durante determinado período de tempo. A verificação deve ser realizada sempre que uma nova metodologia for implantada ou substituirá a já existente. Para a verificação de uma metodologia, faz-se necessário comparar os resultados de uma metodologia em uso com a nova metodologia a ser implantada utilizando um número predeterminado de testes, dependendo do método. Por exemplo: uma nova metodologia de identificação de enterobactérias isoladas na rotina deve ser testada no mínimo com 100 cepas, incluindo uma variedade de espécies de microrganismos freqüentemente isoladas na rotina local.

A **validação** é um processo que vai garantir que o teste continua operando satisfatoriamente de acordo com os critérios preestabelecidos. Esse processo compreende a documentação dos registros de controle de qualidade (CQ), inspeção de proficiência, calibração dos instrumentos, registros de ações corretivas, avaliação de treinamento e competência da equipe técnica, entre outros. A freqüência de realização da validação deve ser seguida conforme as recomendações do fabricante ou outra referência conhecida (CAP, CLSI/NCCLS). Um exemplo de validação de metodologia seria quando não se tem disponível um controle de qualidade dos reagentes e/ou testes de proficiência. Tais situações incluem métodos de pouco uso, os relativamente novos, os de difícil padronização ou de baixa sensibilidade ou especificidade. Se a demanda do teste for muito baixa, é interessante avaliar o custo-benefício em disponibilizar o teste no laboratório. Alternativas utilizadas para a validação desse tipo de teste:

- Dividir a amostra e encaminhar uma parte a um laboratório referência a fim de comparar os resultados. Realizar pelo menos duas vezes ao ano.
- A avaliação do teste realizada por mais de dois profissionais sem o conhecimento deles. Realizar esse procedimento periodicamente; não há necessidade de proceder a cada teste.

- Preparar controles positivos e negativos com amostras clínicas comuns na rotina laboratorial. Esse procedimento funciona bem para testes com grande demanda e para os testes que apresentam alta positividade.
- Adquirir uma cepa conhecida de um laboratório de referência e utilizar como padrão.

Bibliografia consultada

AUGUST, M.J.; HINDLER, J.A.; HUBER, T.W.; SEWELL, D.L. *Cumitech 3A Quality Control and Assurance Practices in Clinical Microbiology*. Weissfeld, A.S. Washington, D.C., American Society for Microbiology, 1990.

OPLUSTIL, C.P.; ZOCCOLI, C.M.; TOBOUTI, N.R.; SINTO, S.I. *Procedimentos Básicos em Microbiologia Clínica*. 2ª ed., São Paulo, Sarvier, 2004.

Quais os indicadores para monitoramento da qualidade que podem ser empregados no laboratório de microbiologia?

Cássia Maria Zoccoli

Os indicadores de qualidade em microbiologia têm como finalidade a busca da melhoria contínua da qualidade e da produtividade. Eles possibilitam o estabelecimento de metas quantificadas, análise crítica dos resultados para a tomada de decisões visando a monitoramento, melhorias e replanejamento, sempre que necessário.

Os **objetivos** podem ser definidos a partir de sugestões e reclamações de clientes (pacientes, médicos, colaboradores), de uma deficiência detectada no próprio setor de microbiologia ou da necessidade de melhorias de acordo com as boas práticas em laboratório (Quadro 11.5). A **análise crítica** dos indicadores consiste em extrair dos dados e resultados seu mais amplo significado, o desenvolvimento de ações para corrigir possíveis problemas, além de um plano para melhorias. Deve abordar o nível e as tendências em relação à meta, assim como, sempre que possível, a comparação dos resultados com referências externas ou internas do laboratório. Uma ferramenta indispensável para viabilizar a análise crítica dos indicadores é um bom sistema informatizado do laboratório que consiga fornecer os dados necessários.

A **freqüência** de levantamento de dados e análise crítica depende da cada indicador e dos resultados de cada análise, podendo ser desde mensal até anual.

Bibliografia consultada

BARON, E.J.; WEINSTEIN, M.P.; DUNNE Jr., W.M.; YAGUPSKY, P.; WELCH, D.F.; WILSON, D.M. *Blood Cultures IV. Cumitech 1C*, Coordinating ed., Baron, E.J., Washington, D.C., American Society for Microbiology, 2005.

ISENBERG, H.D. *Clinical Microbiology Procedures Handbook*. 2nd ed., v. 1, Washington, D.C., American Society for Microbiology, 2004.

Quadro 11.5 – Exemplo de alguns indicadores da qualidade em microbiologia.

Procedimento ou amostra biológica	**Objetivo**	**Indicador**	**Análise crítica**
Hemocultura	Solicitação correta (do exame)	Solicitação médica de apenas uma amostra* isolada ou mais que três amostras em 24 horas	Determinar a razão de coletas isoladas e excessivas
Hemocultura	Aderências às técnicas assépticas de coleta	Porcentagem de contaminação** (número de frascos contaminados/ pelo número de total de frascos coletados × 100) Índice esperado ≤ 3%	Determinar o percentual de contaminação. Ação necessária: rever procedimento e necessidade de treinamento
Uroculturas	Coleta apropriada	Porcentagem de solicitação de nova coleta por local de atendimento/número de clientes atendidos (número de novas coletas/número de clientes atendidos × 100)	Determinar e monitorar o índice de contaminação. Ação necessária: rever procedimento e necessidade de treinamento da equipe de atendimento
Culturas em geral para bactérias aeróbias e anaeróbias	Correlação entre a metodologia de Gram e a cultura	Porcentagem de concordância entre os microrganismos observados no Gram	Rever discrepâncias entre metodologias, capacitação profissional, qualidade dos meios de cultura, reagentes e provas de identificação
Revisão dos resultados emitidos	Gerenciamento de tendência de erros de resultados, incluindo os resultados do teste de suscetibilidade	Número de laudos errôneos/número de laudos liberados × 100	Determinar razões, tendências e profissionais envolvidos e ações necessárias para melhorias
Relatórios epidemiológicos	Relatórios epidemiológicos à CCIH	Porcentagem de sensibilidade aos antimicrobianos por microrganismo, ocorrência de organismos: diversos materiais clínicos e locais de internação	Publicação de dados na instituição: ocorrência de microrganismo, resistência bacteriana e tendências de resistência para o controle de infecção hospitalar

*Uma amostra é definida como uma punção venosa fracionada em dois frascos.
**Contaminação: um frasco positivo para *Staphylococcus* coagulase-negativo ou bacilo gram-positivo corineforme ou *Micrococcus* spp. ou *Propionibacterium* ou *Bacillus* spp. (não-*B. anthracis*).
CCIH = Comissão de Controle de Infecção Hospitalar.

12

DIVERSOS

Qual a importância e aplicação clínica em se realizar bacterioscopia pelo método de Gram em amostra de fezes?

Lauro Santos Filho

Não há evidências da utilidade clínica da bacterioscopia pelo método de Gram em amostras de fezes, pois a flora é abundante e muito variada. No caso de uma bacterioscopia de fezes (geralmente diarréicas), existe uma importância para se verificar predominância de microflora (gram-positivos ou gram-negativos), assim com a presença de elementos fúngicos. A valorização do encontro de leveduras é questionável, pois elas podem estar presentes em indivíduos normais, não significando obrigatoriamente indício de uso prévio de antimicrobianos. O bacterioscópico pelo método de Gram é importante em diversas situações. A utilização do Gram em alguns materiais clínicos em que há microbiota normal merece cuidado na sua interpretação.

O uso da bacterioscopia pelo método de Gram pode sugerir, em alguns casos, a presença de *Campylobacter* spp., porém é baixa a sensibilidade dessa pesquisa.

Afinal, vale a pena fazer a pesquisa direta de antígenos bacterianos no liquor?

Marcelo Pilonetto

Em uma análise criteriosa de custo-benefício, a resposta a esta pergunta é sim, principalmente para laboratórios de médio ou grande porte que prestam atendimento a hospitais com serviço de emergência/pronto-socorro, em especial se houver atendimento pediátrico. A análise microbiológica do liquor (LCR) é um dos exames de maior urgência em laboratório de microbiologia clínica. Um diagnóstico rápido, mesmo que presuntivo, pode direcionar um tratamento correto. A pesquisa direta de antígenos bacterianos pode antecipar o diagnóstico bacteriológico de meningite em várias horas, o teste é rápido e realizado em menos de 2 horas. É uma ferramenta extremamente útil nos casos de meningite bacteriana. A bacterioscopia de LCR é um exame subjetivo e demanda pessoal técnico especializado. A sensibilidade do teste de aglutinação do látex pode chegar a 90% para a detecção dos agentes mais prevalentes nesse material clínico (*N. meningitidis, Streptococcus pneumoniae, Haemophilus influenzae* e *Streptococcus agalactiae*). Em casos de uso prévio de antibióticos, podem ocorrer alterações morfológicas do microrganismo presente na amostra, dificultando a microscopia e também o isolamento. A demora no transporte da amostra até o laboratório pode fornecer resultados de cultura falso-negativos. Especificamente nesses casos, a pesquisa direta de antígenos pode ser mais sensível que a própria cultura do LCR, tornando-se ainda mais importante, pois pode, em algumas situações, elucidar o diagnóstico.

Alguns pesquisadores concluem que a pesquisa de antígenos não é vantajosa do ponto de vista custo-benefício se for realizada em todas as amostras de LCR recebidas no laboratório. Recomenda-se então que a pesquisa de antígeno seja realizada apenas de amostras em alterações bioquímicas ou citológicas, tais como contagem elevada de leucócitos, aumento de proteínas, diminuição da glicose ou aumento de lactato.

Em nossa prática laboratorial, essa conduta tem demonstrado ser bastante eficiente. Conclui-se que, embora a pesquisa direta de antígenos seja um método de custo elevado, é de grande importância sua implantação em serviços laboratoriais que atendem hospitais, especialmente aqueles com serviços de emergência, desde que seja implantado um protocolo que defina quando esse teste deve ser realizado. Em nosso meio, a metodologia mais prática e mais utilizada para a pesquisa direta de antígeno é a aglutinação de partículas de látex, existindo diversos sistemas comerciais disponíveis.

Em futuro próximo, as técnicas de PCR devem ganhar espaço na análise do LCR, principalmente para a pesquisa dos patógenos mais freqüentes. Embora sua execução seja mais complexa, onerosa e demorada que o látex, sua sensibilidade e especificidade são melhores.

Bibliografia consultada

FORBES, B.A.; SAHM, D.F.; WEISSFELD, A.S. *Bailey's and Scott Diagnostic Microbiology*. 11th ed., St. Louis, Mosby, 2002.

ISSA, M.; MOLLING, P.; BACKMAN, A. et al. PCR of cerebrospinal fluid for diagnosis of bacterial meningitis during meningococcal epidemics; an example from Sudan. *Scand. J. Infect. Dis.*, v. 35, n. 10, p. 719-723, 2003.

KONEMAN, E.W et al. *Color Atlas and Textbook of Diagnostic Microbiology*. 5th ed., Philadelphia, Lippincott, 1997.

MISAWA, S. Medical supports for the diagnosis of infectious diseases; the role and responsibilities of clinical pathologist and microbiology technologist. Acute purulent meningitis; the position of the technologists in microbiology laboratory. *Rinsho Byori.*, v. 50, n. 7, p. 664-671, 2002.

O que é VPP e VPN de um teste?

André Hsiung

O valor preditivo positivo (VPP) é definido como a porcentagem da população analisada com resultado positivo que realmente tem a doença. Corresponde à relação entre os verdadeiros positivos e todos os resultados positivos. O VPP é a probabilidade de um resultado anormal ser verdadeiro, isto é, que represente a presença de processo patológico.

$$\text{VPP} = \frac{\text{Verdadeiro positivo}}{\text{(verdadeiros positivos + falso-positivos)}}$$

O valor preditivo negativo (VPN) é definido como a porcentagem da população analisada com resultado negativo que não tem a doença. Corresponde à relação entre os verdadeiros negativos e todos os resultados negativos. Este valor é a probabilidade de um resultado normal ser verdadeiro, ou seja, que corresponda à ausência de processo patológico relacionado ao teste em questão.

$$\text{VPN} = \frac{\text{Verdadeiros negativos}}{\text{(verdadeiros negativos + falso-negativos)}}$$

Esses valores são obtidos relacionando-se a sensibilidade e a especificidade do teste, que são características do ensaio, com a prevalência da doença na população estudada, que é uma característica da doença e da população.

		Doença		
		Positivo	Negativo	
Teste	Positivo	Verdadeiro positivo (VP)	Falso-positivo (FP)	VP + FP
	Negativo	Falso-negativo (FN)	Verdadeiro negativo (VN)	FN + VN
		VP + FN	FP + VN	

Cálculos:

$$\text{Sensibilidade (\%)} = \frac{VP}{VP + FN} \times 100$$

$$\text{Especificidade (\%)} = \frac{VN}{VN + FP} \times 100$$

$$\text{Valor preditivo positivo (VPP)} = \frac{VP}{VP + FP} \times 100$$

$$\text{Valor preditivo negativo (VPN)} = \frac{VN}{FN + VN} \times 100$$

Em que situações há indicação para se realizar estudos de vigilância no ambiente hospitalar de ORSA (ou MRSA) e VRE?

Lycia Mara Jenné Mimica

A validade de estudos de vigilância no ambiente hospitalar é um assunto extremamente controvertido. É consenso que tanto os *Staphylococcus aureus* resistentes à oxacilina (ORSA) como os *Enterococcus* spp. resistentes à vancomicina (VRE) têm sido identificados em um grande número de artigos e superfícies hospitalares, desde termômetros e estetoscópios até cobertores, mesas, teclados de computador, paredes etc. O relato dessas informações levou alguns hospitais a instituir rotinas de culturas de vigilância no ambiente. Porém, esse procedimento por si só pouco acrescenta ao objetivo principal, que é a prevenção da transmissão desses microrganismos resistentes. A recomendação para a prevenção da transmissão de VRE e ORSA (MRSA) é de isolamento ou precauções de contato com os pacientes colonizados ou infectados, pesquisa de portadores entre os comunicantes do caso índice, uso racional de antimicrobianos (para prevenir seleção de cepas resistentes) e cuidados rigorosos de higiene pessoal e do ambiente.

Alguns autores recomendam a pesquisa de portadores de ORSA (com o uso de *swab* nasal) por ocasião de surtos, seguida de descolonização da mucosa do nariz utilizando mupirocina.

Assim, culturas de vigilância em ambiente só devem ser realizadas em estudos epidemiológicos ou em treinamentos, para a demonstração da capacidade de transmissibilidade desses agentes.

As unidades de internação e os artigos hospitalares devem ser rigorosamente limpos e, se recomendado, desinfetados. A lavagem das mãos é o ponto principal na prevenção de transmissão de qualquer tipo de agente infeccioso.

Bibliografia consultada

CDC. Recommendations for prevention of the Spread of Vancomycin Resistance Recommendations of the Hospital Infection Control Practices Advisory Committee (HICPAC). *MMWR*. September 22, v. 44, p. 1-13, 1995.

<http://www.cdc.gov/ncidod/hip/ARESIST/mrsa.htm>

Quais os meios de cultura que podem ser utilizados para triagem, isolamento e identificação presuntiva de *Staphylococcus aureus* quando fazemos estudo de portadores?

Carlos Emilio Levy

Existem basicamente dois tipos de *S. aureus* que são pesquisados em portadores: *S. aureus* em geral e *S. aureus* resistente à oxacilina (ORSA ou MRSA).

Esforços para erradicar esse patógeno do ambiente hospitalar têm como princípio as campanhas para lavagem das mãos, normas de precaução e isolamento de pacientes vindos de outras instituições e pesquisa de portadores. As infecções causadas por ORSA aumentam a permanência, o custo de hospitalização e a mortalidade.

Em ações de vigilância quando se determina a necessidade de pesquisar portadores, para isolamento de *S. aureus* oxacilino-resistentes, existem diferentes estratégias:

a) para a coleta, o *swab* mais recomendado não é o de madeira e algodão, mas o de haste plástica com *rayon*, previamente umedecido com solução salina ou água estéril;
b) os locais mais comumente pesquisados são: fossa nasal anterior, axilas, virilha e lesões cutâneas quando presentes;
c) para aproveitar melhor todo o material coletado, pode-se colocar o *swab* em tubo estéril com 1ml de solução salina e agitar em um vórtex. O sedimento obtido por centrifugação pode ser semeado em diferentes meios de cultura;
d) pode-se empregar enriquecimento em caldo TSB contendo NaCl a 6,5% por 24 a 72 horas;
e) utilizar um meio de cultura adequado, ágar manitol salgado com gema de ovo, manitol salt ágar com oxacilina ou cefoxitina, desferrioxamina, telurito e gema de ovo ou CHROMagar™ MRSA. O meio básico seletivo e diferencial para *S. aureus* é o meio ágar manitol salgado (MSA). O meio contém manitol, vermelho de fenol como indicador e NaCl a 6,5%, que inibe a maioria das bactérias, exceto *Staphylococcus* spp. No MSA ou também conhecido como meio de Chapman, o *S. aureus* cresce como colônias pequenas com halo amarelo em volta, pela fermentação do manitol, enquanto os demais estafilococos permanecem na cor avermelhada. Considerando que diversas espécies de estafilococos são capazes de fermentar o manitol, as colônias suspeitas devem ser testadas quanto à produção de coagulase. Outro meio que pode ser utilizado é o cromogênico CHROMagar™ MRSA, usado para

isolamento de *S. aureus* em material clínico, ficando as colônias do *S. aureus* de cor púrpura e as demais são inibidas ou ficam de cor azul ou não-coradas. Esse meio também pode ser suplementado com 4μg/ml de oxacilina ou cefoxitina.

Após a detecção das colônias suspeitas nos meios seletivos, estas devem ser repicadas em ágar-sangue e confirmadas com o teste de aglutinação de látex para gene *mec*A, MRSA-Screen test (Denka Seiken, Tokyo, Japão) ou Slidex MRSA Detection (bioMérieux), realizando o antibiograma das cepas com discos de oxacilina 1μg ou cefoxitina 30μg.

Bibliografia consultada

MERLINO, J.; LEROI, M. et al. New CHROmogenic identification and detection of *Staphylococcus aureus* and methicillin-resistant *S. aureus*. *J. Clin. Microbiol.*, v. 38(6), p. 2378-2380, 2000.

SAFDAR, N.S.; NARANS, L.; GORDON, B.; MAKI, D.G. Comparison of culture screening methods for detection of nasal carriage of methicillin-resistant *Staphylococcus aureus*: a prospective study comparing 32 methods. *J. Clin. Microbiol.*, v. 41(7), p. 3163-3166, 2003.

ZADIK, P.M.; DAVIES, S.; WHITTAKER, S.; MASON, C. Evaluation of a new selective medium for methicillin-resistant *Staphylococcus aureus*. *J. Med. Microbiol.*, v. 50(5), p. 476-479, 2001.

ÍNDICE REMISSIVO

A

A7 58
Abiotrophia 109, 110
Acetiltransferases – AAC 193
Achromobacter (Alcaligenes) xylosoxidans 23
Actinobacillus actinomycetemcomitans 234
Actinomyces 21, 53
Adeniltransferases – ANT 193
Aeromonas 121, 123, 216, 217
  hydrophila 121, 122, 134
  salmonicida 134
  sobria 134
Alginato 17, 37
Algoritmos 238
Ambler 131, 132, 133, 218
AmpC 132, 133, 136, 143, 159, 160, 211, 215, 216, 217
  cromossômicas induzíveis 135, 143, 211
  de espectro ampliado 132, 133, 135, 136, 142, 186, 215, 216
ampD, gene 133
Amplicor 276, 277
Amplificação mediada pela transcrição 276
AMTD2 276, 277
Anaeróbios 10, 16, 40, 43, 44, 47, 49, 53, 76, 101, 102, 168, 180, 210, 238, 295
Antagonismo 171, 172, 173
Anti-O 115
Anti-soros flagelares (anti-H) 115
Anticorpos anti-*Helicobacter pylori* 119
Antifúngicos 11, 71, 72, 199, 249, 250, 253, 258
Antígenos bacterianos 308
Antimicóticos 249
Arcanobacterium haemolyticum 27
Armazenamento dos materiais biológicos 5
AS Campy 123, 125
Aspergillus 23, 105, 247, 257, 261
Aspiração de seio maxilar 40
Aspirado
  brônquico 35
  gástrico 10, 278
  traqueal 30, 39
Avaliação da celularidade 31, 41
Azitromicina 152, 161, 162, 164, 183, 204, 205, 209, 271
Azólicos 72, 249, 250

B

B. gladioli 25
Bacillus cereus 133, 134
bacilos de Döderlein 49, 61
Bactec 12B 281, 282
Bactec Myco/F Lytic 106
bactérias anaeróbias 7, 44, 47, 53, 76, 102, 180, 210, 211
Bacteriemia 52, 69, 88, 97, 98, 99, 100, 101, 103, 109, 213, 266
  por anaeróbios 101, 102
Bacteriúria 75, 76, 80, 84, 88, 89, 90, 91
  assintomática 77, 90, 91
  transiente 77
Bacteroides 40, 43, 76, 180, 210
Betalactamases 132
Betalactamases 87, 129, 131, 132, 133, 135, 136, 142, 143, 144, 155, 156, 159, 164, 167, 210, 211, 215, 216, 217, 218, 219
Biofilme 37, 88, 89
Biópsia de pulmão 35

Blaser, meio de 125
Blastomyces 105
Bordetella pertussis 17
Brucella 101, 125
Burkholderia cepacia 23, 166, 183, 185, 241, 242, 289
Bush-Medeiros-Jacoby 131, 132
Butzler, meio seletivo, 125

C

C. glabrata 249, 258
C8-metoxiquinolonas 151
Caldo de enriquecimento 120, 123
CAMP, 60
Campylobacter 123, 125, 126, 157, 183, 307
Candida 43, 49, 54, 61, 71, 105, 108, 199, 249, 250, 258
  albicans 13, 49, 71, 239, 258, 261
  glabrata 258
  gluillermontii 258
  krusei 258, 261
  parapsilosis 258
  tropicalis 258
Candidíase vulvovaginal 61, 250
Carbapenemases 133, 134, 144, 218, 219
Carboxipeptidases 129
Cardiobacterium hominis 234
Cary-Blair 4, 5, 116, 121, 123, 125
Cateter
  de Foley 10
  urinário 88
  venoso 10, 248
  venoso em posição central (CVC) 248
Cateteres venosos centrais (CVC) 98
Cateterismo vesical 69, 70, 76, 88
CCDA 125
CCEY 113
Células epiteliais 31, 41, 49, 61
Células-guia 49, 51
Cepas mucóides 37, 289
Cetolídeos 152, 209
Cetrimida, ágar 23
Chapman, meio de 313
Checkerboard 172, 173
Chlamydia
  trachomatis 13, 28, 43, 54, 65, 73
Chlamydophila
  pneumoniae 28
  psittaci 28
Chryseobacterium
  (Flavobacterium) meningosepticum 134
  indologenes 134
CIM (concentração inibitória mínima) 78, 121, 136, 137, 139, 140, 143, 144, 145, 157, 159, 160, 161, 162, 164, 166, 170, 172, 173, 175, 177, 184, 186, 189, 197, 199, 200, 202, 205, 209, 219
CIN 116, 121, 123
Claritromicina 152, 157, 161, 162, 164, 183, 204, 205, 271, 272
Cloridrato de Etil-hidrocupreína 226
Clostridium
  difficile 4, 113
  perfringens 123
Clue-cells 51
Coccidioides immitis 105
Coloração de Kinyoun 232
Complexo *B. cepacia* 23, 24, 25, 26
Concentração-dependentes 202, 209
Controle de qualidade 16, 40, 159, 163, 161, 165, 241, 260, 261, 291, 292, 293, 295, 296, 300
Corrimento vaginal 49, 61
Corynebacterium
  diphtheriae 27, 43
  urealyticum 69
Crescimento plantônico 37
Crioprotetores 298, 299
Cristais de fosfato triplo 69
Cryptococcus neoformans 54, 105
Cultura
  de esperma 65, 66
  de urina 13, 69, 71, 73, 75, 76, 77, 80, 82, 84, 88, 90, 91, 92, 190, 280
  quantitativa 39, 55, 98, 99
Curetagem 53

D

D-ala-D-ala 147
D-ala-D-lactato 147
Demácios 247
Densidade de uso de antimicrobianos 207
Derivado protéico purificado 269

Detecção de antígenos nas fezes 118
Dimetil sulfóxido – DMSO 298
Disco-difusão 25, 26, 37, 121, 145, 160, 161, 162, 163, 164, 166, 170, 175, 186, 188, 189, 190, 191, 199, 216, 218, 236, 289, 290
Dispareunia 61
Dispositivo intra-uterino 53
DNA girase 178, 179, 186
Doença dos legionários 35
Doença pulmonar obstrutiva crônica 28
Doses definidas diárias de um fármaco 207
DST (doença sexualmente transmissível) 51
DTB 276, 277

E

Edwardsiella 123
Efeito pós-antibiótico 202, 209
Efluxo 135, 192
  ativo 151, 152, 191
Eikenella corrodens 234
Endopeptidases 129
Enterococcus 10, 54, 78, 92, 98, 147, 166, 197, 199, 222, 228, 239, 289, 290, 291, 292, 312
  casseliflavus 228
  faecalis 47, 48, 60, 149, 172, 183, 222, 228, 296
  faecium 172, 228
  gallinarum 228
  resistente à vancomicina 147
Equipamentos automatizados 107, 159, 282
Erysipelothrix rhusiopathiae 109
Erythromycin resistance methylase 152
ESBL 98, 136, 137, 142, 143, 159, 160, 166, 184, 186, 215, 216, 217
Escarlatina 33
Escarro 4, 5, 10, 31
ESP Myco 282
Esperma 4, 13, 57, 65, 66
Espiroquetas 63
Estreptomicina 193, 197, 222, 271, 272
Estudos de vigilância 175, 312
Etambutol 204, 271, 272
Etilenodiaminotetracético 131
Eubacterium nodatum 53

F

Faringite 33
Faringite 33, 231
Farmacocinéticos 82, 175, 202
Fase lútea 61
Fibrose cística 10, 23, 24, 25, 37, 41, 114, 290
Fluconazol 72, 249, 250, 258
Fluoroquinolonas 69, 82, 86, 87, 122, 142, 179, 184, 185, 186, 187, 188, 190, 204, 209, 222
Fontana-Tribondeau 64
fosfotransferase – APH 193, 197
Fractional inhibitory concentrations 172
Fucsina de Ziehl 123
Fungos filamentosos 40, 247, 249, 250, 257
Fusarium 247, 257
Fusobacterium 40, 180

G

Galactomanana 247
Gardnerella vaginalis 13, 47, 49, 51, 61
Gastroenterites 121
Gatifloxacina 78, 87, 160, 271
Gen-Probe (AccuProbe) 276
Gestantes 8, 59, 86, 91
Gestão da qualidade 5
Glicerol 298, 299
GNS-120 159
Grânulos de enxofre 21
Grupo A de Lancefield 34, 145
Grupo CESP 143

H

Haemophilus 13, 51, 109, 163, 166, 234, 289, 290, 291
  aprophilus 234
  ducreyi 63
  influenzae 7, 13, 23, 31, 40, 43, 168, 183, 184, 205, 210, 234, 308
  parainfluenzae 13, 234
  paraprophilus 234
  Test Medium, ágar 163, 290, 292
H_2S 115, 116, 230
HACEK 109, 110, 234
HE (Hektoen Enteric) 123

Hektoen, ágar 121
Helicobacter pylori 118, 119, 157
Hematina bovina 163
Hemobac trifásico 106, 107, 108
Hemocultura 4, 6, 97, 100, 101, 102, 103, 105, 107, 108, 109, 110, 234, 257, 303
Hemolisobac 105
Hemoprov 107
Heterorresistência 139, 140, 153
Hiperprodução de AmpC 135
Histoplasma capsulatum 105, 257
Hole BAK 253

I

Imunocromatográfico 36, 231
Inclusões citoplasmáticas 28
Indicadores de qualidade 302
Infecções
  bacterianas polimicrobianas 155
  do trato urinário 78, 82, 86, 88, 92, 94, 190
  neonatal 52, 59
  urinárias 52, 76, 78, 84, 86, 87, 147, 225
  respiratórias 21, 24, 202, 266
Infertilidade 57, 66
Infiltrado leucocitário 35
Influenza 23, 43
Inibidores
  de betalactamases 135, 143, 167
  suicidas 167
INNO-LiPA RIF.TB 272, 276
Isoniazida 204, 272
Itraconazol 249

K

K. denitrificans 234
K. kingae 234
Karmali, ágar 123, 125
Kingella 109, 234
Kinyoun, coloração de 21, 232
Klebsiella (Calymmatobacterium) granulomatis 64

L

Lactobacilos 61
  de Döderlein 49
Lâmpada de Wood 252
Laparoscopia 53, 267
Lavado broncoalveolar 4, 9, 24, 28, 30, 35, 278
LCx MTB assay 276
Legionella 10, 35, 36, 41
  gormanii 134
  longbeachae 35
Legionellaceae 35
Leite desnatado 298
Leptospira 101
Lesão genital 63
Leucócitos polimorfonucleares 31, 32, 41, 73
Leucocitúria 69, 73, 74, 75, 76, 77, 80, 84, 89, 90, 92
LIM, caldo 60
Linezolida 204, 205, 271
Liofilização 298
Líquidos orgânicos 5, 6
Liquor 3, 4, 5, 6, 7, 170, 199, 222, 239, 278, 308
Lise-centrifugação 99, 105, 106, 107
Lowenstein-Jensen 281, 282, 285, 295

M

M42 57
Macrolídeos 25, 34, 69, 145, 152, 164, 169, 191, 204, 209, 222, 296
Maki 88, 98, 99
Malassezia furfur 105
Malasseziose 252
Manitol, ágar 23, 313
Material vaginal 47, 48, 51, 57, 69, 92, 155
MB/Bact 281, 282
*mec*A, gene 130, 139, 140, 153, 169, 195, 314
Meios
  de transporte 7, 16
  não-seletivos 11, 230, 294
Metalo-betalactamases 132, 133, 134, 144, 160, 167, 218, 219
Método das proporções 271, 272
MGIT 281, 282
Microaerofilia 123, 125, 157
Microbiota vaginal normal 52, 53
Micrococcus 103, 303

MicroScan ESBL 159
Microtitulação 57
Middlebrook 285, 295
  7H10 281, 282
  7H11 282
MLSB 191
MLS_{Bc} 191, 192
MLS_{Bi} 191, 192
Mobilluncus 49
MODSA 140
Moraxella catarrhalis 31, 40, 43, 168, 183
Morganella morganii 183, 230
msrA, gene 191, 192
Mycobacterium 23, 265, 273
  abscessus 266, 271, 273, 285
  africanum 265, 283
  asiaticum 266
  avium 266, 271, 276
  avium/intracellulare 267
  bohemicum 266
  bovis 265, 283
  branderi 266
  canettii 265, 283
  caprae 283
  celatum 266
  chelonae 43, 266, 271, 273, 285
  conspicuum 266
  elephantis 266
  fortuitum 266, 271, 273, 285, 295
  genavense 266
  goodii 266
  habana 266
  haemophilum 266, 285
  heckeshornense 266
  heidelbergense 266
  immunogenum 266
  interjectum 266
  intermedium 266
  intracellulare 266, 276, 295
  kansasii 266, 271, 276, 295
  lentiflavum 266
  mageritense 266
  malmoense 266
  marinum 266
  microti 265, 283
  neoaurum 266
  nonchromogenicum 266
  palustre 266
  pinnipedii 283
  scrofulaceum 266, 295
  septicum 266
  shimoidei 266
  simiae 266
  smegmatis 266
  szulgai 266
  terrae 266
  thermoresistible 266
  triplex 266
  tuberculosis 41, 265, 267, 268, 271, 272, 276, 277, 278, 282, 283, 295
  ulcerans 266
  vaccae 266
  wolinskyi 266
  xenopi 266
Mycoplasma 5, 47, 65, 73
  DUO 58
  hominis 13, 54, 57
  IST2 58
  pneumoniae 41
Myroides (Flavobacterium) odoratum 134

N

NAD (nicotinamida) 163
Neisseria gonorrhoeae 7, 13, 27, 47, 65, 166, 178, 184, 210, 289, 291, 295, 308
Neisseria meningitidis 7, 205, 210
Nitrofurantoína 78, 86, 87, 147, 183, 190
Nitrogênio líquido 298, 299
Nocardia 21, 110, 232, 233

O

Olho de boi 116
Optoquina 226
ORSA 169, 213, 312, 313
Otite 43
  externa 43
  média aguda 43
  média crônica supurada 44
Oximinocefalosporinas 132, 133, 135

P

Partículas de látex 308
PBP2a 129, 130, 139, 153, 160, 195

PBP3 130
PBP4 130, 153
Penicillin-binding proteins 129
Penicillium 105
Peptidoglicano 129, 147, 151
Peptostreptococcus 40, 43, 49, 76
Perfis farmacocinéticos 82
Pesquisa
  de anaeróbios 76
  direta de antígenos 308
Pico febril 100, 109
Piperacilina/tazobactam 25, 136, 144, 188
Pirazinamida 204, 271, 272
Piúria 73, 75, 80, 90, 91
Plesiomonas 123
Pneumonias 31, 39, 144, 160
  associadas à ventilação mecânica 30
  fulminante 24
Portadores de ORSA 312
PPD, teste 269, 270
Preservação de microrganismos 298
Preston, meio de 125
Prevotella 40, 49, 180
Pró-biótico 69, 70
Produção de véu 230
Propionibacterium 101, 103, 303
Prostatite
  aguda 54
  bacteriana 54, 55, 56
  crônica 54, 55
Proteus
  mirabilis 78, 183, 210, 230, 239
  vulgaris 132, 183, 230, 239
Providencia rettgeri 230
Prurido 61
Pseudo-aspergilemia 105
Pseudomonas aeruginosa 23, 37, 40, 43, 54, 78, 135, 143, 166, 172, 193, 215, 218, 241, 289, 296

Q

Quinupristina/dalfopristina 147, 183

R

Rejeição de amostras 9, 10
Respiratório, teste 118
Rhodococcus equi 21
Rifampicina 25, 204, 271, 272
Rothia dentocariosa 109

S

Sacarose 116, 121, 122, 298, 299
Salmonella 115, 120, 123, 126, 142, 184, 186, 205, 222
  Paratyphi A 115
  não-Typhi 115
  Typhi 115
Sangue de cavalo 161
Saponina 105
SCC*mec* 169, 195, 196
Scedosporium apiospermum 257
Secreção
  prostática 4, 10, 13, 55, 56, 66
  traqueal 39
Sedimento urinário 51, 52, 69, 73, 75, 77, 80
Selenito F, caldo 120
Septi-Check 107, 282
Shigella 7, 120, 121, 123, 124, 126, 222
SHV-1 132, 142
Signal 107
Síndrome de Guillain-Barré 125
Sinergismo 26, 171, 172, 173, 222
Sinusite aguda 40
Skim milk 298, 299
Skirrow, ágar 123
Sonda vesical 84
Soro
  anti-Vi 115
  somático 115
Stamey e Meares 55, 56, 66
Staphylococcus
  anaerobius 225
  aureus 13, 23, 27, 31, 40, 43, 54, 102, 149, 156, 160, 166, 168, 178, 183, 191, 195, 199, 213, 225, 244, 296, 312, 313
  bovis 109
  coagulase-negativo 13, 54, 98, 101, 103, 190, 191, 236, 244, 289, 303
  saccharolyticus 225
  saprophyticus 78, 190, 236
Stepwise mutations 186
Stenothrophomonas maltophilia 23, 134
Strand displacement 276, 277

Streptococcus
agalactiae 13, 47, 59, 308
beta-hemolítico não pertencente ao grupo A 17, 33
bovis, 109
do grupo B 59
do grupo viridans 13, 103, 161, 170, 289
mutans 109
pneumoniae 7, 31, 40, 43, 129, 151, 161, 163, 166, 178, 183, 184, 205, 211, 222, 226, 289, 296, 308
pyogenes 27, 34, 40, 43, 145, 156, 231
sanguis 109
viridans 40, 222
Subungueal 253
Superfícies intra e extraluminal 98
Supra-ungueal (leuconíquia) 253
Suspensão direta 161, 163, 289, 290
Swabs sem carvão 15

T

T. rubrum 261
TCBS 123
Técnica
de Maki 99
de Porto 252
de sonicação 99
TEM-1 132, 142, 163
Tempo-dependente 202, 209
Teste D 184, 191, 192
Tetrationato 120, 123
Todd-Hewitt, caldo 60
Topoisomerase IV 151, 178, 179
Topoisomerase II 151, 178
Toxina A e B 113
Transpeptidases 129
Trato genital feminino 47, 53
Trato respiratório inferior 3, 21, 30, 41, 42
Treponema pallidum 63
Trichomonas vaginalis 49, 61
Trompas ovarianas 57
Tuberculose
(TB) intestinal 267
renal 280
Tzansk 64

U

Úlcera de decúbito 10, 12
Ureaplasma urealyticum 13, 47, 54, 57, 65, 73
Uretra posterior 54
Uretrites 57

V

Vacinação BCG 269
Vaginalis, ágar 52
Vaginite 49
Vaginose 49, 61
bacteriana 47, 49, 51, 52, 61
Validação 15, 300
Valor preditivo negativo 30, 42, 99, 310, 311
Ventilação mecânica 30, 39, 40
Verificação 182, 194, 300
Vibrio 123, 289
Vigilância no ambiente 312
Vírus sincicial respiratório 23, 43
Vitek 159, 160, 188, 216
VRE 10, 147, 149, 199, 312

W

WalkAway SI 159

Y

Yersinia enterocolitica 116

Z

Zigomicetos 247, 257